生殖医学培训基地培训教材

公益性行业科研专项（201402004）成果

生殖医学培训基地临床技能培训教材

主　编　乔　杰　马彩虹
副主编　李　蓉　张　波
　　　　艾继辉　朱依敏

U0197217

北京大学医学出版社

SHENGZHI YIXUE PEIXUN JIDI LINCHUANG JINENG PEIXUN JIAOCAI

图书在版编目（CIP）数据

生殖医学培训基地临床技能培训教材 / 乔杰，马彩虹主编 . —北京：北京大学医学出版社，2020. 1
  ISBN 978-7-5659-2114-8

  Ⅰ . ①生… Ⅱ . ①乔… ②马… Ⅲ . ①生殖医学—技术培训—教材 Ⅳ . ① R339.2

中国版本图书馆 CIP 数据核字 (2019) 第 257114 号

生殖医学培训基地临床技能培训教材

主　　编：乔　杰　马彩虹
出版发行：北京大学医学出版社
地　　址：（100191）北京市海淀区学院路 38 号　北京大学医学部院内
电　　话：发行部 010-82802230；图书邮购 010-82802495
网　　址：http：//www.pumpress.com.cn
E－mail：booksale@bjmu.edu.cn
印　　刷：中煤（北京）印务有限公司
经　　销：新华书店
策划编辑：白　玲
责任编辑：刘　燕　　责任校对：靳新强　　责任印制：李　啸
开　　本：710 mm×1000 mm　1/16　印张：21.25　字数：270 千字
版　　次：2020 年 1 月第 1 版　2020 年 1 月第 1 次印刷
书　　号：ISBN 978-7-5659-2114-8
定　　价：98.00 元

本书由

北京大学医学出版基金资助出版

主编介绍

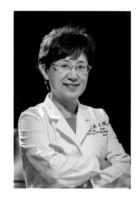

乔杰，中国工程院院士，北京大学第三医院院长。现任国家妇产疾病临床医学研究中心主任，中国女医师协会会长，健康中国行动推进委员会专家咨询委员会委员，中国医师协会生殖医学专业委员会主任委员，中华医学会妇产科学分会委员会副主任委员，Human Reproduction Update 中文版主编，《NEJM 医学前沿》特聘顾问等。

乔杰多年来一直从事妇产及生殖健康相关临床与基础研究工作，领导团队不断揭示常见生殖障碍疾病的病因及诊疗策略、创新生育力保存综合体系，并从遗传学和表观遗传学的角度对人类早期胚胎发育机制进行了深入的研究。在此基础上，开发新的胚胎基因诊断技术，为改善女性生育力以及防治遗传性出生缺陷做出了重要贡献，大力推动了我国女性生殖健康科研事业发展。带领北医三院团队每年诊治疑难不孕患者 60 万人次。作为第一或责任作者在 Lancet、Science、Cell、Nature、JAMA、Nature Medicine、Nature Genetics 等国际顶尖知名杂志发表 SCI 文章 211 篇。

主编介绍

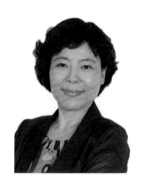

马彩虹，主任医师，教授，博士生导师，现任职北京大学第三医院生殖医学中心副主任，中华医学会生殖医学分会伦理和管理学组委员，中国医疗健康和国际交流促进会生殖医学分会副主任委员，中华医师协会生殖医学分会委员，中华医学会妇产科北京分会常务委员。

1991年毕业于北京医科大学医学系（现北京大学医学部），一直在北京大学第三医院妇产科和生殖中心工作。目前主要从事女性生殖内分泌相关疾病的研究，尤其对子宫内膜异位症与不育、宫腔粘连和反复着床失败进行了深入的研究。在辅助生殖技术、宫腔镜与腹腔镜技术方面有丰富的临床经验，重点研究生育力保护和宫腔粘连、反复着床失败患者的综合管理。

作者名单

（以姓氏汉语拼音为序）

艾继辉　华中科技大学同济医学院附属同济医院
陈子江　山东大学附属生殖医院
范立青　中信湘雅生殖与遗传专科医院
谷龙杰　华中科技大学同济医学院附属同济医院
靳　镭　华中科技大学同济医学院附属同济医院
腊晓琳　新疆医科大学第一附属医院
李　蓉　北京大学第三医院
李豫峰　华中科技大学同济医学院附属同济医院
刘风华　广东省妇幼保健院
刘嘉茵　江苏省人民医院
马彩虹　北京大学第三医院
冒韵东　江苏省人民医院
乔　杰　北京大学第三医院
宋　颖　北京大学第三医院
孙　赟　上海交通大学医学院附属仁济医院
孙莹璞　郑州大学第一附属医院
王　洋　北京大学第三医院
王丽颖　北京大学第三医院
王树玉　首都医科大学附属北京妇产医院
徐　蓓　华中科技大学同济医学院附属同济医院
徐艳文　中山大学附属第一医院
岳　静　华中科技大学同济医学院附属同济医院
张　波　广西壮族自治区妇幼保健院
章汉旺　华中科技大学同济医学院附属同济医院

章慧平　华中科技大学同济医学院计划生育研究所

赵　捷　北京大学第三医院

周　平　安徽医科大学第一附属医院

朱依敏　浙江大学医学院附属妇产科医院

序

　　医学是一门特殊的学科，它关乎着人类的生命健康和安宁。生殖健康不但关系到个人自主生育权的实现和家庭幸福，甚至关系到国家人口素质的提高和社会的安定和谐。然而，社会经济发展造成的巨大压力使人类的生育力受到了不良影响。因此，生殖医学越来越受到社会和各界的广泛重视。

　　生殖医学是近三十余年发展起来的一门新兴学科。在生殖健康医疗体系逐渐发展和完善的大背景下，我国的生殖医学蓬勃发展，并迅速与国际接轨。生殖医学主要涉及生殖健康相关领域疾病的预防与治疗，不但涵盖了育龄期女性常见的妇科内分泌疾病及不孕相关生殖道疾病的诊断与治疗，也涉及男性生殖调控及不育相关病因的诊治，特别是辅助生殖技术的应用。这一学科已成为研究人类生殖过程和结果为目的的综合性医学学科，范围涉及分子生物学、细胞生物学、组织胚胎学和免疫学等基础医学，以及妇产科学、男科学、内分泌学和外科学等临床医学，同时包括了心理学和伦理学等人文学科。

　　经过近半个世纪的努力，生殖医学及生殖相关疾病已得到了深入的研究并取得了丰硕的成果。但是，目前不孕不育的发病率高达10%~15%，并具有病因学机制复杂、涉及学科广泛、诊疗难度大以及多学科相互融合的特点。因此，凡从事生殖医学相关疾病诊治的临床医师及实验室技术人员都需要经过专业培训。然而，当前对生殖医学专科医师的培训仍未建立规范的体系，因此，尽快促进并建立生殖医学系统化的教育培训体系具有重要的意义。

　　"生殖医学培训基地培训教材"丛书分为两本——《生殖医学培训基地体外受精-胚胎移植实验室基本技能培训教材》和《生殖医学培训基地临床技能培训教材》。本丛书旨在为辅助生殖技术培训基地和从事相关技术的人员提供辅导培训教材，主要涵盖生殖医学的基本理论知识和基本技术操作规范。本丛书内容全面但不繁杂，有助于提高相关医师的临床能力，并规范技术操作。

　　感谢本丛书的每一位编者在繁忙的工作之余，不辞劳苦，参与编写工作。我们相信本套教材不仅能成为住院医师及专科医师规培的教材，也一定会成为陪伴生殖医学临床医师及辅助生殖实验室技术人员终身的良师益友。

乔　杰

2019 年 10 月于北京大学第三医院

前　言

　　生殖医学是一门涉及妇产科学、男科学、外科学、内分泌学、胚胎学、遗传学、心理学以及伦理学的综合性学科。随着辅助生殖技术的迅猛发展及患者数量的增加，对生殖医学专业医师的需求也越来越大，对他们的要求也越来越高。他们不但需要熟知各种常见疾病的理论知识，还需要掌握专业临床常规诊疗操作。

　　为了协助培养合格的辅助生殖技术专业人员，配合辅助生殖技术培训中心的规范培训，我们诚邀来自全国十四家著名辅助生殖机构的二十余位多年从事生殖临床工作的专家学者，经过一年多的编写和修改，完成了这本《生殖医学培训基地临床技能培训教材》。全书分为上下两篇。上篇为理论篇，着重介绍了女性和男性的生殖生理，导致不孕不育的常见疾病，阐述了相关的诊断和治疗技术，尤其是辅助生殖技术。本书针对基础理论知识进行了系统、深入的讲解，有助于刚进入该领域的医务人员和相关技术人员建立坚实的基础理论知识体系，更好地理解和掌握复杂的专业技术知识。下篇为操作篇，针对人工授精、取卵术、胚胎移植术、多胎妊娠减胎术、睾丸或附睾穿刺取精术等辅助生殖技术中的临床常规手术操作进行了生动翔实的介绍，着重于规范性操作以及相关性知识的讲解，以便于读者更好地理解与应用。

　　本书对不孕不育及辅助生殖技术的基础知识和相关临床操作技术进行了针对性的阐述，实用性强，可供妇产科、生殖医学专业临床医务人员、管理人员及医学生阅读参考。必须指出的是，虽然我们已竭尽努力，但本书一定存在不足之处，望各位读者批评斧正。

马彩虹

2020 年元旦

目　录

上　篇　理论篇

下　篇　操作篇

上 篇
理 论 篇

第一章 辅助生殖技术相关法规与伦理

第一节 人类辅助生殖技术规范

《人类辅助生殖技术管理办法》中华人民共和国卫生部令第 14 号，卫生部颁布 2001 年;《人类精子库管理办法》，中华人民共和国卫生部令第 15 号，2001 年 2 月 20 日发布，2001 年 8 月。

人类辅助生殖技术（assisted reproductive technology，ART）包括体外受精 - 胚胎移植（in vitro fertilization and embryo transfer，IVF-ET）及其衍生技术和人工授精（artificial insemination，AI）两大类。根据 2003 年卫生部 2003-176 文件《关于制订人类辅助生育技术与人类精子库相关技术规范、基本标注和伦理原则的通知》的颁布，从事人类辅助生殖技术的各类医疗机构和计划生育服务机构（以下简称机构）需遵守本规范。

一、体外受精 – 胚胎移植（IVF）及其衍生技术规范

体外受精 – 胚胎移植及其衍生技术目前主要包括体外受精 – 胚胎移植、配子或合子输卵管内移植、卵胞浆内单精子显微注射、胚胎冻融及植入前胚胎遗传学诊断等。

（一）基本要求

1. 机构设置条件

（1）必须是持有《医疗机构执业许可证》的综合性医院、专科医院或持有《计划生育技术服务机构执业许可证》的省级以上（含省级）的计划生育技术服务机构。

（2）中国人民解放军医疗机构开展体外受精－胚胎移植及其衍生技术，根据《人类辅助生殖技术管理办法》和《人类精子库管理办法》（以下简称两个《办法》）规定，由所在的省、自治区、直辖市卫生行政部门或总后勤部卫生部科技部门组织专家论证、审核并报国家卫生健康委员会审批。

（3）中外合资、合作医疗机构必须同时持有卫生部批准证书和原外经贸部（现商务部）颁发的《外商投资企业批准证书》。

（4）机构必须设有妇产科和男科临床并具有妇产科住院开腹手术的技术和条件。

（5）生殖医学机构由生殖医学临床（以下称临床）和体外受精实验室（以下称实验室）两部分组成。

（6）机构必须具备选择性减胎技术。

（7）机构必须具备胚胎冷冻、保存、复苏的技术和条件。

（8）机构如同时设置人类精子库，不能设在同一科室，必须与生殖医学机构分开管理。

（9）凡计划开展人类辅助生殖技术的机构，必须由所在省、自治区、直辖市卫生行政部门根据区域规划、医疗需求予以初审，并上报卫生部批准筹建。筹建完成后由卫生部组织专家进行预准入评审，试运行1年后再行正式准入评审。

（10）实施体外受精－胚胎移植及其衍生技术必须获得原卫生部的

批准证书。

2. 在编人员要求　机构设总负责人、临床负责人和实验室负责人，临床负责人与实验室负责人不得由同一人担任。

生殖医学机构的在编专职技术人员不得少于12人，其中临床医师不得少于6人（包括男科执业医师1人），实验室专业技术人员不得少于3人，护理人员不得少于3人。上述人员需接受卫生部指定医疗机构进行生殖医学专业技术培训。

外籍技术人员以及中国台湾地区、香港和澳门特别行政区技术人员来内地从事人类辅助生殖诊疗活动时需按国家有关管理规定执行。

（1）临床医师

① 专职临床医师必须是具备医学学士学位并已获得中级以上技术职称或具备生殖医学硕士学位的妇产科或泌尿男科专业的执业医师。

② 临床负责人需由从事生殖专业具有高级技术职称的妇产科执业医师担任。

③ 临床医师必须具备以下方面的知识和工作能力。

掌握女性生殖内分泌学临床专业知识，特别是促排卵药物的使用和月经周期的激素调控。

掌握妇产科超声技术，并具备卵泡超声监测及B超介导下阴道穿刺取卵的技术能力，具备开腹手术的能力，具备处理人类辅助生殖技术各种并发症的能力。

④ 机构中应配备专职男科临床医师，掌握男性生殖医学基础理论和临床专业技术。

（2）实验室技术人员

① 胚胎培养实验室技术人员必须具备医学或生物学专业学士及以上学位，或大专毕业并具备中级技术职称。

② 实验室负责人需由医学或生物学专业高级技术职称人员担任，具备细胞生物学、胚胎学及遗传学等相关学科的理论及细胞培养技能，掌握人类辅助生殖技术的实验室技能，具有实验室管理能力。

③ 至少一人具有按世界卫生组织精液分析标准程序处理精液的技能。

④ 至少一人在卫生部指定的机构接受过精子、胚胎冷冻及复苏技术培训，并系统掌握精子、胚胎冷冻及复苏技能。

⑤ 开展卵胞浆内单精子显微注射技术的机构，至少有一人在卫生部指定机构受过本技术的培训，并具备熟练的显微操作及体外受精与胚胎移植实验室技能。

⑥ 开展植入前胚胎遗传学诊断的机构，必须有专门人员受过极体或胚胎卵裂球活检技术培训，熟练掌握该项技术的操作技能，掌握医学遗传学理论知识和单细胞遗传学诊断技术，所在机构必须具备遗传学咨询和产前诊断技术条件。

（3）护士：护士需有护士执业证书，受过生殖医学护理工作的培训，护理工作的负责人必须具备中级技术职称。

3. 场所要求

（1）场所需包括候诊区、诊疗室、检查室、取精室、精液处理室、资料档案室、清洗室、缓冲区（包括更衣室）、超声室、胚胎培养室、取卵室、体外受精实验室、胚胎移植室及其他辅助场所。

（2）用于生殖医学医疗活动的总使用面积不小于260平方米。

（3）场所布局需合理，符合洁净要求，建筑和装修材料要求无毒，应避开对工作产生不良影响的化学源和放射源。

（4）工作场所需符合医院建筑安全要求和消防要求，保障水电供应。各工作间应具备空气消毒设施。

（5）主要场所要求

① 超声室：使用面积不小于 15 平方米，环境符合卫生部医疗场所Ⅲ类标准。

② 取精室：与精液处理室邻近，使用面积不小于 5 平方米，并有洗手设备。

③ 精液处理室：使用面积不小于 10 平方米。

④ 取卵室：供 B 超介导下经阴道取卵用，使用面积不小于 25 平方米，环境符合卫生部医疗场所Ⅱ类标准。

⑤ 体外受精实验室：使用面积不小于 30 平方米，并具备缓冲区。环境符合卫生部医疗场所Ⅰ类标准，建议设置空气净化层流室。胚胎操作区必须达到百级标准。

⑥ 胚胎移植室：使用面积不小于 15 平方米，环境符合原卫生部医疗场所Ⅱ类标准。

4. 设备条件

（1）B 超：2 台（配置阴道探头和穿刺引导装置）。

（2）负压吸引器。

（3）妇科床。

（4）超净工作台：3 台。

（5）解剖显微镜。

（6）生物显微镜。

（7）倒置显微镜（含恒温平台）。

（8）精液分析设备。

（9）二氧化碳培养箱（至少 3 台）。

（10）二氧化碳浓度测定仪。

（11）恒温平台和恒温试管架。

（12）冰箱。

（13）离心机。

（14）实验室常规仪器：pH 计、渗透压计、天平及电热干燥箱等。

（15）配子和胚胎冷冻设备：包括冷冻仪、液氮储存罐和液氮运输罐等。

申报开展卵胞浆内单精子显微注射技术的机构，必须具备显微操作仪 1 台。

5. 其他要求　开展体外受精与胚胎移植及其衍生技术的机构，还必须具备以下条件：

（1）临床常规检验（包括常规生化、血常规、尿常规、影像学检查及生殖免疫学检查）。

（2）生殖内分泌实验室及其相关设备。

（3）细胞和分子遗传学诊断实验室及其相关设备；若开展植入前胚胎遗传学诊断的机构必须同时具备产前诊断技术的认可资格。

（4）开腹手术条件。

（5）住院治疗条件。

（6）用品消毒和污物处理条件。

（二）管理

1. 实施体外受精与胚胎移植及其衍生技术的机构，必须遵守国家人口和计划生育法规和条例的规定，并同不育夫妇签署相关技术的《知情同意书》和《多胎妊娠减胎术同意书》。

2. 机构必须预先认真查验不育夫妇的身份证、结婚证和符合国家人口和计划生育法规和条例规定的生育证明原件，并保留其复印件备案；涉外婚姻夫妇及外籍人员应出示护照及婚姻证明并保留其复印件备案。

3. 机构必须按期对工作情况进行自查，按要求向卫生部提供必需的各种资料及年度报告。

4．机构的各种病历及其相关记录，需按卫生部和国家中医药管理局卫医发 [2002]193 号"关于印发《医疗机构病历管理规定》的通知"要求，予以严格管理。

5．机构实施供精体外受精与胚胎移植及其衍生技术，必须向供精的人类精子库及时、准确地反馈受者的妊娠和子代等相关信息。

6．规章制度　机构应建立以下制度：

（1）生殖医学伦理委员会工作制度。

（2）病案管理制度。

（3）随访制度。

（4）工作人员分工责任制度。

（5）接触配子、胚胎的实验材料质控制度。

（6）各项技术操作常规。

（7）特殊药品管理制度。

（8）仪器管理制度。

（9）消毒隔离制度。

（10）材料管理制度。

7．技术安全要求

（1）要求机构具有基本急救条件，包括供氧、气管插管等用品和常用急救药品和设备等。

（2）采用麻醉技术的机构，必须配备相应的监护、抢救设备和人员。

（3）实验材料必须无毒、无尘、无菌，并符合相应的质量标准。

（4）实验用水需用去离子超纯水。

（5）每周期移植胚胎总数不得超过 3 个，其中 35 岁以下妇女第一次助孕周期移植胚胎数不得超过 2 个。

（6）与配子或胚胎接触的用品需为一次性使用耗材。

（7）实施供精的体外受精与胚胎移植及其衍生技术的机构，必须参照人工授精的有关规定执行。

（三）适应证与禁忌证

1. 适应证

（1）体外受精 - 胚胎移植的适应证

① 女方各种因素导致的配子运输障碍。

② 排卵障碍。

③ 子宫内膜异位症。

④ 男方少、弱精子症。

⑤ 不明原因的不育。

⑥ 免疫性不孕。

（2）卵胞浆内单精子显微注射的适应证

① 严重的少、弱、畸形精子症。

② 不可逆的梗阻性无精子症。

③ 生精功能障碍（排除遗传缺陷疾病所致）。

④ 免疫性不育。

⑤ 体外受精失败。

⑥ 精子顶体异常。

⑦ 需行植入前胚胎遗传学检查的。

（3）植入前胚胎遗传学诊断的适应证：目前主要用于单基因相关遗传病、染色体病、性连锁遗传病及可能生育异常患儿的高风险人群等。

（4）接受卵子赠送的适应证

① 丧失产生卵子的能力。

② 女方是严重的遗传性疾病携带者或患者。

③ 具有明显的影响卵子数量和质量的因素。

（5）赠卵的基本条件

① 赠卵是一种人道主义行为，禁止任何组织和个人以任何形式募集供卵者进行商业化的供卵行为。

② 赠卵只限于人类辅助生殖治疗周期中剩余的卵子。

③ 对赠卵者必须进行相关的健康检查（参照供精者健康检查标准）。

④ 赠卵者对所赠卵子的用途、权利和义务应完全知情并签署《知情同意书》。

⑤ 每位赠卵者最多只能使 5 名妇女妊娠。

⑥ 赠卵的临床随访率必须达 100%。

2. 禁忌证

（1）有如下情况之一者，不得实施体外受精 - 胚胎移植及其衍技术

① 男女任何一方患有严重的精神疾病、泌尿生殖系统急性感染或性传播疾病。

② 患有《母婴保健法》规定的不宜生育的、目前无法进行胚胎植入前遗传学诊断的遗传性疾病。

③ 任何一方具有吸毒等严重不良嗜好。

④ 任何一方接触致畸量的射线、毒物、药品并处于作用期。

（2）女方子宫不具备妊娠功能或因严重躯体疾病而不能承受妊娠。

（四）质量标准

1. 为了切实保障患者的利益，维护妇女和儿童健康权益，提高人口质量，严格防止人类辅助生殖技术产业化和商品化，以及确保该技术更加规范有序进行，任何生殖机构每年所实施的体外受精与胚胎移植及其衍生技术不得超过 1000 个取卵周期。

2. 机构对体外受精 - 胚胎移植出生的随访率不得低于 95%。

3. 体外受精的受精率不得低于 65%，卵胞浆内单精子显微注射的

受精率不得低于70%。

4. 取卵周期临床妊娠率在机构成立的第一年不得低于15%，第二年及以后不得低于20%；冻融胚胎的移植周期临床妊娠率不得低于10%[移植周期临床妊娠率=(临床妊娠数/移植周期数)×100%]。

5. 对于多胎妊娠必须实施减胎术，避免双胎，严禁三胎和三胎以上的妊娠分娩。

二、人工授精技术（IUI）规范

人工授精技术根据精子来源分为夫精人工授精和供精人工授精技术。

（一）基本要求

1. 机构设置条件

（1）必须是持有《医疗机构执业许可证》的综合性医院、专科医院或持有《计划生育技术服务执业许可证》的计划生育技术服务机构。

（2）实施供精人工授精技术必须获得卫生部的批准证书，实施夫精人工授精技术必须获得省、自治区、直辖市卫生行政部门的批准证书并报卫生部备案。

（3）中国人民解放军医疗机构开展人工授精技术的，根据两个《办法》规定，对申请开展夫精人工授精技术的机构，由所在省、自治区、直辖市卫生厅局或总后勤部卫生部科技部门组织专家论证、评审、审核、审批，并报国家卫生部备案；对申请开展供精人工授精的医疗机构，由所在省、自治区、直辖市卫生厅局或总后卫生部科技部门组织专家论证、审核，报国家卫生部审批。

（4）中外合资、合作医疗机构必须同时持有卫生部批准证书和原外经贸部（现商务部）颁发的《外商投资企业批准证书》。

（5）实施供精人工授精的机构，必须从持有《人类精子库批准证书》的人类精子库获得精源并签署供精协议，并有义务向供精单位及时提供供精人工授精情况及准确的反馈信息。协议应明确双方的职责。

（6）具备法律、法规或主管机关要求的其他条件。

2. 人员要求

（1）最少具有从事生殖医学专业的在编专职医师2人，实验室工作人员2人，护士1人，且均具备良好的职业道德。

（2）从业医师需具备执业医师资格。

（3）机构必须指定专职负责人。该负责人需是具备高级技术职称的妇产科执业医师。

（4）机构内医师应具备临床妇产科和生殖内分泌理论及实践经验，并具备妇科超声技术资格和经验。

（5）实验室工作人员应具备按世界卫生组织精液分析标准程序处理精液的培训经历和实践操作技能。

（6）护士具备执业护士资格。

（7）同时开展体外受精-胚胎移植技术的机构必须指定专职负责人一人，其他人员可以兼用。

3. 场所要求　场所包含候诊室、诊室、检查室、B超室、人工授精实验室、授精室和其他辅助区域，总使用面积不得少于100平方米，其中人工授精实验室不少于20平方米，授精室的专用面积不少于15平方米。同时开展人工授精和体外受精与胚胎移植的机构，候诊室、诊室、检查室和B超室可不必单设，但人工授精室和人工授精实验室必须专用，且使用面积各不少于20平方米。另外，技术服务机构需具备妇科内分泌测定、影像学检查及遗传学检查等相关检查条件。

4. 设备条件

（1）妇检床2张以上。

（2）B超仪1台（配置阴道探头）。

（3）生物显微镜1台。

（4）离心机1台。

（5）百级超净工作台1台。

（6）二氧化碳培养箱1台。

（7）液氮罐2个以上。

（8）冰箱1台。

（9）精液分析设备。

（10）水浴箱1台。

（11）与精液接触的器皿等需使用无毒的一次性耗材。

以上设备要求运行良好，专业检验合格。

（二）管理

1. 实施授精前，不育夫妇必须签订《知情同意书》和《多胎妊娠减胎术同意书》。

2. 供精人工授精只能从持有卫生部批准证书的人类精子库获得精源。

3. 机构必须及时做好不育夫妇的病历书写并按《医疗机构病历管理规定》严格管理，对每一位受者都应进行随访。

4. 实施供精人工授精的机构必须向人类精子库反馈妊娠、子代以及受者使用冷冻精液后是否出现性传播疾病的临床信息等情况，记录档案，并应永久保存。

5. 严格控制每一位供精者的冷冻精液，最多只能使5名妇女受孕。

6. 除司法机关出具公函或相关当事人具有充分理由同意查阅外，其他任何单位和个人一律谢绝查阅供受精者双方的档案；确因工作需要及其他特殊原因非得查阅档案时，则必须经授精机构负责人批准，并隐去供受者双方的社会身份资料。

7. 人工授精必须具备完善、健全的规章制度和技术操作手册并切实付诸实践。

8. 机构必须按期对人工授精的情况进行自查，按要求向卫生行政审批部门提供必要的资料及年度报告。

（三）适应证与禁忌证

1. 夫精人工授精

（1）适应证

① 男性因少精、弱精、液化异常、性功能障碍、生殖器畸形等不育。

② 子宫颈因素不育。

③ 生殖道畸形及心理因素导致性交不能等不育。

④ 免疫性不育。

⑤ 原因不明的不育。

（2）禁忌证

① 男女一方患有生殖泌尿系统急性感染或性传播疾病。

② 一方患有严重的遗传、躯体疾病或精神心理疾病。

③ 一方接触致畸量的射线、毒物、药品并处于作用期。

④ 一方有吸毒等严重不良嗜好。

2. 供精人工授精

（1）适应证

① 不可逆的无精子症、严重的少精子症、弱精子症和畸形精子症。

② 输精管复通失败。

③ 射精障碍。

④ 适应证①②③中，除不可逆的无精子症外，其他需行供精人工授精技术的患者，医务人员必须向其交代清楚：通过卵胞浆内

单精子显微注射技术也可能使其有自己血亲关系的后代，如果患者本人仍坚持放弃通过卵胞浆内单精子显微注射技术助孕的权益，则必须与其签署《知情同意书》后，方可采用供精人工授精技术助孕。

⑤ 男方和（或）家族有不宜生育的严重遗传性疾病。

⑥ 母儿血型不合不能得到存活新生儿。

（2）禁忌证

① 女方患有生殖泌尿系统急性感染或性传播疾病。

② 女方患有严重的遗传、躯体疾病或精神疾病。

③ 女方接触致畸量的射线、毒物、药品并处于作用期。

④ 女方有吸毒等不良嗜好。

（四）技术程序与质量控制

1．技术程序

（1）严格掌握适应证并排除禁忌证。

（2）人工授精可以在自然周期或药物促排卵周期下进行，但严禁以多胎妊娠为目的使用促排卵药。

（3）通过 B 超和有关激素水平联合监测卵泡的生长发育。

（4）掌握排卵时间，适时实施人工授精。

（5）用于人工授精的精子必须经过洗涤分离处理，行子宫颈内人工授精，其前向运动精子总数不得低于 20×10^6；行子宫腔内人工授精，其前向运动精子总数不得低于 10×10^6。

（6）人工授精后可用药物支持黄体功能。

（7）人工授精后 14～16 天诊断生化妊娠，5 周 B 超确认临床妊娠。

（8）多胎妊娠必须到具有选择性减胎术条件的机构行选择性减胎术。

（9）实施供精人工授精的机构如不具备选择性减胎术的条件和技

术，必须与具备该技术的机构签订使用减胎技术协议，以确保选择性减胎术的有效实施，避免多胎分娩。

2．质量标准

（1）用于供精人工授精的冷冻精液，复苏后前向运动的精子不低于40%。

（2）周期临床妊娠率不低于15%（周期临床妊娠率 = 临床妊娠数 / 人工授精周期数 ×100% ）。

三、实施技术人员的行为准则

1．必须严格遵守国家人口和计划生育法律法规。

2．必须严格遵守知情同意、知情选择的自愿原则。

3．必须尊重患者的隐私权。

4．禁止无医学指征的性别选择。

5．禁止实施代孕技术。

6．禁止实施胚胎赠送。

7．禁止实施以治疗不育为目的的人卵胞浆移植及核移植技术。

8．禁止人类与异种配子的杂交，禁止人类体内移植异种配子、合子和胚胎，禁止异种体内移植人类配子、合子和胚胎。

9．禁止以生殖为目的对人类配子、合子和胚胎进行基因操作。

10．禁止实施近亲间的精子和卵子结合。

11．在同一治疗周期中，配子和合子必须来自同一男性和同一女性。

12．禁止在患者不知情和不自愿的情况下，将配子、合子和胚胎转送他人或进行科学研究。

13．禁止给不符合国家人口和计划生育法规和条例规定的夫妇和单身妇女实施人类辅助生殖技术。

14．禁止开展人类嵌合体胚胎试验研究。

15．禁止克隆人。

第二节　人类精子库基本标准和技术规范

卫科教发 [2003]176 号自 2003 年 10 月 1 日起执行

一、人类精子库基本标准

人类精子库是以治疗不育及预防遗传病和提供生殖保险等为目的，利用超低温冷冻技术，采集、检测、保存和提供精子。

（一）机构设置条件

1．人类精子库必须设置在持有《医疗机构执业许可证》的综合性医院、专科医院或持有《计划生育技术服务执业许可证》的省级以上（含省级）计划生育服务机构内，其设置必须符合《人类精子库管理办法》的规定。

2．中国人民解放军医疗机构中设置人类精子库的，根据两个《办法》规定，由所在省、自治区、直辖市卫生厅局或总后卫生部科技部门组织专家论证评审、审核，报国家卫生部审批。

3．中外合资、合作医疗机构，必须同时持有卫生部批准证书和原外经贸部（现商务部）颁发的《外商投资企业批准证书》。

4．人类精子库必须具有安全、可靠、有效的精子来源；机构内如同时设有人类精子库和开展人类辅助生殖技术，必须严格分开管理。

5．设置人类精子库必须获得卫生部的批准证书。

（二）人类精子库基本任务

1．对供精者进行严格的医学和医学遗传学筛查，并建立完整的资料库。

2．对供精者的精液进行冷冻保存，用于治疗不育及提供生殖保险等服务。

3．向持有卫生部供精人工授精或体外受精－胚胎移植批准证书的机构提供健康合格的冷冻精液和相关服务。

4．建立一整套监控机制，以确保每一位供精者的精液标本最多只能使5名妇女受孕。

5．人类精子库除上述基本任务外，还可开展精子库及其相应的生殖医学方面的研究，如供精者的研究、冷藏技术的研究和人类精子库计算机管理系统的研究等。

（三）工作部门设置及人员要求

1．工作部门设置 根据人类精子库的任务，下设4个工作职能部门：

（1）精液采集部门：筛选献精者，采集精液。

（2）精液冷冻部门：精液冷冻与保存。

（3）精液供给部门：受理用精机构的申请、审核其资格并签订供精合同和供给精液。

（4）档案管理部门：建立供精者及用精机构人工授精结局的反馈信息等档案管理制度和计算机管理系统。

2．工作人员要求

（1）精子库至少配备5名专职专业技术人员，人员构成如下：

① 配备1名具有高级专业技术职称、从事生殖医学专业的执业医

师。

② 配备 1 名具有医学遗传学临床经验中级以上职称的技术人员。

③ 配备实验技师 2 名，要具备男科实验室操作技能并熟悉世界卫生组织精液分析标准程序、生物细胞冷冻保存有关的知识及冷冻保存技术，掌握传染病及各类感染特别是性病的检测及其他临床检验知识和技能。

④ 配备管理人员 1 名，具有计算机知识和操作技能并有一定的管理能力。

（2）所有工作人员必须具备良好的职业道德。

（四）场所和设备要求

1. 人类精子库各种工作用房的规模必须符合下列要求。

（1）供精者接待室使用面积 15 平方米以上。

（2）取精室 2 间（每间使用面积 5 平方米以上），有洗手设备。

（3）人类精子库实验室使用面积 40 平方米以上。

（4）标本存储室使用面积 15 平方米以上。

（5）辅助实验室（进行性传播疾病及一般检查的实验室）使用面积 20 平方米以上。

（6）档案管理室使用面积 15 平方米以上。

2. 人类精子库仪器设备配制基本标准

（1）能储存 1 万份精液标本的标本储存罐。

（2）程序降温仪 1 套。

（3）34 L 以上液氮罐 2 个。

（4）精子运输罐 3 个以上。

（5）37 ℃恒温培养箱和水浴箱各 1 台。

（6）超净台 2 台。

（7）相差显微镜 1 台。

（8）恒温操作台 1 套。

（9）离心机 1 台。

（10）电子天平 1 台。

（11）加热平台及搅拌机各 1 台。

（12）计算机 1 台及文件柜若干个。

（13）冰箱 1 台。

（14）纯水制作装置 1 套（或所在机构具备）。

（15）精液分析设备。

3.人类精子库或其所在机构必须具备染色体核型分析的技术和相关设置。

（五）管理

1. 业务管理　人类精子库必须对精液的采供进行严格管理，并建立供精者、用精机构反馈的受精者妊娠结局及子代信息的计算机管理档案库，控制使用同一供精者的精液获得成功妊娠的数量，防止血亲通婚。具体包括：

（1）建立供精者筛选和精液采集、冻存、供精、运输的流程。

（2）按流程顺序做好记录。

（3）做好档案管理：精子库档案管理应设专用计算机，所有资料应备份，文字资料应放置整齐有序，注意防火、防盗及保密。人类精子库资料应永久保存。

（4）严格控制每一位供精者第一次供出去精液的数量最多只能提供 5 名不育妇女使用。待受者结局信息反馈后，再以递减方式（下一次提供的受者人数 =5 名受者 - 其中已受孕人数）决定下一轮发放的数量，以确保每一位供精者的精液标本最多只能使 5 名妇女受孕。

（5）精子库必须将供精者的主要信息，如姓名、年龄、身份证号和生物学特性的标志等上报精子库中央信息库，予以备案。信息库工作人员必须对各精子库提供的信息保密。

（6）各精子库必须将拟定的供精候选人身份情况上报精子库中央信息库。信息库必须在 10 个工作日内反馈信息，以确保供精者只在一处供精。

（7）做好随访工作：每月定期收集用精机构精液标本使用情况并记录受精者的有关反馈信息，包括受者妊娠、子代的发育状况、有无出生缺陷及受者使用冷冻精液后是否出现性传播疾病的临床信息等。

2．质量管理

（1）人类精子库必须按《供精者健康检查标准》进行严格筛查，保证所提供精子的质量。

（2）人类精子库必须具备完善、健全的规章制度，包括业务和档案管理规范、技术操作手册及人类精子采供计划书（包括采集和供应范围等）等。

（3）必须定期或不定期对人类精子库进行自查，检查人类精子库规章制度执行情况、精液质量、服务质量及档案资料管理情况等，并随时接受审批部门的检查或抽查。

3．保密原则

（1）人类精子库工作人员应尊重供精和受精当事人的隐私权并严格保密。

（2）除司法机关出具公函或相关当事人具有充分理由同意查阅外，其他任何单位和个人一律谢绝查阅供精者的档案；确因工作需要及其他特殊原因非得查阅档案时，则必须经人类精子库机构负责人批准，并隐去供精者的社会身份资料。

（3）除精子库负责人外，其他任何工作人员不得查阅有关供精者的身份资料和详细地址。

二、人类精子库技术规范

(一)供精者的基本条件

1. 供精者必须原籍为中国公民。

2. 供精者赠精是一种自愿的人道主义行为。

3. 供精者必须达到供精者健康检查标准。

4. 供精者对所供精液的用途、权利和义务完全知情并签订供精知情同意书。

(二)自精保存者的基本条件

1. 接受辅助生殖技术时,有合理的医疗要求,如取精困难者和少、弱精子症者。

2. 出于"生殖保险"目的

(1)需保存精子以备将来生育者。

(2)男性在其接受致畸剂量的射线、药品、有毒物质、绝育手术之前,以及夫妻长期两地分居,需保存精子准备将来生育等情况下要求保存精液。

3. 申请者需了解有关精子冷冻、保存和复苏过程中可能存在的影响,并签订知情同意书。

(三)人类精子库不得开展的工作

1. 人类精子库不得向未取得卫生部人类辅助生殖技术批准证书的机构提供精液。

2. 人类精子库不得提供未经检验或检验不合格的精液。

3. 人类精子库不得提供新鲜精液进行供精人工授精，精液冷冻保存需经半年检疫期并经复检合格后，才能提供临床使用。

4. 人类精子库不得实施非医学指征的，以性别选择生育为目的的精子分离技术。

5. 人类精子库不得提供 2 人或 2 人以上的混合精液。

6. 人类精子库不得采集、保存和使用未签署供精知情同意书者的精液。

7. 人类精子库的工作人员及其家属不得供精。

8. 设置人类精子库的科室不得开展人类辅助生殖技术，其专职人员不得参与实施人类辅助生殖技术。

（四）供精者筛查程序及健康检查标准

所有供精志愿者在签署知情同意书后，均要进行初步筛查。初筛符合条件后，还需接受进一步的检查，达到健康检查标准后，方可供精。

1. 供精者的初筛　供精者的年龄必须在 22～45 周岁，能真实地提供本人及其家族成员的一般病史和遗传病史，回答医师提出的其他相关问题，按要求提供精液标本以供检查。

（1）病史筛查

① 病史：询问供精者的既往病史、个人生活史和性传播疾病史。

　　A. 既往病史：供精者不能有全身性疾病和严重器质性疾病，如心脏病、糖尿病、肺结核、肝疾病、泌尿生殖系统疾病、血液系统疾病、高血压、精神病和麻风病等。

　　B. 个人生活史：供精者应无长期接触放射线和有毒有害物质等情况，没有吸毒、酗酒、嗜烟等不良嗜好和同性恋史、冶游史。

　　C. 性传播疾病史：询问供精者性传播疾病史和过去六个月性

伴侣情况，是否有多个性伴侣，排除性传播疾病（包括艾滋病）的高危人群。供精者应没有性传播疾病史，如淋病、梅毒、尖锐湿疣、传染性软疣、生殖器疱疹、艾滋病、乙型及丙型肝炎，并排除性伴侣的性传播疾病、阴道滴虫病等疾病。

② 家系调查：供精者不应有遗传病史和遗传病家族史。

A. 染色体病：排除各种类型的染色体病。

B. 单基因遗传病：排除白化病、血红蛋白异常、血友病、遗传性高胆固醇血症、神经纤维瘤病、结节性硬化症、β- 地中海贫血、囊性纤维变性、家族性黑蒙性痴呆、葡萄糖 -6- 磷酸脱氢酶缺乏症、先天性聋哑、Prader-Willi 综合征及遗传性视神经萎缩等疾病。

C. 多基因遗传病：排除唇裂、腭裂、畸形足、先天性髋关节脱位、先天性心脏病、尿道下裂、脊柱裂、哮喘、癫痫症、幼年糖尿病、精神病、类风湿性关节炎、严重的高血压病及严重的屈光不正等疾病。

（2）体格检查

① 一般体格检查：供精者必须身体健康，无畸形体征，心、肺、肝、脾等检查均无异常，同时应注意四肢有无多次静脉注射的痕迹。

② 生殖系统检查：供精者的生殖系统发育良好，无畸形，无生殖系统溃疡、尿道分泌物和生殖系统疣等疾病。

2. 实验室检查

（1）染色体检查：供精者的染色体常规核型分析必须正常，排除染色体异常的供精者。

（2）性传播疾病的检查

① 供精者乙肝及丙肝等检查正常。

② 供精者梅毒、淋病和艾滋病等检查阴性。

③ 供精者衣原体、支原体、巨细胞病毒、风疹病毒、单纯疱疹病毒和弓形体等检查阴性。

④ 对精液应进行常规细菌培养，以排除致病菌感染。

（3）精液常规分析及供精的质量要求：对供精者的精液要做常规检查。取精前要禁欲 3~7 天。精液质量要求高于世界卫生组织《人类精液及精子 - 宫颈黏液相互作用实验室检验手册》（1999 年第 4 版）精液变量参考值的标准：精液液化时间少于 60 min，精液量大于 2 ml，密度大于 60×10^6/ml，存活率大于 60%。其中前向运动精子大于 60%，精子正常形态率大于 30%。

（4）ABO 血型及 Rh 血型检查。

（5）冷冻复苏率检查：应进行精子冷冻实验。前向运动精子冷冻复苏不低于 60%。

3. 供精者的随访和管理 精子库应加强对供精者在供精过程中的随访和管理

（1）如供精者出现下述情况，应立即取消供精资格：

① 生殖器疣。

② 生殖器疱疹。

③ 生殖器溃疡。

④ 尿道异常分泌物。

⑤ 供精者有新的性伴侣。

（2）至少每隔半年对供精者进行一次全面检查。

（3）精子库应追踪受精者使用冷冻精液后是否出现性传播疾病的临床信息。

（4）供精者 HIV 复查：精液冻存六个月后，需再次对供精者进行

HIV 检测，检测阴性方可使用该冷冻精液。

4. 对外提供精子的基本标准　对外提供精子用于供精人工授精或体外受精 - 胚胎移植的冷冻精液，冷冻复苏后前向运动精子（a+b 级）不低于 40%，每份精液中前向运动精子的总数不得低于 12×10^6/ml。

第三节　人类辅助生殖技术和人类精子库伦理原则

卫科教发〔2003〕176 号自 2003 年 10 月 1 日起执行

一、人类辅助生殖技术伦理原则

人类辅助生殖技术是治疗不育的一种医疗手段。为安全、有效、合理地实施人类辅助生殖技术，保障个人、家庭以及后代的健康和利益，维护社会公益，特制定以下伦理原则。

（一）有利于患者的原则

1. 综合考虑患者的病理、生理、心理及社会因素。医务人员有义务告诉患者目前可供选择的治疗手段、利弊及其所承担的风险。在患者充分知情的情况下，提出有医学指征的选择和最有利于患者的治疗方案。

2. 禁止以多胎和商业化供卵为目的的促排卵。

3. 不育夫妇对实施人类辅助生殖技术过程中获得的配子、胚胎拥有选择处理方式的权利。技术服务机构必须对此有详细的记录，并获得夫、妇或双方的书面知情同意。

4. 患者的配子和胚胎在未征得其知情同意的情况下，不得进行任何处理，更不得进行买卖。

（二）知情同意的原则

1. 人类辅助生殖技术必须在夫妇双方自愿同意并签署书面知情同意书后方可实施。

2. 医务人员对人类辅助生殖技术适应证的夫妇，需使其了解实施该技术的必要性、实施程序、可能承受的风险以及为降低这些风险所采取的措施、该机构稳定的成功率、每周期大致的总费用及进口、国产药物选择等与患者作出合理选择相关的实质性信息。

3. 接受人类辅助生殖技术的夫妇在任何时候都有权提出中止该技术的实施，并且不会影响对其今后的治疗。

4. 医务人员必须告知接受人类辅助生殖技术的夫妇及其已出生的孩子随访的必要性。

5. 医务人员有义务告知捐赠者对其进行健康检查的必要性，并获取书面知情同意书。

（三）保护后代的原则

1. 医务人员有义务告知受者通过人类辅助生殖技术出生的后代与自然受孕分娩的后代享有同样的法律权利和义务，包括后代的继承权、受教育权、赡养父母的义务、父母离异时对孩子监护权的裁定等。

2. 医务人员有义务告知接受人类辅助生殖技术治疗的夫妇，他们通过对该技术出生的孩子（包括有出生缺陷的孩子）负有伦理、道德和法律上的权利和义务。

3. 如果有证据表明实施人类辅助生殖技术将会对后代产生严重的

生理、心理和社会损害，医务人员有义务停止该技术的实施。

4. 医务人员不得对近亲间及任何不符合伦理、道德原则的精子和卵子实施人类辅助生殖技术。

5. 医务人员不得实施代孕技术。

6. 医务人员不得实施胚胎赠送助孕技术。

7. 在尚未解决人卵胞浆移植和人卵核移植技术安全性问题之前，医务人员不得实施以治疗不育为目的的人卵胞浆移植和人卵核移植技术。

8. 同一供者的精子、卵子最多只能使 5 名妇女受孕。

9. 医务人员不得实施以生育为目的的嵌合体胚胎技术。

（四）社会公益原则

1. 医务人员必须严格贯彻国家人口和计划生育法律法规，不得对不符合国家人口和计划生育法规和条例规定的夫妇和单身妇女实施人类辅助生殖技术。

2. 根据《母婴保健法》，医务人员不得实施非医学需要的性别选择。

3. 医务人员不得实施生殖性克隆技术。

4. 医务人员不得将异种配子和胚胎用于人类辅助生殖技术。

5. 医务人员不得进行各种违反伦理、道德原则的配子和胚胎实验研究及临床工作。

（五）保密原则

1. 互盲原则 凡使用供精实施的人类辅助生殖技术，供方与受方夫妇应保持互盲，供方与实施人类辅助生殖技术的医务人员应保持互盲，供方与后代保持互盲。

2. 机构和医务人员对使用人类辅助生殖技术的所有参与者（如卵子捐赠者和受者）有实行匿名和保密的义务。匿名是藏匿供体的身份；

保密是藏匿受体参与配子捐赠的事实以及对受者有关信息的保密。

3. 医务人员有义务告知捐赠者不可查询受者及其后代的一切信息，并签署书面知情同意书。

（六）严防商业化的原则

机构和医务人员对要求实施人类辅助生殖技术的夫妇，要严格掌握适应证，不能受经济利益驱动而滥用人类辅助生殖技术。

供精、供卵只能是以捐赠助人为目的，禁止买卖，但是可以给予捐赠者必要的误工、交通和医疗补偿。

（七）伦理监督的原则

1. 为确保以上原则的实施，实施人类辅助生殖技术的机构应建立生殖医学伦理委员会，并接受其指导和监督。

2. 生殖医学伦理委员会应由医学伦理学、心理学、社会学、法学、生殖医学、护理学专家和群众代表等组成。

3. 生殖医学伦理委员会应依据上述原则对人类辅助生殖技术的全过程和有关研究进行监督，开展生殖医学伦理宣传教育，并对实施中遇到的伦理问题进行审查、咨询、论证和建议。

二、人类精子库的伦理原则

为了促进人类精子库安全、有效、合理地采集、保存和提供精子，保障供精者和受者个人、家庭、后代的健康和权益，维护社会公益，特制定以下伦理原则。

（一）有利于供受者的原则

1. 严格对供精者进行筛查，精液必须经过检疫方可使用，以避免或减少出生缺陷，防止性传播疾病的传播和蔓延。

2. 严禁用商业广告形式募集供精者，要采取社会能够接受、文明的形式和方法，应尽可能扩大供精者群体，建立完善的供精者体貌特征表，尊重受者夫妇的选择权。

3. 应配备相应的心理咨询服务，为供精者和自冻精者解决可能出现的心理障碍。

4. 应充分理解和尊重供精者和自冻精者在精液采集过程中可能遇到的困难，并给予最大可能的帮助。

（二）知情同意的原则

1. 供精者应是完全自愿地参加供精，并有权知道其精液的用途及限制供精次数的必要性（防止后代血亲通婚），应签署书面知情同意书。

2. 供精者在心理、生理不适或其他情况下，有权终止供精，同时在适当补偿精子库筛查和冷冻费用后，有权要求终止使用已被冷冻保存的精液。

3. 需进行自精冷冻保存者，也应在签署知情同意书后，方可实施自精冷冻保存。医务人员有义务告知自精冷冻保存者采用该项技术的必要性、目前的冷冻复苏率和最终可能的治疗结果。

4. 精子库不得采集、检测、保存和使用未签署知情同意书者的精液。

（三）保护后代的原则

1. 医务人员有义务告知供精者，对其供精出生的后代无任何的权利和义务。

2. 建立完善的供精使用管理体系，精子库有义务在匿名的情况下，为未来人工授精后代提供有关医学信息的婚姻咨询服务。

（四）社会公益原则

1. 建立完善的供精者管理机制，严禁同一供精者多处供精并使 5 名以上妇女受孕。

2. 不得实施无医学指征的 X、Y 精子筛选。

（五）保密原则

1. 为保护供精者和受者夫妇及所出生后代的权益，供者和受者夫妇应保持互盲，供者和实施人类辅助生殖技术的医务人员应保持互盲，供者和后代应保持互盲。

2. 精子库的医务人员有义务为供者、受者及其后代保密，精子库应建立严格的保密制度并确保实施，包括冷冻精液被使用时应一律用代码表示，以及冷冻精液的受者身份对精子库隐匿等措施。

3. 受者夫妇以及实施人类辅助生殖技术机构的医务人员均无权查阅供精者证实身份的信息资料，供精者无权查阅受者及其后代的一切身份信息资料。

（六）严防商业化的原则

1. 禁止以盈利为目的的供精行为。供精是自愿的人道主义行为，精子库仅可以对供精者给予必要的误工、交通和其所承担的医疗风险补偿。

2. 人类精子库只能向已经获得卫生部人类辅助生殖技术批准证书的机构提供符合国家技术规范要求的冷冻精液。

3. 禁止买卖精子，精子库的精子不得作为商品进行市场交易。

4. 人类精子库不得为追求高额回报而降低供精质量。

（七）伦理监督的原则

1. 为确保以上原则的实施，精子库应接受由医学伦理学、心理学、社会学、法学和生殖医学、护理及群众代表等专家组成的生殖医学伦理委员会的指导、监督和审查。

2. 生殖医学伦理委员会应依据上述原则对精子库进行监督，并开展必要的伦理宣传和教育，对实施中遇到的伦理问题进行审查、咨询、论证和建议。

主要参考文献

[1]　于修成.辅助生殖的伦理与管理.北京: 人民卫生出版社, 2014.

[2]　中华人民共和国国家卫生和计划生育委员会.实施人类辅助生殖技术的伦理原则.卫科教发143号文件.2001.

[3]　中华人民共和国国家卫生和计划生育委员会.人类辅助生殖技术管理办法.卫生部第14号部长令, 2001.

[4]　中华人民共和国国家卫生和计划生育委员会.人类辅助生殖技术规范.卫科教发143号文件.2001.

[5]　中华人民共和国国家卫生和计划生育委员会.修订人类辅助生殖技术和人类精子库相关技术规范、基本标准和伦理原则.176号文, 2003.

第二章　女性生殖生理

第一节　下丘脑－垂体－卵巢轴的作用及机制

　　下丘脑和垂体在进化上是最保守的脑结构，下丘脑－垂体轴负责整合从外部传入的信息（如光、疼痛、温度和气味）和内部环境（如血压、血糖和血浆渗透压），通过调节内分泌、自分泌和行为反应，维持生理平衡。除了保持生理平衡外，下丘脑-垂体轴和神经内分泌生理的同步发生对卵巢的生理和生殖至关重要。负责下丘脑-垂体-性腺(hypothalamic-pituitary-gonadal, HPG)轴的能力和繁殖成功的关键激素包括促性腺激素释放激素（gonadotropin releasing hormone, GnRH）、促卵泡激素（follicle stimulating hormone, FSH）、黄体生成素（luteinizing hormone, LH）、雌二醇、孕酮、抑制素、激活蛋白以及卵泡抑素（follistatin）。下丘脑-垂体轴的平衡是很重要的。本节将主要介绍下丘脑-垂体-性腺轴对月经周期的调节作用。

一、下丘脑

（一）概述

　　下丘脑形成第三脑室的底部，位于大脑底部的丘脑下方。尽管下丘脑很小，但作用很大。成人大脑的总重量为 1400 g。大脑是由一个高度专业化的复杂细胞群所组成的。这些细胞负责代谢和繁殖，并表现出与神经元和内分泌腺细胞一致的生理特征。

下丘脑按照内外侧平面可粗略地分为内侧、外侧和脑室周围区，按照前后平面可划分为前部、后部和中部区域。它有几个特定的核团，包括弓状核、视上核、视交叉上核、室旁核、背内侧核、腹内侧核、下丘脑后核、前乳头体、侧乳头体及正中乳头体。从生殖的角度来看，作为产生 GnRH 神经元的主要部位，弓状核与视前区被认为是垂体生殖功能的主要控制者。

人的月经周期的维持，直接依赖于从下丘脑释放的神经递质和从正中隆突释放至门脉系统的神经肽之间协同复杂改变。这些下丘脑释放的神经肽和神经递质与腺垂体（又称垂体前叶）进行信息交流，影响腺垂体肽的分泌。逆行的血液循环将垂体激素从垂体运送至下丘脑，以控制反馈调节。相反，在室旁核和视上核的大细胞神经元，轴突直接投射到神经垂体（又称垂体后叶），释放催产素和抗利尿激素。

一旦建立月经周期，在初潮后的平均 5 年时间左右，女性进入生育高峰期。女性在这一时期常常具有最强的生育力，其重要特征是具有成熟的、功能性的下丘脑 - 垂体轴。成熟的下丘脑 - 垂体轴随后发挥作用，调节卵巢生理及月经周期。

（二）GnRH 神经元

下丘脑 GnRH 神经元是维持正常生殖功能的主要因素，起源于定位在嗅板的上皮细胞。GnRH 神经元，如嗅觉神经元具有纤毛结构，沿脑神经迁移到前脑，止于视前区，最终停留在视前区和弓状核的内侧基底下丘脑。介导细胞与细胞间黏附的神经元细胞表面糖蛋白是这种迁移的关键。一些基因及其相关蛋白质参与细胞黏附，对 GnRH 神经元迁移很重要。这些相关基因突变或蛋白质功能异常可能与临床相关疾病的发生有关。卡尔曼综合征（Kallmann syndrome）是一种典型的由于 GnRH 神经元迁移相关基因突变导致的遗传性疾病，主要表现为特发性促性腺激素性性腺功能减退以及嗅觉缺失或减退[2]。卡尔曼综合征的异质性很强，遗传方式包括 X 连锁、常染色体显性遗传和常染色体隐性遗传。目前已知约有 10 个相关的致病基因。举例来说，*KAL1* 基因突变导致其编码的蛋白质 anosmin-1 功能异常，进而影响 GnRH 神经元迁移。这种改变往往与嗅觉丧失、GnRH 缺乏和低促性腺素性功能减退症有关。此外，成纤维细胞生长因子受体 1 也参与了 GnRH 神经元迁移和卡尔曼综合征患者受体的突变。

在弓状核中已发现 1000 ~ 3000 个 GnRH 神经元。GnRH 神经元存在于一个复杂的网络，包括 GnRH 神经元和其他某些神经递质系统之间的相互联系。这些神经递质系统调节 GnRH 释放和 GnRH 神经元活化。这种复杂的交联使 GnRH 神经元能相互交流、整合并传输信息，在多个受雌激素调节的神经递质系统和生长因子的信息催动下，影响促性腺激素的释放。通过轴突通路 -GnRH 结节 - 漏斗通路，将 GnRH 运输至垂体门脉系统。GnRH 神经元轴突投射到正中隆起，终止于流入门脉系统的毛细血管。门静脉是一个低流量的运输系统，沿垂体柄下降，连接下丘脑和腺垂体。垂体门脉系统的血流方向一般是由下丘脑进入垂体。在人门静脉血中 GnRH 的峰值浓度约为 2 ng/ml。

GnRH 是一种由 10 个氨基酸组成的神经肽，来自于由 92 个氨基酸（前 - 原 -GnRH）组成的大前体分子的翻译后加工过程。该前体分子包含四个部分：包含 23 个氨基酸的信号域、GnRH 10 肽、包含 3 个氨基酸的蛋白质水解位点以及一个包含 56 个氨基酸的 GnRH 相关肽（GnRH-associated peptide, GAP）。在分泌到门脉系统前，GnRH 和 GAP 已被转运到神经末梢。

前 – 原 -GnRH 是 8 号染色体短臂的产物。GAP 的生理作用尚未明确。GnRH 肽的半衰期为 2 ~ 4 min。GnRH 的短半衰期反映了氨基酸之间的键快速断裂（第 5 个氨基酸与第 6 个氨基酸之间、第 6 个氨基酸与第 7 个氨基酸之间、第 9 个氨基酸与第 10 个氨基酸之间）。

正因为 GnRH 半衰期短以及外周循环的强稀释效应，中枢系统以外的 GnRH 不易被测定。LH 的半衰期比 GnRH 长 10 ~ 15 倍，其在外周血中的浓度与 GnRH 有一一对应的关联，即每脉冲外周血的 LH 测量值相当于门脉系统中每个下丘脑脉冲的 GnRH。因此，LH 脉冲经常被用作 GnRH 脉冲分泌的替代标记物。

GnRH 神经元以脉冲方式释放 GnRH。GnRH 脉冲的频率和幅度是维持正常生殖功能的关键，因为它最终促进促性腺激素和性腺类固醇的分泌、配子成熟和排卵。GnRH 肽通过"自我启动"的过程调节促性腺激素生成细胞上的 GnRH 受体的表达。当 GnRH 的脉冲频率为每 60 ~ 90 min 释放一次时，GnRH 对受体表达的调节能力达到最大。当外周或内在刺激不足时，GnRH 脉冲频率减缓，降低促性腺激素的分泌。GnRH 脉冲频率降低导致无排卵性闭经。此外，长期暴露或 GnRH 频率过度增加导致促性腺激素受体下调，减少促性腺激素的分泌。

在青春期，下丘脑的生殖活动开始于低频率的 GnRH-LH 释放，并且以相对静止的方式逐渐使该频率加速，以达到最后成年模式。在成年女性，整个月经周期的 LH 脉冲幅度都在增强，于黄体期早期达到峰值。在卵泡期早期，LH 脉冲频率是每 90 min 一次。在卵泡期后期，频率增加到每 60 min 一次，并在黄体期早期减少到 100 min 一次，在黄体期后期为每 200 min 一次。正常的月经周期依赖于将 GnRH 脉冲释放的振幅和频率维持在正常范围内。一般情况下，快速的脉冲频率有利于 LH 分泌，而较慢的脉冲频率有利于 FSH 分泌。

由 GnRH 控制的生殖系统受性腺类固醇激素反馈效应的影响。负反馈阻止了多个大卵泡的生长，而正反馈对于诱导 LH 峰的出现和排卵是必要的。多种神经递质和神经内分泌激素参与 GnRH 分泌的调控过程，并存在紧密联系。神经内分泌调节因子包括儿茶酚胺、阿片类物质、神经肽 Y（neuropeptide Y, NPY）、促肾上腺皮质激素释放激素（corticotropin releasing hormone, CRH）、催乳素和性腺类固醇激素。性激素对 GnRH 脉冲频率有正、负反馈作用。雌激素 α 受体（estrogen α receptor, ERα）和雌激素正反馈的介质并未直接表达于下丘脑 GnRH 神经元，但在其相邻的神经元中发现了 ERα 的表达，因此，推测 ERα 在性激素对 GnRH 神经元的反馈过程中发挥重要的作用。

雌二醇可增加 GnRH 脉冲频率，而孕激素降低 GnRH 脉冲频率。虽然 GnRH 神经元只表达雌激素 β 受体，但雌激素 α 受体和雌激素 β 受体转基因敲除小鼠的研究表明，雌激素 α 受体对于下丘脑 - 垂体轴的雌二醇正反馈控制是必需的。这表明，性激素并不直接调节 GnRH 的活性。雌二醇可通过间接机制介导其对 GnRH 神经元的作用，并涉及激素反应性的神经递质系统的调节，如谷氨酸、γ - 氨基丁酸（γ-aminobutyric acid, GABA）、去甲肾上腺素及内啡肽等。

（三）下丘脑神经肽和 GnRH 神经元

1. 神经肽 Y（neuropeptide Y, NPY）　NPY 是一种 36 个氨基酸的肽神经递质，其主要作用是调节能量平衡。表达 NPY 的下丘脑神经元大部分位于弓状核，呈散在分布。NPY 分泌的调节源于营养状况。循环瘦素降低的负能量平衡状态刺激 NPY 分泌。据推测，NPY 通过调节 CRH 增加食物的摄入量，并降低体力活动，从而增加脂肪能量的存储比例。

除了对食物摄入量的刺激作用外，NPY 还被认为可能通过调节 GnRH 脉冲，正反馈作用于生殖系统。表达 6 个 NPY 受体亚型中的一个或多个 GnRH 神经元接受 NPY 神经元的直接突触作用。性激素参与 NPY 对 GnRH 的调节作用。在性激素的作用下，NPY 通过增加垂体促性腺激素细胞上的 GnRH 受体数量刺激 GnRH 脉冲释放，并增强促性腺激素对 GnRH 神经元的应答。然而，在缺乏性激素的情况下，NPY 抑制促性腺激素的分泌。

2. Kisspeptin Kisspeptin 是一种由 54 个氨基酸构成的多肽，是 *KISS1* 基因的产物，与内源性受体——G 蛋白偶联受体 54（GPR54）结合。Kisspeptin 神经元在弓状核和腹侧脑室周围白质核均可发现，并通过直接作用或突触间接与 GnRH 细胞关联。Kisspeptin 及其同源受体 GPR54 通过调节 GnRH 的分泌影响促性腺激素的合成，在促进哺乳动物青春期成熟及生殖能力维持的过程中发挥关键作用。动物实验表明，缺乏 Kisspeptin 受体或受体突变后 Kisspeptin 无法调节 GnRH 分泌，导致青春期无法启动、性腺功能低下及生殖能力下降。

Kisspeptin 参与 GnRH 分泌的反馈调节。啮齿类动物的研究表明，位于腹侧脑室周围白质核的 Kisspeptin 神经元对雌激素的正反馈效应诱导 LH 峰有重要作用，而位于下丘脑弓状核的 Kisspeptin 神经元可能对雌激素的负反馈有重要作用。

3. KNDy 神经元 有大量研究证实，下丘脑弓状核内有一群神经元共表达三种神经肽，即 Kisspeptin、neurokinin B（NKB）和 Drnorphin（DYN）。这类神经元被称为 Kisspeptin/NKB/DYN（KNDy）神经元。下丘脑 KNDy 神经元形成一个相互关联的神经网络系统，协同调控 GnRH 和促性腺激素的分泌，对维持正常生殖与内分泌功能发挥至关重要的作用。动物研究发现，KNDy 神经元细胞通过直接作用于正中隆起的 GnRH 神经元细胞体调节 GnRH 的分泌。此外，KNDy 神经元内存在雌激素 α 受体、孕激素受体和雄激素受体。这些受体在性激素负反馈调节 GnRH 分泌过程中起重要作用。近年来，国内南京医科大学团队开展了生殖障碍疾病——多囊卵巢综合征（polycystic ovary syndrome, PCOS）的下丘脑分泌紊乱机制系列研究。研究结果显示，青春期前雄激素暴露可以显著抑制下丘脑神经细胞 GnRH 的分泌功能，而 Kisspeptin 可以明显逆转这种改变。此外，高雄激素可通过增强抑制下丘脑胰岛素和瘦素信号通路，从而增加促进摄食的神经元 NPY/Agrp 的表达，进而增加食物摄取，导致摄食依赖性肥胖。

（四）下丘脑神经递质和 GnRH 神经元

除了上述多肽类物质的影响外，GnRH 神经元还接收来自各种神经递质传递的信号。氨基酸神经递质谷氨酸释放的变化和性激素应答的 GABA 与青春期过渡、LH 峰和生殖衰老有密切关联。同样，神经递质去甲肾上腺素和多巴胺被认为是 GnRH 神经元活性和促性腺激素释放的重要调节物。多巴胺神经传递也调节催乳素的分泌。

二、垂体

（一）胚胎学和解剖学

在胎儿，垂体源于产生拉特克囊（Rathke's pouch）和间脑的神经外胚层的融合，并在妊娠第 4~5 周开始发育。到妊娠第 9 周，可以辨别初步的腺垂体。在妊娠第 12~17 孕周，功能性下丘脑 - 垂体轴形成。

一些转录因子与胚胎期垂体发育有联系，包括 *HESX1*、*LHX4*、*LHX3*、*PIT1(PROP1)*、*POU1F1*、*PITX2*、*TPIT(TBX19)*、*SOX2* 和 *SOX3*。这些基因的突变与一些垂体病变相关的综合征的发生相关，包括单一垂体激素或多种垂体激素异常。虽然有些垂体发育相关基因的遗传变异表型包括原发闭经，但多数情况下，垂体功能异常在儿童期被发现和诊断，如视神经发育不良。当的确存在垂体多种激素缺乏时，生长激素生成异常导致的生长受限往往是最早发现的表型。

成人脑垂体的平均重量为 0.4 ~ 0.8 g，位于硬膜覆盖的蝶鞍。蝶鞍位于大脑基底和下丘脑下方。视交叉位于蝶鞍上方，在垂体明显增大的早期临床表现为视觉症状。

垂体的动脉血液供应主要包括垂体上动脉、垂体下动脉和颈内动脉分支。静脉回流于颈内静脉。正中隆起和漏斗柄的血液供应来自于垂体动脉。密集的毛细血管网将血液通过横穿垂体柄的门脉系统直接汇入腺垂体。这个毛细血管网络供应了垂体 80% ~ 90% 的血流量。垂体供血不足可能是引发垂体功能异常的原因，临床上以希恩综合征最为典型。希恩综合征（Sheehan syndrome）又称成人腺垂体功能减退症，患者多有产后大出血病史。产后大出血使腺垂体短期内有效血流量骤减，腺垂体缺血、坏死，继之纤维化，实质细胞减少，功能丧失，引起腺垂体功能减退或坏死，进而继发靶腺功能减退。此外，少数病例可由产后感染而引起垂体小动脉栓塞引起。

（二）腺垂体（垂体前叶）

腺垂体源于拉特克囊，神经垂体源于间脑。腺垂体包括远侧部、中间部和结节部，约占垂体的 80%。远侧部和结节部为激素合成场所。中间部在人类中的功能未知。腺垂体无直接神经支配，仅通过下丘脑激素经由门脉系统至垂体来完成调控。逆流的血液循环使下丘脑与垂体前叶之间形成反馈回路。

腺垂体的六种主要细胞类型包括：占 40% ~ 50% 的生长激素细胞（分泌生长激素）、占 14% ~ 25% 的催乳素细胞（分泌催乳素）、占 10% ~ 20% 的促肾上腺皮质激素细胞（分泌促肾上腺皮质激素）、占 5% 的促甲状腺激素细胞（分泌促甲状腺激素）、占 10% 的促性腺激素细胞（分泌 FSH 和 LH）和滤泡细胞。腺垂体在生殖系统中的直接作用是由其分泌的糖蛋白 FSH 和 LH 所产生的效应。根据免疫组化结果，对腺垂体细胞又提出了组织学分类，分为嗜酸性细胞、嗜碱性细胞和嫌色细胞。嗜酸性细胞又分为生长激素细胞和催乳素细胞；嗜碱性细胞又分为促皮质激素细胞、促甲状腺激素细胞或促性腺激素细胞。

（三）神经垂体（垂体后叶）

神经垂体由漏斗柄和神经部组成。漏斗柄被结节部包绕。两者共同构成了垂体柄。神经垂体有一系列分泌神经元的神经末梢的大细胞。这些神经元位于下丘脑的视上核和室旁核。受到刺激后，神经末梢分泌抗利尿激素（antidiuretic hormone, ADH）和催产素。这些激素进入垂体毛细血管丛，导致血浆渗透压、血压和体液平衡发生改变。

垂体受到三个相互作用的因素调节：下丘脑传递的信息，性激素反馈，以及垂体旁分泌和自分泌作用。在内、外环境因素的影响下，下丘脑产生神经肽和神经递质，分泌到正中隆起和垂体毛细血管丛，发挥调控作用。性激素则通过直接和间接作用对垂体进行反馈调节。

（四）垂体促性腺激素

垂体分泌的促性腺激素包括 FSH 和 LH。FSH 和 LH 属于异二聚体糖蛋白激素超家族。它们是由 α 和 β 亚基以非共价键形成的。与这个超家族中其他成员结构类似，FSH 和 LH 有一个共同的由 92 个氨基酸构成的 α 多肽，由 5 个二硫键结合于 10 个半胱氨酸残基上以维持结构稳定，并含有天冬酰胺连接的糖基化位点。人类 α 亚基基因位于 6 号染色体短臂（p21.1-23）。虽然来自不同的染色体编码，α 亚基之间存在高度保守的序列同源性。FSH 和 LH 存在独特的配体识别域，以结合不同的跨膜 G 蛋白偶联受体。FSH、LH 或其同源受体的 β 亚基突变可能引起性早熟、原发闭经和（或）不孕。

妊娠第 16 周，垂体门脉系统已形成。妊娠第 28 周，胎儿分泌的垂体激素达到峰值。出生后第 1 年，促性腺激素轻微上升。新生儿 FSH 水平为 12～26 IU/L，而 LH 水平相对较低，为 0.5～3.5 IU/L。在胎龄为 24～29 周的早产儿中，这些变化更加明显。据报告，早产儿 FSH 的水平范围为 1.2～167 IU/L，LH 的水平范围为 0.2～54.4 IU/L。随着胎儿成熟，FSH 水平逐步下降，表明下丘脑 - 垂体 - 卵巢轴不断成熟，出生后依然如此。出生第 1 年以后，几乎检测不到促性腺激素的水平，并一直维持到青春期。

1. FSH　FSH 的分子量约为 29 000。人的 FSH β 亚基基因位于 11 号染色体短臂（p13）上。FSH β 亚基含有 111 个氨基酸、5 个唾液酸残基和 2 个天冬酰胺连接的糖基化位点。血液循环中的雌二醇可影响 FSH 亚型。血清雌二醇水平升高，导致唾液酸残基位点数量减少的 FSH 亚型增加。唾液酸残基数量减少可缩短 FSH 的半衰期，增加其受体的亲和力。相比之下，唾液酸残基位点数量增加的 FSH 亚型，其受体亲和力降低，半衰期延长。

2. LH　LH 由共同的 α 亚基和 121 个氨基酸的 β 亚基组成。与 FSH 一样，β 亚单位的寡糖成分决定了 LH 的半衰期。位于 LH 上的 Gal-N-Ac 硫酸盐可以被肝细胞快速识别并代谢，因此，其半衰期为 20～30 min。LH β 亚基基因的突变与原发不孕和男性性早熟的发生有关。尽管在部分亚群 PCOS 患者中鉴定出 LH β 亚基突变体，但这种突变体的发生率在正常人群和 PCOS 人群之间并没有明显差异。

3. 催乳素　催乳素细胞分泌催乳素。催乳素基因的转录受 Pit-1 调控。Pit-1 也参与生长激素和促甲状腺激素的分泌调节。如前所述，腺垂体功能缺陷与 Pit-1 突变相关，可伴发垂体相关激素的缺乏。虽然催乳素的最主要功能是参与泌乳功能调节，但催乳素也在子宫中合成，推测其在胚胎植入过程中可能发挥作用。

除了妊娠和哺乳功能以外，催乳素的功能尚不清楚。然而，模式动物研究发现，催乳素受体基因敲除小鼠动情周期发生紊乱。此外，催乳素受体敲除小鼠卵巢原始卵泡数量减少，排卵率低，受精后卵母细胞囊胚形成率低，并容易出现雌二醇和孕酮水平降低。这些研究结果提示催乳素可能参与调节促性腺激素的分泌。

高催乳素血症抑制 GnRH 的分泌。高催乳素血症伴有 LH 脉冲幅度和频率降低。当催乳素水平恢复到正常范围时，LH 的分泌也随之正常。使用阿片类物质拮抗剂进行短期治疗时，可以通过阿片类物质活性抑制催乳素的分泌。然而，长期阿片类药物拮抗剂治疗并不能恢复由高催乳素血症引起的月经紊乱。

三、卵巢

（一）胚胎学

胚胎性腺发育的规律遵循从无差异性腺发育阶段到性别特异性发育阶段，进而发育成雌性或雄性生殖细胞。在无差异性腺发育阶段，原始生殖细胞首先出现在卵黄囊、尿囊和后肠的内胚层中。通过阿米巴样运动，原始生殖细胞在妊娠 5~6 周迁移到生殖器腺嵴。

到达生殖器腺嵴后，生殖细胞通过有丝分裂完成复制，早在妊娠第 11 周即可分化为卵原细胞。在妊娠第 14 周，一部分卵原细胞已经进入减数分裂，并静止于减数分裂前期的双线期。单层梭形颗粒细胞最终包围这些初级卵母细胞，从而形成原始卵泡。在妊娠中期的胎儿卵巢中可见原始卵泡的存在。通过有丝分裂的持续增长，在妊娠 16~20 周，生殖细胞的数量可达到 600 万~700 万。之后，胎儿期的卵泡进入快速闭锁阶段，在胎儿出生时双侧卵巢仅有 100 万~200 万个卵母细胞。在这个阶段未能进入减数分裂的生殖细胞将经历细胞死亡。出生后，卵母细胞的数量进一步减少，在青春期开始时仅剩余其中 30 万 ~ 50 万个卵母细胞。在性成熟阶段，约 400 ~ 500 个卵母细胞完成排卵。

（二）解剖学

大体上，卵巢由外层的卵巢白膜、皮质、髓质和卵巢门构成。卵巢皮质中含有数以万计的原始卵泡和发育程度不同的各期卵泡。以卵巢系膜连接于阔韧带后叶的部位称卵巢门，卵巢血管和神经由此出入卵巢。卵巢的内侧（子宫端）以卵巢固有韧带与子宫相连，外侧（盆壁端）以卵巢悬韧带（骨盆漏斗韧带）与盆壁相连，其内也含有流经卵巢的血管。卵巢动脉来自腹主动脉，向卵巢组织提供血流和养料。卵巢组织的静脉回流通过卵巢静脉汇入上一级静脉。右侧卵巢静脉汇入下腔静脉，左侧卵巢静脉汇入左肾静脉。自主神经系统提供了卵巢神经支配。卵巢自主神经调节的改变可能影响卵巢功能。当自主神经功能下降时，可能伴发卵巢囊肿的形成；而其功能亢进时，可出现卵巢多囊样改变的表型。

（三）卵巢分泌的激素和因子

1. **雌激素** 雌二醇是雌激素在血液循环中发挥作用的主要形式，在卵泡期由生长发育过程中的卵泡分泌，于排卵前达到最高浓度。在 LH 的作用下，通过细胞色素 P450 胆固醇侧链裂解酶（P450scc）和细胞色素 P450 17α 羟化酶（P450c 17）和 3β- 羟基类固醇脱氢酶，卵泡膜细胞产生雄激素。根据经典的两细胞两促性腺激素理论，卵泡膜细胞产生的雄激素扩散到相邻的颗粒细胞中，并在芳香化酶的作用下转化为雌二醇。这个过程受到 FSH 的调节。因此，月经周期中卵泡期的显著特征为颗粒细胞分泌的雌二醇增加。

大多数雌二醇与性激素结合球蛋白（sex hormone-binding globulin, SHBG, 69%）或白蛋白（30%）结合，只有约 1% 以自由形式存在。雌酮是一种弱的雌激素，在血液循环中存在更多的自由形式（8%与SHBG结合，85%与白蛋白结合）。有多种因素影响SHBG水平，进而导致游离雌二醇水平的变化，这些影响因素包括体重指数、吸烟、肝P450酶的调节剂和糖尿病。

雌激素主要通过P450细胞色素机制在肝中代谢，在尿中主要代谢产物是3-甲氧基-2-羟基雌酮葡糖苷酸，另外约20%可经大便排泄。

雌激素通过正、负反馈影响下丘脑-垂体轴。在卵泡期早期，一定水平的雌激素负反馈作用于下丘脑，抑制GnRH释放，并降低垂体对GnRH的反应性，从而抑制垂体促性腺激素脉冲式分泌。在卵泡期晚期，随着卵泡的发育成熟，当雌激素的分泌达到阈值（≥200 pg/ml）并持续48 h以上时，雌激素即发挥正反馈作用，刺激LH分泌高峰。而在黄体期，雌激素可以协同孕激素对下丘脑有负反馈作用。

2. 孕酮 在卵泡期卵泡不分泌孕酮。排卵前，成熟卵泡的颗粒细胞在LH排卵高峰的作用下黄素化，开始分泌少量孕酮。此时低水平的孕激素可增强雌激素对促性腺激素的正反馈作用，提示孕激素可能参与排卵。排卵后黄体分泌孕酮，并逐渐增加，黄体期高水平的孕酮主要通过抑制GnRH神经元实现对下丘脑-垂体轴的负反馈。

像雌二醇一样，血液循环中的游离孕酮在总浓度中占很小部分。≤2%的孕酮为游离形式，其余的主要与白蛋白结合（80%）。孕酮主要通过5α还原酶途径在肝中代谢，其代谢产物在尿液中排泄。临床上可将其用于对排卵的预测。

3. 抑制素 抑制素于20世纪80年代首先被分离。抑制素A和抑制素B是以二硫键连接的二聚体，属于转化生长因子β家族的成员。与其他糖蛋白类似，它们的α亚基相同，但β亚基不同，即抑制素A为$\alpha\beta_A$，抑制素B为$\alpha\beta_B$。抑制素主要由颗粒细胞分泌，在促性腺激素细胞中也检测到了抑制素两个亚基的mRNA。抑制素的生理作用包括选择性抑制垂体 FSH 的产生，包括 FSH 的合成和分泌。另外，抑制素也能增强 LH 的活性，促进雄激素的产生。

4. 激活素　激活素是由抑制素的 β 亚基组成的异源二聚体，包括激活素 A（β_{AA}）、激活素 AB（β_{AB}）和激活素 B（β_{BB}）。激活素主要在垂体局部通过自分泌作用，增加垂体细胞的 GnRH 受体数量，提高垂体对 GnRH 的反应性。体外试验研究显示，激活素可以通过上调 β 亚基 mRNA 水平刺激培养的垂体细胞 FSH 分泌，也可增加卵泡膜细胞对 LH 和类胰岛素生长因子（insulin-like growth factors, IGF）刺激的应答，促进雄激素合成。

5. 抗苗勒管激素 (anti-Müllerian hormone, AMH)　是转化生长因子 β 超家族的成员之一，由 Alfred Jost 于 1974 年首先发现。AMH 是由两个分子量相同的分子量为 70 000 的亚基通过二硫键连接组成的二聚糖蛋白，相对分子质量为 140 000、人类 AMH 的编码基因位于 19 号染色体短臂，大小为 2.4 ~ 2.8 kb，含有 5 个外显子。AMH 在性腺器官发育过程中起着重要作用，是男、女性腺功能的重要标记物之一。在女性，AMH 主要由窦前卵泡至小窦卵泡阶段的卵巢颗粒细胞产生，反映了卵巢的基本卵泡储备数量，其血清值不随月经周期波动。从 25 岁开始，血清 AMH 水平随时间慢慢降低。目前，临床上通过测定血清 AMH 水平评估卵巢的储备状态，预测卵巢对药物的反应，以及诊断卵巢功能不全、卵巢储备功能减退和多囊卵巢综合征。

四、小结

女性生殖是一个复杂的过程，下丘脑通过直接或间接的形式接收到来自于内部或外部有关于营养状态、压力和激素暴露的信息，并将这些信息整合。GnRH 神经元产生的应答影响垂体释放促性腺激素的脉冲幅度和频率，影响促性腺激素的合成和分泌，并进一步影响下游卵巢性类固醇激素的产生，影响卵巢的卵泡发育和排卵。这个轴中的任何一个器官的结构或功能异常均可能导致女性生殖能力的破坏。

（刘嘉茵）

第二节　卵泡的生长及发育

卵巢提供人类繁衍的种子，同时也分泌多种类固醇激素，为生育提供激素环境。卵巢内以原始卵泡为基本单元。原始卵泡不断发育至初级、次级卵泡和窦前卵泡，再经过卵泡的募集、选择和主导化过程，成为主导卵泡。主导卵泡分泌卵泡期的雌激素。主导卵泡排卵后形成黄体。黄体分泌大量雌、孕激素，为妊娠做准备。如果未妊娠，黄体萎缩后雌、孕激素下降，卵巢重新开始新的卵泡募集、选择和主导化的周期。

卵泡发育从卵巢的原始卵泡池中开始到排卵或者凋亡为止，是一个漫长的过程。贯穿于卵泡发育的主要过程有：①原始卵泡的激活。②窦前卵泡的发育。③窦卵泡的选择和生长。④卵泡的凋亡。卵泡发育还可以分为两个阶段：第一阶段为促性腺激素不依赖的阶段，以卵子的生长和发育为主，由旁分泌或自分泌调控；第二阶段为促性腺激素依赖的阶段，卵泡迅速生长，由垂体分泌 FSH 和 LH 的内分泌调控，并有旁分泌或自分泌调控的各种生长因子刺激细胞的增生以及对促性腺激素的反应。

一、促性腺激素不依赖的阶段

人类卵泡的发育始于妊娠第 16 周、此时原始生殖细胞已经从卵黄囊内胚层迁移至性腺嵴，并在迁移过程中不断地通过有丝分裂增殖。迁移至性腺嵴的卵原细胞开始第一次减数分裂，形成初级卵母细胞。原始性腺中的体细胞（其后分化为表面上皮细胞、颗粒细胞、卵泡膜细胞、间质细胞和成纤维细胞）将初级卵母细胞包绕，形成原始卵泡（直径 ＜0.1 mm）。初级卵母细胞将长期停滞在第一次减数分裂双线期，构成女性卵巢的卵泡储备，为以后的生育提供可能性。

妊娠 20 周，胎儿的卵泡储备估计可达 700 万。卵巢卵泡的耗竭从胎儿期就已开始，并贯穿女性的一生。在女性 30 岁前原始卵泡募集的速率是稳定的，但通过卵泡闭锁而减少非生长卵泡数目的频率是加速的，因此，30 岁后卵巢的储备开始表现为下降，而 35 岁后开始急剧下降。

人类原始卵泡从静息状态转变为生长状态的机制仍未完全清楚。在一些原始卵泡开始生长的同时，其他卵泡继续静止数月甚至数年。由于原始卵泡没有独立的血液供应，因此在内分泌调控上的作用微乎其微。目前的证据认为每个卵泡的命运由调控卵泡细胞增殖、生长和分化的因子与凋亡因子之间的消长平衡决定，如初级卵母细胞产生的 10 号染色体同源丢失性磷酸酶 - 张力蛋白基因（phosphatase and tension homology deletion on chromosome ten, PTEN）基因、转录因子 Foxo3a (Forkhead box o3) 和基质细胞衍生因子 -1(stromal-derived factor-1, SDF-1) 抑制卵泡的激活，血小板衍生生长因子 PDGF（platelet derived growth factor, PDGF）和碱性成纤维细胞生长因子（basic fibrobast growth factor, bFGF）刺激前颗粒细胞增加酪氨酸激酶蛋白受体的配体（KL）的分泌，激活 Kit-KL 信号通路，促进细胞的分化和卵泡的激活。目前通过小鼠实验还证实至少有 PI3K-AKT-Foxo3a 和 mTOR 两条通路参与原始卵泡的激活。

原始卵泡激活的组织学特征是卵母细胞周围的扁平前颗粒细胞变成立方形的颗粒细胞，并开始有丝分裂。原始卵泡逐步发育为有单层颗粒细胞的初级卵泡，以及复层颗粒细胞的次级卵泡和窦前卵泡。卵泡膜细胞在次级卵泡中开始出现。卵泡膜细胞逐渐形成内层和外层，周围开始有血管生成，为形成独立的血液供应做准备。在进入窦前卵泡的次级卵泡已经发育到有 5 个相互作用的组成部分：由透明带环绕的充分发育的卵母细胞，大约有 9 层的颗粒细胞，基底层，卵泡内膜，以及卵泡外膜和周围的毛细血管网。

窦前卵泡（直径 0.1 ~ 0.2 mm）的生长不依赖于促性腺激素。窦前卵泡内卵母细胞的体积也由约 25 μm 发育到 120 μm。此阶段的卵母细胞转录非常活跃，以产生足够的蛋白质和 mRNA 转录产物来支持自身的发育，并为其最后的成熟阶段做准备。在卵母细胞和颗粒细胞之间，以及颗粒细胞之间都有缝隙连接，支持两者以旁分泌的形式互相作用，例如，卵母细胞分泌高水平的生长分化因子 -9（growth and differentiation factor, GDF9）和骨形态发生蛋白 15（bone morphoenetic protein 15, BMP-15）刺激窦前卵泡颗粒细胞的发育，而颗粒细胞分泌的 KL 反过来刺激卵母细胞产生更多的生长因子。

当卵泡直径达 0.2 ~ 0.4 mm 时，卵泡腔开始出现并逐渐增大，此时卵泡的生长依赖于促性腺激素。

二、促性腺激素依赖的阶段

在胎儿期、婴儿期和儿童期，卵泡均可发育至早期窦卵泡阶段，但最终将闭锁。在青春期，下丘脑 - 垂体 - 性腺轴逐渐成熟，垂体开始脉冲性释放 FSH 和 LH，使直径 >2 mm 的窦卵泡开始募集、选择，最终排卵，并建立月经周期。

（一）促性腺激素和两细胞两促性腺激素理论

FSH 在卵泡募集、选择和主导化中的作用必不可少。FSH 最主要通过颗粒细胞的 FSH 受体发挥作用。LH 在卵泡选择过程中不是必需的，但 LH 在主导卵泡形成过程中刺激卵泡膜细胞生成芳香化酶的底物雄烯二酮，从而影响卵泡的主导化。

人类的 FSH 受体是由 678 个氨基酸组成的糖蛋白，通过氨基酸的磷酸化可调控 FSH 受体的敏感性。FSH 结合颗粒细胞受体后刺激环磷酸腺苷 cAMP 的产生，激活 cAMP 依赖的蛋白激酶 A（protein kinase A，PKA）。通过 cAMP/ PKA 通路，FSH 调控主导卵泡的形成和排卵前卵泡的发育。FSH 受体信号还可激活 Src 家族酪氨酸激酶，调控下游的信号通路，如 ERK1/2、p38 细胞分裂 - 激活蛋白激酶和 PI3K 等。

FSH 诱导窦卵泡颗粒细胞 LH 受体的产生。LH 受体是由 675 个氨基酸组成的糖蛋白。LH 受体在窦卵泡发育过程中缓慢地由不成熟向成熟受体转化。与类固醇激素合成通路的关键酶如类固醇激素合成急性调控蛋白（steroidogenesis acute regulatory protein，StAR）、P450SCC 和 3-羟基类固醇脱氢酶类似，LH 受体的表达在晚卵泡期前一直受到抑制。动物试验的证据表明，卵泡产生抑制物抑制 FSH 诱导颗粒细胞上 LH 受体的产生，直至排卵前阶段。与 FSH 受体激活类似，LH 结合受体后的下游作用受 GS/ 腺苷酸环化酶 /cAMP/PKA 通路调控。LH 促进卵泡膜间质细胞的分化，LH 信号通路的第二信使参与雄烯二酮生物合成相关基因的激活，而胰岛素和脂蛋白与 LH 协同并放大此作用。其他参与调控的还有抑制素、激活素、GDF-9 和 BMP-4 等。

两细胞两促性腺激素理论即为 LH 作用于卵泡膜细胞合成和分泌雄烯二酮。雄烯二酮渗入卵泡液和颗粒细胞中，并在颗粒细胞中在 FSH 的作用下经芳香化酶转化为雌酮，最终由 17-HSD 将雌酮转化为雌二醇。

（二）窦卵泡的发育过程

人类卵泡从原始阶段发育到排卵前阶段需要至少 175 天，甚至长达 10 个月经周期，从窦腔出现到排卵还需要约 60 天，从主导卵泡形成到排卵需要 15 ~ 20 天。

通过组织学和超声学手段，人们发现直径 2 ~ 5 mm 的卵泡存在于人类的整个月经周期。超声下窦卵泡数（antral follicle count, AFC）被认为是反映女性卵巢储备的一个参数。窦卵泡的大小主要由窦腔内的液体量来决定。在主导卵泡中，颗粒细胞和卵泡膜细胞增殖迅速（约 100 倍），同时窦腔迅速增大。在凋亡卵泡中细胞有丝分裂停滞，窦腔内液体也停止分泌，因此卵泡也在 1 ~ 10 mm 停止发育。

窦卵泡中颗粒细胞的空间分布决定了其功能有差异。根据颗粒细胞的位置，可将其分为膜颗粒细胞、窦腔面的颗粒细胞和卵丘颗粒细胞。在窦卵泡的发育过程中，所有的颗粒细胞均表达 FSH 受体，但只有膜颗粒细胞表达芳香化酶和 LH 受体，窦腔面的颗粒细胞和卵丘颗粒细胞不表达相应的受体。卵母细胞分泌的 GDF-9 和 BMP-15 对颗粒细胞的作用也随着颗粒细胞距离卵母细胞的空间位置的不同而有差异。同时，颗粒细胞还受激活素、抑制素和类固醇激素等内分泌、旁分泌和自分泌的调控。

窦卵泡的发育经历募集、选择和主导化的过程，成为主导卵泡。

1. 窦卵泡的募集　长久以来，学者对于这些卵泡的募集机制存在争议。一些研究认为所有窦卵泡均在持续发育，而另有研究认为每个月经周期中有不同的窦卵泡簇发育。对于窦卵泡的募集机制，现有三种学说。

学说一：持续募集机制

该学说认为在女性生育年龄的各个阶段，直径≤4 mm至6 mm的早期窦卵泡均被募集并持续生长。能最终排卵的卵泡的选择是偶然的。在黄体萎缩后，若某个卵泡正好发育至能够对FSH应答（接着是LH）的阶段，则这个卵泡将一直发育至排卵。

学说二：单个卵泡簇募集机制

在每个月经周期，一般在黄体萎缩后的黄体晚期或下一个周期的卵泡早期，均有一批直径2~5 mm的卵泡从卵巢窦卵泡池中被募集。目前认为，同一批被募集的卵泡处于相似但不完全相同的发育阶段，它们几个月前也在相同的发育阶段离开静止的原始卵泡池。

黄体萎缩后导致血液中雌激素和抑制素浓度下降，使FSH浓度升高。FSH升高不仅能防止直径2~5 mm的窦卵泡闭锁，还启动了卵泡募集。目前认为，每个卵泡或每位女性均有一个特定的FSH阈值。FSH浓度低于该阈值不能使卵泡募集。因此，血液循环中FSH浓度的瞬时升高参与卵泡募集，而不参与优势卵泡的选择。

在募集卵泡的卵泡液中，雌激素浓度较低，而雄激素浓度较高。募集卵泡的颗粒细胞分泌抑制素B，以在卵泡中期抑制FSH的持续分泌。相反，抑制素A在卵泡期浓度较低，而在黄体中期达到顶峰，因此，认为黄体是抑制素A的来源之一。黄体在黄体期分泌雌激素和抑制素A，可抑制FSH分泌，从而抑制直径>4 mm的卵泡生长。在黄体期观察卵巢组织，可发现大多数窦卵泡是闭锁的。说明在黄体的影响下，只有小部分窦卵泡能发育。

学说三：多个卵泡簇募集机制

与单个卵泡簇募集机制相反，该学说认为月经周期中有多个卵泡簇被募集。一个卵泡簇指一组同步发育的窦卵泡，它们的直径相似，但不完全相同。

早期的研究通过切除卵巢的组织学观察来了解人类卵泡的动态变化。研究发现，月经周期中有 2 批直径 >1 mm 的卵泡先后募集。第一批在卵泡期，第二批在黄体期。在卵泡后期和黄体后期，直径 >4 mm 的窦卵泡数目明显增加。但是黄体期募集的卵泡与卵泡期募集的卵泡相比，其中的颗粒细胞较少，并且分泌较少的雌激素。

其后使用经腹 B 超研究发现，在月经周期为 30 ~ 36 天的女性，每一周期有两批窦卵泡被募集；而在月经周期为 26 ~ 30 天的女性，每一周期只有一批。

最近一项使用连续经阴道 B 超和同步激素测定的研究发现，在样本量较大的健康女性中，每个排卵间期，有 2 ~ 3 批直径 >4 mm 甚至 5 mm 的窦卵泡被募集，每批 4 ~ 14 个。在 68% 的女性每个排卵间期有 2 批，她们的平均排卵间期为 29 天；32% 的女性有 3 批，平均排卵间期为 27 天，两者间有统计学差异。在有 2 批卵泡募集的女性，第一批在排卵或黄体早期募集。这批卵泡并不排卵。第二批在卵泡早期募集，并最终排卵。在有三批卵泡募集的女性，第一批在排卵时募集，第二批在黄体中期或晚期募集，最后一批在卵泡早期或中期募集并最终排卵。

在围绝经期女性和接受促排卵治疗的女性中，同样发现多个卵泡簇募集的现象。在黄体期取卵，卵子体外成熟的成功也支持该学说。

2. 窦卵泡的选择　卵泡选择指从募集卵泡簇或卵泡波选出单个主导卵泡优先生长的过程。卵泡选择一般仅在月经早期到中期阶段发生一次，并导致排卵。

在女性排卵波中，主导卵泡和最大的从属卵泡经历相同的生长期。这一点与母马和母牛一致。在卵泡选择时，主导卵泡的生长曲线开始分化，出现主导卵泡继续生长而其他从属卵泡闭锁的现象。分化发生在月经第 6 ~ 9 天，主导卵泡直径达 10 mm 时。女性主导卵泡和第一从属卵泡生长动态的形态学改变与其他单卵物种相似（如母牛和母马）。

3. 卵泡主导化　尽管 FSH 浓度升高对卵泡波的募集是必不可少的，但 FSH 峰值后浓度下降的特性对主导卵泡的选择是一个至关重要的因素。FSH 浓度超过阈值的时间决定了可从募集波中选出主导卵泡的数目。这个概念被定义为"FSH 阈值（或窗、门槛）"。在单个主导卵泡发育时，FSH 超过阈值的时间是很短的。相反，增大 FSH 窗可使多个卵泡同时被选出，就像在多卵泡物种和卵巢刺激治疗的情况。

在月经周期第 5~8 天，大于 6~8 mm 的卵泡颗粒细胞开始出现芳香化酶活性，同时主导卵泡较其他卵泡产生更多的 17β 雌二醇。与闭锁卵泡液内较大的雄激素 / 雌二醇比值相反，主导卵泡的卵泡液雌二醇含量更高，雄激素含量更低。LH 诱导卵泡膜产生雄激素，为颗粒细胞合成雌激素提供底物。主导卵泡产生的 17β 雌二醇对下丘脑产生 FSH 起负反馈作用，导致卵泡中期 FSH 下降，并抑制从属卵泡的生长。随着雌激素分泌的增多，主导卵泡颗粒细胞形成 LH 受体。因此，主导卵泡开始对 FSH 的依赖更少，而对 LH 反应更敏感。主导卵泡产生大量雌二醇，并由对 FSH 敏感转为对 LH 敏感。

有证据表明，在女性和家畜中，主导卵泡较从属卵泡有一个早期的大小优势。据推测，与从属卵泡相比，将发育成主导卵泡者可能有更多的颗粒细胞和 FSH 受体，使之对 FSH 更敏感。从属卵泡在 FSH 下降时将无法存活而趋于闭锁。在女性 99.9% 的卵泡以闭锁为结局。卵泡选择是一种避免闭锁的方式，即可以将选择过程看作是在 FSH 升高和下降期间卵泡逐级闭锁的过程。最小的卵泡对 FSH 下降最敏感，因此最早闭锁，随后是更大一些的卵泡闭锁，直到最终选出一个主导卵泡。

相反，在破坏女性和猴子的主导卵泡后，均可导致排卵前 Gn 峰出现和排卵时间延迟 2 周。这个延迟表明，主导卵泡在消融时已经被选择出来，并且没有其他可导致及时排卵的卵泡。这个延迟的时间反映的是募集一组新的卵泡所需要的时间。在这组卵泡中另一个主导卵泡被选出来并排卵。在母牛身上相似的卵泡溶解研究表明，主导卵泡通过抑制FSH浓度，抑制同一募集波的其他卵泡生长和下一个卵泡募集波的出现。这些对人和动物的研究共同表明，主导卵泡一旦被选择出来，便同时在形态学和功能上起主导作用。

4. 排卵前卵泡发育　　主导卵泡被选择出来后将继续发育并在晚卵泡期达到 16 ~ 29 mm 的排卵前状态。此时卵泡的生长速度为 4 mm/d，从排卵前至排卵时卵泡的生长速度可有波动。主导卵泡被选出来后生长速度较前稍有增加。

在卵泡中晚期，主导卵泡优先生长与芳香化酶活性增加及 17β- 雌二醇升高有关。同时，主导卵泡对 Gn 的敏感性更高，有助于调节颗粒细胞雌激素的产生、LH 受体的表达和卵泡的持续生长。在排卵前阶段，90% 以上的雌激素由主导卵泡产生。

卵巢内分泌和旁分泌因子均对排卵前卵泡生长起作用。在排卵前卵泡，颗粒细胞芳香化酶 mRNA 表达增加，而卵泡液 AMH 浓度下降。抑制素 A 浓度升高，刺激卵泡膜细胞产生更多的雄激素，为雌激素的合成提供底物。

雌激素的产生在 LH 峰值的前一天达最高峰，对下丘脑 - 垂体产生正反馈，刺激 LH 峰的出现并诱发排卵。此时，高度血管化的排卵前卵泡已具备 LH 受体，并可对月经中期 LH 峰做出反应。排卵一般发生在 LH 峰值后 24 h 内。血清孕酮浓度在排卵前雌激素峰之后和 LH 峰之前开始升高。孕酮的升高表明卵泡黄素化的开始。在颗粒细胞胞质内，LH 和表皮生长因子（epidermal growth factor, EGF）相互作用，刺激细胞外调节蛋白激酶 1 和 2 的表达，抑制颗粒细胞增殖和雌激素合成，促进卵丘扩张和孕酮分泌，并最终导致排卵。

5. 黄体对卵泡选择的影响　　关于黄体的出现是否对主导卵泡选择

有影响的研究有很多。一项研究表明，8个优势卵泡中有7个是从上一周期排卵产生黄体的对侧卵巢产生的。从黄体对侧卵巢产生的主导卵泡与从黄体同侧产生的主导卵泡相比，雌激素/雄激素比值更高。在自然周期人工授精和 IVF 中，当排卵的卵泡是从黄体对侧发育而来时，妊娠率更高。对不孕和生育过的女性的排卵评估均表明，卵泡的选择和随后的排卵在双侧卵巢是随机发生的。

一般认为，在一个月经周期中，仅有一次主导卵泡的选择，发生在早、中卵泡期。然而，在一些健康的女性，我们发现在自然月经周期中可有不止一次卵泡选择。在健康育龄期女性可同时观察到主波和次波。主波即有主导卵泡被选出的卵泡发育波，次波即无明显主导卵泡的卵泡发育波。大多数女性在卵泡期发生一次有排卵的主波，在前次的黄体期发生 1~2 次无排卵的次波。然而，有大约 1/4 的自然月经周期，在排卵卵泡选出之前，会有 1~2 个主导卵泡发育并随后退化。

黄体在调节卵泡波动态中的作用在女性和家畜中均有研究。在排卵波之前出现 2 个波和 3 个波相比，或出现主波和次波相比，黄体的大小和寿命，孕酮的分泌或黄体期雌激素分泌均无差异。然而，在出现 3 个波的女性中，黄体的出现似乎会影响主导卵泡的选择。当第 2 个或第 3 个波出现在黄体中期时，不会发生主导卵泡的选择（比如，一个无排卵的次波出现）。但是，当第 2 个波出现在黄体晚期或卵泡早期时，将有主导卵泡被选出（比如，一个无排卵的主波出现）。

尚不清楚在排卵波前出现的无排卵波中的主导卵泡的功能状态。研究表明，在黄体期和早卵泡期出现无排卵卵泡波与雌激素水平升高有关。然而，并不清楚雌激素的来源（卵泡或者黄体）。初步研究表明，出现无排卵主波与次波相比，黄体期血液循环中雌激素的浓度无差别。然而，需要更大样本量的数据来证实或反驳这个结论。主导卵泡的超声显像在有排卵和无排卵波不同。总之，这些数据表明，与有排卵的主导卵泡相比，无排卵的主导卵泡可能表现出不同的生理特征。

三、其他调控因子

1. 转化生长因子 -β（transforming growth factor β, TGF-β）超家族　卵子和颗粒细胞的双向联系对卵泡形成和卵子发生均起作用。卵子和卵泡源性因子在调节窦卵泡发育和卵子活力方面发挥阶段特异性作用。TGF-β 超家族成员包括抑制素、激活素、卵泡抑素、TGF-β、BMP、GDF 和 AMH，是众多生长因子中的一部分。它们通过旁分泌或自分泌方式对卵泡发育和卵子成熟发挥调节作用。

卵泡簇中所有的卵泡均可产生抑制素 B，可导致在卵泡选择前 FSH 下降。然而，尚不明确激活素在女性主导卵泡的选择中所起的作用。

AMH 由初级卵泡、次级卵泡、窦前卵泡、早期窦卵泡（直径 ≤ 4 mm）的颗粒细胞分泌，可抑制卵巢储备中的原始卵泡启动生长。小鼠 AMH 可降低卵泡对 FSH 的敏感性，从而抑制 FSH 导致的卵泡生长。虽然尚未完全清楚 AMH 的作用机制，但其在窦卵泡的募集中可能扮演重要角色。

随着窦卵泡的生长，卵泡内 AMH 逐渐下降。当卵泡直径达 8 ~ 10 mm 时，AMH 显著下降并在之后维持低浓度。在主导卵泡选择时，卵泡内 AMH 下降与颗粒细胞芳香化酶表达升高有关。AMH 浓度在卵丘细胞较颗粒细胞高。AMH 在卵泡选择时浓度下降可能导致芳香化酶表达的抑制。然而，AMH 在主导卵泡选择时所起的作用尚不清楚。

针对啮齿类动物的研究表明，颗粒细胞激活素和 BMP6 通过旁分泌或自分泌方式起作用，而卵子源性 GDF9、BMP15 及 BMP6 通过旁分泌途径促进颗粒细胞增殖并调节 FSH 依赖性卵泡功能。可以推测，对这些信号分子不同程度的暴露可能是主导卵泡对 FSH 产生敏感性不同，并因此被选为优先生长的一种方式。

2. 胰岛素样生长因子（IGF）系统　IGF 系统在卵巢内对窦卵泡发育的调节起重要作用。在血液循环中，IGF Ⅰ和 IGF Ⅱ浓度在整个月经周期无区别。然而，卵泡液中 IGF 浓度有改变已有报道。体外研究表明，IGF Ⅰ和 IGF Ⅱ均对卵泡功能有影响。然而，在灵长类卵巢中，似乎 IGF Ⅱ占主要地位，主导卵泡 IGF Ⅱ的浓度在卵泡选择时升高。

总之，卵泡的生长和发育贯穿女性整个生殖年龄，其募集、选择和主导化，以及排卵和黄体形成，需要经过内分泌、旁分泌和自分泌的精细调控。随着促排卵技术的日益成熟，我们对卵泡发育和调控的认识日益加深。然而，人类对卵泡发育和调控的理解仍存在诸多空白区域，需要临床与基础紧密结合，加深对原始卵泡的激活、窦卵泡募集和选择等的理解，以更好地为提高女性的生殖健康服务。

（徐艳文）

第三节　子宫内膜容受性

胚胎着床是生殖过程中关键的一步，由一系列独特的生物学现象组成。胚泡与子宫内膜紧密接触，形成胎盘，以提供胎儿生长的界面与母 - 胎循环的桥梁。成功的着床需要处于容受状态的子宫内膜、优质的囊胚以及母体状态与胎儿发育的同步。在一次月经周期中，子宫内膜经历了一系列复杂的增殖与分泌的变化，只在很短的时间内具有容受性，这段时间称为"着床窗"。人类胚胎于排卵后第 4 天进入子宫腔。排卵后第 6 天左右子宫内膜开始接受胚泡着床，此容受状态维持 4 天（正常月经周期第 20 ~ 24 天）。之后，若胚胎没有着床，子宫内膜便脱落产生月经；如果胚胎着床，子宫内膜便继续生长，并进一步发生形态和分子上的变化，以支持胚胎生长。着床有三个步骤：定位、黏附和侵入。定位是胚泡与子宫内膜表面不稳定的附着。在这个阶段，囊胚和具有容受性的子宫内膜发起对话。囊胚以滋养层细胞接触子宫内膜上皮。在黏附阶段，滋养层细胞和腔上皮之间的连接紧密到足以抵御胚胎被冲走。这一阶段发生在月经周期的第 20 ~ 21 天。此阶段胚泡附着部位的血管通透性也同步增加。胚胎和内膜之间的旁分泌信号使连接更加紧密。黏附完成后，合体滋养层细胞分泌蛋白水解酶消化与其接触的内膜组织。滋养层细胞穿透基膜侵入基质，并建立与母体的血管连接。这个过程是由滋养层主导的，蜕膜也参与并限制了侵入的程度。在胚胎的侵入和孕激素的作用下，子宫内膜间质细胞和细胞外基质发生蜕膜化，为妊娠提供了基础。子宫内膜容受性在妊娠中起到了至为关键的作用，是影响辅助生殖技术（assisted reproductive technology, ART）成功率的限制因素，也与子宫内膜异位症、输卵管积水、子宫肌瘤、子宫内膜息肉、子宫腺肌瘤、子宫内膜炎和多囊卵巢综合征等疾病导致不孕的机制有关。辅助生殖技术的发展产生了更多高质量的胚胎，改进了控制性超排卵的方案，提高了妊娠率，减少了多胎妊娠，也使存在基因缺陷的父母能够生出健康的婴儿。尽管如此，胚胎的着床率却仍然较低，从而限制了单胚胎移植的广泛应用。子宫内膜容受障碍被认为是导致胚胎着床失败的主要原因之一。

一、子宫内膜容受性的形态学标志

胞饮突（pinopodes）是子宫腔被复上皮细胞膜顶端出现的大而平滑的膜突起，其实质是上皮细胞顶端的细胞质突起，内含细胞器、囊泡和糖原颗粒，与胞吞作用（endocytosis）和胞饮作用（pinocytosis）有关。胞饮突由肿胀的微绒毛融合而成，其发育过程包括发育中、成熟和退化三个阶段。胞饮突出现于分泌中期（排卵后第 6~9 天），表达持续时间不超过 48 h，与子宫内膜"种植窗期"一致。在人类正常周期，胞饮突出现在周期的第 20 天，正是囊胚开始与子宫内膜黏附的时期。因此，被认为是子宫内膜容受性或着床窗的特异形态标记。成熟的胞饮突是子宫内膜容受性良好的标志。胞饮突的发育呈孕激素依赖性，而雌激素则对胞饮突的形成起抑制作用。有学者提出临床上可通过调整雌二醇/血清孕酮比值以及检测胞饮突等来调整胚胎移植时间，提高妊娠率。但是，胞饮突对评价内膜容受性的价值尚需要进一步验证。

二、子宫内膜容受性的分子标志

（一）白血病抑制因子（leukaemia inhibitory factor, LIF）

LIF 是一种多效性的分泌型糖蛋白，属于白细胞介素 6（interleukin 6, IL-6）超家族，在细胞生长、增殖和分化中有着广泛作用。研究表明，LIF 在人子宫内膜主要定位于腺上皮和腔上皮，在增殖期表达低，在分泌中晚期腺上皮细胞中表达最强，于月经的第 19~25 天达到峰值，与着床窗一致。目前的研究认为，LIF 在人子宫内膜容受性建立中发挥着重要作用，但并非必不可少的。

（二）细胞黏附分子（cell adhesion molecules, CAMs）

1. 整合素与骨桥蛋白　整合素（integrin）是一种跨膜糖蛋白家族，由 α 和 β 两个亚基非共价连接组成。整合素参与细胞外基质与细胞间的黏附，也参与胚胎发育。目前认为，胚泡是通过受体介导方式附着并侵入子宫内膜，作为细胞外基质受体的主要部分。整合素在子宫内膜细胞及滋养细胞上大量表达，参与滋养细胞的黏附，并具有诱导其分化的作用。

骨桥蛋白（osteopontin, OPN）是整合素配体家族成员之一，整合素 αvβ3 是 OPN 的主要受体。作为一种细胞外基质，OPN 在细胞 - 细胞间以及细胞 - 细胞外基质间的相互作用中起着重要作用，几乎参与了生殖的全过程。OPN 及其受体整合素 αvβ3 在正常周期女性的子宫内膜及整个周期均协同表达，但在移植窗期达到表达量最大。至今研究的结论尚不能肯定其单独或结合作为子宫内膜容受性的标志物。

2. 选择素（selectins） 选择素是 Ca^{2+} 依赖的一类细胞黏附分子，能与特异糖基识别并结合，属于细胞黏附分子中的一个家族，主要参与白细胞与血管内皮细胞之间的识别与黏着，又称选择蛋白或选择凝集素。其家族有白细胞选择素（L- 选择素）、内皮细胞选择素（E- 选择素）和血小板选择素（P- 选择素）三个成员。研究显示，L- 选择素及其寡糖配体 MECA-79 在整个月经周期的子宫内膜上皮都有表达，并且在分泌中期的表达加强。

（三）基质金属蛋白酶（matrix metalloproteinases, MMPs）

基质金属蛋白酶是一类能水解细胞膜和细胞间基质的 Ca^{2+}/Zn^{2+} 依赖性蛋白水解酶。目前在人类细胞中已发现 24 种 MMPs 和 4 种 TIMPs。根据作用底物的不同，可分为五类：胶原酶、明胶酶、基质溶解素、膜型 MMPs 及其他一些生物学特征不清楚分组的 MMPs。组织基质金属蛋白酶抑制剂（tissue inhibitor of matrix metalloproteinases, TIMPs）是 MMPs 的特异性抑制剂。有研究显示，MMP-9 在子宫内膜的分泌中期特异性表达升高。MMPs 家族对子宫内膜容受性的影响研究尚少，其中 MMP-9 与其抑制剂 TIMPs 可能协同作用于子宫内膜，可作为子宫内膜容受性的潜在标志物之一。

(四)白细胞介素 -1 (interleukin-1, IL-1)

白细胞介素 -1 属于细胞因子，参与免疫细胞的增殖和分化并提高其功能。IL-1 的家族成员包括 IL-1、IL-1 以及天然抑制剂和 IL-1 受体拮抗剂。IL-1 被发现于排卵期后的第 7~9 天表达上调，与着床窗期吻合。

(五)前列腺素 (prostaglandin, PG)

前列腺素是存在于人体中的一类由不饱和脂肪酸组成的、具有多种生理作用的血管活性因子。胚胎黏附并侵入子宫内膜需要与母体的血管系统相互作用。着床过程可被看作是一种促炎症反应。前列腺素作为一种血管活性因子，在排卵、受精和晚期妊娠临产始动中都发挥着重要作用。已证实，前列腺素在子宫内膜的任何阶段都有表达。其中，PGE2 和 PGF2 合酶的表达在子宫内膜的分泌中期显著增加，与胚胎的"着床窗"吻合。当抑制 PGE2 和 PGF2 合酶或前列腺素受体的表达时均会导致胚胎着床的失败。

(六)胰岛素样生长因子结合蛋白 -1 (insulin-like growth factor binding protein-1, IGFBP-1)

人的子宫存在完整的胰岛素样生长因子（IGF）系统，包括 IGF、IGF 受体（insulin-like growth factor receptor, IGFR）、IGF 结合蛋白及 IGF 结合蛋白水解酶。其中 IGFBP-1 是蜕膜化子宫内膜的主要分泌蛋白质之一，在分泌中期浓度最高，与子宫内膜周期性变化同步，与 ER、蜕膜化以及胚胎着床的关系最为密切。

（七）其他相关因子

集落刺激因子（colony stimulating factor, CSF-1）、肝素结合表皮生长因子（heparin-binding epidermal growth factor, HB-EGF）、角质细胞生长因子（keratinocyte growth factor, KGF）、免疫球蛋白超家族（immunoglobin-super family, IG-SF）、黏蛋白-1（mucin-1, MUC-1）、胎盘蛋白（placental protein）、钙黏素（cadherins）、降钙素（calcitonin）及瘦素（leptin）等也被认为与子宫内膜容受性相关。它们在子宫内膜的表达变化还有待于进一步研究。

三、子宫内膜容受性的基因标志

同源框（homeobox, HOX）基因是一种转录调节基因，其蛋白质产物通过与 DNA 结合激活或抑制目的基因，调节胚胎发育，决定细胞的定向分化与增殖。在生殖领域研究地比较成熟的是 *HOXA10*，已证实 *HOXA10* 基因对子宫内膜容受性和着床是必需的。*HOXA10* 表达于整个月经周期，并随着月经周期呈周期性变化，与血液中孕酮值变化一致，表现在着床期表达显著升高，提示可能参与了胚胎着床。

近年来，许多研究采用基因芯片全基因表达分析来确定基因与人子宫内膜容受性的相互关系。多数基因芯片的研究结果显示骨桥蛋白是最常见的上调基因。另外，还有补体衰变加速因子（CD55, Cromer 血型系统）、生长停滞和 DNA 损伤诱导蛋白（growth arrest and DNA damage-inducible protein, GADD45）、载脂蛋白 D、Dickkopf/DKK1、单胺氧化酶 A（monoamine oxidase A, MAOA）、白介素-15（interleukin-15, IL-15）和促分裂活化蛋白激酶 5（mitogen-activated protein kinase 5, MAPK5）的表达也上调。在不孕患者中高表达的基因涉及免疫反应、信号转导、结合、脂代谢和细胞外基质成分。到目前为止，还没有一种分子标志物能成功地被用到临床作为子宫内膜容受性的标志。因此，寻找潜在的子宫内膜容受性标志物的工作仍在继续进行。

四、子宫内膜容受性的超声标志

1. 子宫内膜厚度　子宫内膜厚度是子宫体中央纵轴平面上内膜和肌层间反射界面的距离，位于子宫底的水平。子宫内膜厚度主要受雌激素影响，随雌激素水平升高而上升。一些学者的研究认为子宫内膜厚度对妊娠结局有影响。但另有学者认为子宫内膜厚度无法预测妊娠结局。Richter 等观察到，即使子宫内膜厚度 > 8 mm，移植高质量的囊胚仍可获得 54% 的妊娠率，故不能仅因为内膜薄即放弃移植。目前比较公认的是子宫内膜厚度 < 8 mm 有较强的阴性预测价值。有些学者提出了"薄型子宫内膜"概念，指子宫内膜厚度低于能够获得妊娠的阈值。Miwa 等定义子宫内膜厚度 < 8 mm 为"薄"，≥ 8 mm 为正常，结果显示薄型子宫内膜组螺旋动脉阻力指数（resist index, RI）明显高于正常子宫内膜组，腺上皮生长、血管数目及血管内皮生长因子（vascular endothelial growth factor, VEGF）表达在薄型子宫内膜组显著降低。Casper 等认为，薄型子宫内膜影响 IVF-ET 结局的机制主要与子宫内膜氧含量相关。与子宫内膜基底层的螺旋动脉相比，功能层为毛细血管结构。排卵后螺旋动脉收缩引起功能层氧含量降低，有利于胚胎生长。而当子宫内膜厚度 < 7 mm 时，功能层较薄或缺失，移植的胚胎很接近螺旋动脉，即氧含量丰富的基底层，从而对胚胎产生不利影响。大部分研究认为，随着子宫内膜厚度的增加，临床妊娠率上升，不存在子宫内膜厚度上限值。然而，也有研究显示，过厚的子宫内膜（≥ 14 mm）不利于胚胎着床。有学者认为，子宫内膜生长是一个动态过程，故子宫内

膜厚度的测量时间存在争议。目前子宫内膜厚度的测量时间有 hCG 注射日前、hCG 注射日后、取卵日和移植日。在促排卵周期中，随着卵泡的生长，子宫内膜厚度也在发生改变，故单纯研究某一点的内膜厚度意义不大。

2. 子宫内膜分型　内膜和邻近肌层不同的回声反射被定义为内膜类型。Gonen 分型标准将子宫内膜分为三型：A 型指三线型，外层、中层强回声和内层低回声，子宫腔中线回声明显；B 型指子宫内膜均匀相对高回声，内膜分层结构不清，两层内膜间子宫腔线模糊，但与肌层分界清晰；C 型指内膜均质强回声，无子宫腔中线回声。大部分研究表明，A 型内膜的胚胎着床率及临床妊娠率明显高于 B 型和 C 型。

3. 子宫内膜容积　三维超声对子宫内膜容积的勾边范围为内膜宫底部至宫颈内口间的子宫肌层和内膜交界处。因子宫内膜与肌层的对比明显，因此子宫内膜容积较易获得。三维超声容积指标可以全面地观察子宫内膜的各个切面，并且有高度的可重复性和精确性。大部分研究支持内膜容积对妊娠的阴性预测价值，即必须达到 2.0～2.5 ml 才会有妊娠。

4. 子宫动脉及子宫内膜超声血流指标　多普勒超声（Doppler ultrasound）可以用于测定子宫动脉的血流直至靠近内膜甚至内膜下血流指数。通过三维超声可以很容易地定位测定区域和测定血流的速率。其测定参数包括：阻力指数（resistance index, RI）、搏动指数（pulse index, PI）、血管化指数（vascularity index, VI）、血流指数（flow index, FI）以及血管化血流指数（vascularity flow index, VFI）。目前较一致的观点认为子宫动脉血流指数反映了整个子宫的血流灌注情况，因其主要供应子宫肌层，并与卵巢血管之间有侧支循环，故不能反映内膜血流情况，并认为子宫内膜血流直接反映胚胎着床部位的微环境，对着床更重要。大多数文献报道良好的子宫内膜血流灌注预示着较好的子宫内膜容受性。

5. 超声造影评价子宫内膜血流 运用经周围静脉超声造影评估子宫内膜血流灌注，可以更加清晰地观察子宫内膜血流，尤其是黏膜下血管的充盈状况。同时，运用三维能量多普勒超声测量 VI、FI 及 VFI，可以提高灵敏度，高于传统超声造影。

6. 子宫内膜运动 子宫内膜蠕动波指内膜的不同部分沿某一方向依次收缩，类似波的传播，源于子宫内膜下平滑肌层收缩。雌、孕激素受体在子宫肌层周期性表达，故子宫内膜蠕动波随月经周期发生改变。一般认为，移植日内膜为正向运动或相对静止型，子宫内膜容受性较好，易于胚胎着床。

五、常见女性生殖系统疾病对子宫内膜容受性的影响

1. 多囊卵巢综合征对子宫内膜容受性的影响 多囊卵巢综合征（PCOS）是一种生殖功能障碍与糖代谢异常并存的内分泌紊乱综合征。PCOS 以长期不排卵或稀发排卵、卵巢多囊性增大、高雄激素血症或高雄激素的临床表现为基本特征，多伴有胰岛素抵抗，糖、脂肪代谢异常及各种远期并发症。研究发现，PCOS 内分泌及代谢的改变使子宫内膜容受性下降。有报道认为 PCOS 患者在卵泡期和黄体期子宫血流减少，黄体期内膜厚度显著小于正常对照组，在 PCOS 患者子宫内膜雌激素受体与雄激素受体的表达增高，白血病抑制因子（leukemia inhibitor factor, LIF）等受孕酮调控的基因在 PCOS 患者子宫内膜的表达显著降低，分泌中期内膜 HOXA-10 mRNA 较正常对照组下降，这些都可能对子宫内膜容受性有不利影响。

2. 子宫内膜异位症对子宫内膜容受性的影响 子宫内膜异位症（endometriosis, EMT）是育龄期女性常见的妇科疾病，指当异位的子宫

内膜种植、侵袭到"异地"时，发生周期性出血，出现症状并引起病变。其特点为良性疾病，存在恶性行为（浸润生长），并且与不孕关系十分密切。有研究表明，在子宫内膜异位症合并不孕的患者，子宫内膜胞饮突的表达量较健康对照组减少。这表明此类患者可能存在着床窗期子宫内膜发育不良，导致胚胎着床障碍。子宫内膜异位症不孕患者着床窗内内膜整合素、LIF 与 IL-1 表达降低，HOXA10 及 HOXA11 也呈低水平表达。此外，子宫内膜异位症患者子宫内膜孕酮受体 -A（ progesterone receptor-A, PR-A ）水平较低，无法检测到 PR-B 和 17 β- 羟基类固醇脱氢酶 -2（ 17 β-hydroxysteroid dehydrogenase-2, 17 β-HSD-2 ）的表达。雌二醇（ E_2 ）的累积引起子宫内膜过度增殖，可能导致子宫内膜容受性的下降。

3. 子宫肌瘤对子宫内膜容受性的影响 子宫肌瘤是妇科常见的良性肿瘤。随着女性结婚和生育年龄逐渐后移，子宫肌瘤导致不孕患者的数量不断增加。有学者认为，子宫肌瘤可能通过改变子宫内膜容受性进而影响妊娠及其结局。子宫肌瘤表面覆盖的内膜厚度变薄，所含腺体数目明显减少且发育迟缓，均可能是影响子宫内膜容受性的表现。子宫肌瘤患者的血流灌注较正常女性显著降低，内膜血供障碍可能使内膜容受性降低。在肌瘤组织中 17 β- 羟基类固醇脱氢酶的含量较正常平滑肌组织高。雌二醇可在肌瘤组织中积聚，造成局部高雌激素环境，可能影响子宫内膜容受性。Mangrulkar 等研究显示在子宫平滑肌瘤细胞外基质中存在大量成纤维细胞生长因子受体 1（ fibroblast growth factor receptor 1, FGFR1 ），并通过旁分泌的方式影响子宫内膜血管系统。在合并异常子宫出血的子宫肌瘤患者中，黄体早期 FGFR1 型受体表达失调，而此时正是胚胎着床的时间。可见，这种 FGFR1 受体 / 配体系统表达失调可能对子宫肌瘤患者的受孕产生影响。Kitaya 等认为，子宫肌瘤可能通过改变子宫内膜中白细胞组成，进而影响其释放相关的细胞因子，影响子宫内膜的增殖与成熟，从而影响受孕。Rackow 等报道子宫肌瘤患者子宫内膜中 HOXA10 表达与正常子宫内膜相比降低，黏膜下肌瘤患者的 HOXA10 表达比肌壁间肌瘤患者下降得更为明显。综上所述，子宫肌瘤与子宫内膜容受性之间存在大量交互作用。这些作用在影响子宫肌瘤生长的同时也改变了子宫内膜的形态结构、功能及细胞分子组成，进而影响子宫内膜容受性，其作用机制还有待深入研究。

4. 其他疾病对子宫内膜容受性的影响　据报道，子宫内膜炎、子宫内膜息肉及输卵管积水等疾病均与子宫内膜容受性相关。

六、子宫内膜容受性的改善方法

（一）使用药物增加子宫动脉血流

1. 阿司匹林　阿司匹林是环氧合酶抑制剂。它通过抑制血小板聚集，可以增加子宫动脉的血流。近 10 年来，阿司匹林在辅助生育领域的应用越来越受到关注。有些研究对阿司匹林与子宫内膜容受性和妊娠结局的关系进行了探索，但是结果存在争议。对于阿司匹林在 IVF 周期中使用的时间和剂量尚无统一标准，需要对有效性、适用范围及使用时机进行进一步高质量的研究评估。目前仍未有足够的临床证据表明阿司匹林可以改善 IVF 的结局，但是这并不足以支持停止在 IVF 周期中使用阿司匹林的观点。对于由免疫因素引起不孕的患者，联合使用泼尼松治疗是有效的。

2. 低分子肝素　低分子肝素可以预防某些有血栓形成倾向的患者早孕期胚胎种植部位和胎盘附着部位的血栓形成，还可以调节内膜的某些细胞因子及生长因子的表达，从而促进内膜的蜕膜化，为胚胎植入提供良好的环境。对于在辅助生育技术中使用低分子肝素能否改善妊娠结局，研究结果存在争议，而且对药物的使用时间以及剂量仍无定论。

3. 一氧化氮（nitric oxide, NO）供体　NO的释放可以使血管平滑肌松弛，从而引起血管扩张和血流增加。这个过程是通过环鸟苷酸（cGMP）介导的细胞内信号转导途径实现的。磷酸二酯酶（phosphodiesterase, PDE）可以水解细胞内的cGMP，从而抑制NO的合成和释放。西地那非（Sildenafil）是一种磷酸二酯酶-5抑制剂，可以通过抑制细胞内cGMP的水解，促进NO的合成和释放，从而引起血管扩张及血流增加。西地那非在辅助生殖技术领域中的应用为改善移植失败患者的妊娠结局提供了新的方法，但是目前所发表的相关研究中无随机双盲对照试验，并且样本量不大，对于服用西地那非的不良反应，包括血管扩张引起的头痛、心悸及面色潮红等也未明确研究。因为西地那非是处方外用药，因此其在临床上的使用仍需要严格把握。

4. 维生素E（Vit E）与己酮可可碱（pentoxifylline, PTX）　子宫内膜腺体中周期性地表达多种抗氧化物质，其与子宫内膜容受性有关。维生素E是人体内主要的抗氧化剂之一，同时也有扩张血管的作用。PTX是一种非特异性外周血管扩张剂。由于PTX联合维生素E治疗的周期长，药物剂量较大，因此患者的依从性差，在一定程度上限制了其临床应用。

（二）子宫内膜机械性损伤

在IVF促排卵前一周期或促排卵周期，使用内膜机械性损伤的方法（包括内膜活检、搔刮及宫腔镜检查）可以改善不明原因的反复移植失败患者的妊娠结局。子宫内膜损伤可以改善子宫内膜容受性，并且提高临床妊娠率。但是对于内膜机械性损伤的次数及操作的时间尚无统一标准，刺激的强度及具体的机制等尚需进一步探讨。目前子宫内膜损伤主要适用于不明原因的反复移植失败的患者。但是对于非移植失败的患者是否也该使用子宫内膜损伤来提高妊娠率，尚无定论。

（三）子宫腔灌注

1. hCG 宫腔灌注　已有资料显示宫腔内灌注 hCG 后可以显著抑制子宫内膜中胰岛素样生长因子结合蛋白 1 和巨噬细胞集落刺激因子的含量。与此相反，对胚胎植入有积极影响的白血病抑制因子、血管内皮生长因子及基质金属蛋白酶 9 的含量却显著增加。提示 hCG 宫腔灌注可以改善 IVF 的结局。

2. 粒细胞集落刺激因子（G-CSF）　研究表明，G-CSF 对自然杀伤细胞（NK 细胞）有调节作用，这可能是其改善子宫内膜容受性的分子机制。G-CSF 是否能改善妊娠结局仍存在争议，其作用需要进一步探索。

3. 外周血单核细胞（peripheral blood mononuclear cell，PBMC）　免疫细胞在胚胎种植过程中起到重要的作用。有研究报道采用宫腔内灌注经 hCG 培养的 PBMC 与新鲜 PBMC 的混悬液能够显著提高反复移植失败患者的临床妊娠率、着床率和活产率。PBMC 改善子宫内膜容受性的可能机制是在 hCG 作用下，PBMC 分泌的多种炎性因子可以诱导内膜分化与种植窗期的开放、促进滋养层细胞有节制地侵入内膜以及上调内膜容受性，但是不能完全排除灌注过程中导管和灌注液对内膜的机械刺激有助于胚胎着床的可能性。

（四）药物抑制子宫收缩

适当的子宫收缩有助于配子、胚胎的运输以及胚胎植入，但是过多或过强的宫缩对胚胎植入将产生负面影响。阿托西班(Atosiban)是催产素受体拮抗剂。其与催产素受体结合后可以降低子宫的张力并抑制子宫的收缩，近年来其在生殖领域的应用备受关注。有研究显示在胚胎植入前使用阿托西班治疗可以改善 IVF 结局。阿托西班可以改善子宫内膜血流状况，增加子宫内膜容积，可能不仅仅通过抑制宫缩单一途径来改善子宫内膜容受性，具体机制需进一步探讨。

（五）使用生长激素（growth hormone, GH）

GH是腺垂体（垂体前叶）分泌的一种重要的肽类激素。研究表明，人的子宫内膜存在GH受体，它对子宫内膜的增殖、分化、代谢及胚胎的种植均有重要作用。GH可以改善子宫内膜局部血液循环，增强雌、孕激素受体的敏感性，并且促进子宫内膜容受性标记物分子如血管内皮生长因子（vascular endothelial growth factor, VEGF）等的表达，从而改善子宫内膜容受性，提高临床妊娠率。

（章汉旺）

第四节　胚胎植入的分子学机制

胚胎植入（implantation）又称胚胎着床，是哺乳动物繁殖中必不可少的一个步骤。人类胚胎的植入一般发生于排卵后的第6~10天，这段时期也称"种植窗期"。精子和卵细胞在输卵管壶腹成功结合后，受精卵由输卵管向子宫方向迁移，并由单细胞发育形成多细胞的囊胚。进入子宫腔后，囊胚附着于子宫内膜，开始植入内膜。胚胎植入子宫内膜是一个复杂的发育过程，是胚胎与子宫内膜的相互融合，包含了定位、黏附及侵入三个循序渐进的重要环节。成功的胚胎植入需要三个重要条件：①正常的功能完善且处于胚泡发育期的胚胎。②植入时的子宫内膜具有容受性。③母体与胚胎组织发育同步且功能协调。在植入的过程中，有多种分子参与其中，如激素、细胞因子、前列腺素及生长因子等，引起子宫内膜和胚胎的变化。目前，仍不够清楚胚胎植入的详细分子机制，探究这些关键分子在胚胎植入过程中的作用有助于临床不孕的诊断、治疗和预防。

一、胚胎的激活

植入前胚胎发育至囊胚阶段对于植入的成功至关重要。人类胚胎基因组的激活一般发生在 4 细胞或 8 细胞期。胚胎基因组激活后，胚胎即可快速发育成熟形成囊胚，并突破透明带，与内膜直接接触，开始发生植入。Dey 的实验室于 1993 年开创了一个经典的实验，通过给假孕延迟植入小鼠的子宫移植处于休眠或激活状态的囊胚并同时给予雌激素后观察植入，结果发现处于激活状态的囊胚比休眠状态的囊胚能够获得更加宽广的植入"种植窗期"。这个实验第一次揭示了囊胚的激活状态对于胚胎植入具有非常重要的作用，从此我们认识到囊胚只有在处理过雌激素的子宫内激活后才能发生植入。"囊胚激活"这个概念也由此产生。

近年来通过基因芯片分析技术研究发现，处在休眠和激活两种不同生理状态下的囊胚在分子水平上呈现特异性差异表达。其中有表达差异的基因按照主要功能的不同可分为细胞周期相关、细胞信号相关以及能量代谢相关，提示囊胚从休眠到激活功能上的变化是由一系列复杂的转录水平的事件所调控。同时，目前也确定了在蛋白质水平上对囊胚激活的一些相关分子，如肝素结合表皮生长因子（HB-EGF）伴随着囊胚激活表达量明显上升，而大麻素受体 CB1 的表达则明显降低。

最新的研究发现，Wnt 信号通路是调节囊胚获能的又一关键因素。Wnt 信号通路由一系列癌基因和抑癌基因编码的蛋白质组成，在胚胎发育与肿瘤发生等生理、病理过程中起着重要作用。通过 β-catenin-TCF/

LEF 小分子选择性抑制剂和腺病毒介导的过表达 Wnt-β-catenin 的抑制蛋白 DKK1，发现阻断经典 Wnt 信号通路对早期胚胎发育和子宫容受性并无影响，但是能够干扰囊胚获得着床能力。

二、子宫内膜容受性与胚胎植入

（一）子宫内膜容受性

子宫内膜容受性是指子宫内膜对囊胚的接受能力。子宫内膜容受性的建立机制极其复杂，此过程需要卵巢性激素、子宫内膜局部分子以及胚胎及其分泌的胚胎性因子等参与。蜕膜化（decidualization）是子宫内膜容受性的标志之一，指在月经周期和妊娠期，子宫内膜间质细长的成纤维样间充质细胞分化成圆形上皮样的蜕膜细胞，子宫内膜上皮细胞顶端出现胞饮突。这种形态变化一般开始于黄体期，发生于螺旋动脉周围的间质细胞。蜕膜细胞可以为植入胚泡提供营养支持，且早期蜕膜对发育初期的胚胎起免疫保护作用。同时，子宫内膜在雌、孕激素调节下产生许多容受性相关因子，包括细胞因子、生长因子和黏附分子等。这些均在胚胎成功着床过程中起关键作用。

（二）胚胎植入

胚胎植入是妊娠发生时胚胎和子宫内膜相互作用的第一个生物学标志。有数据显示，大约六对夫妇中就有一对生育力低下，而其中的 25% 不孕或不育找不到明确的原因。现代的辅助生殖技术为低生育能力者提供了有效的治疗，但只有大概 25% 移植的胚胎能够成功植入，种植失败仍是辅助生殖技术面临的一大挑战。具有感受态的胚胎和容受性的内膜都是胚胎成功植入的关键因素。

受卵巢产生的两种主要激素——雌、孕激素的介导，子宫内膜形态学及功能发生周期性变化。人类的胚胎植入多发生于分泌中期，月经周期中的第 20~24 天（周期为 28 天），排卵后 6~10 天，这一短暂的时间被定义为种植窗期（window of implantation，WOI）。在此期间，子宫内膜在雌、孕激素的作用下发生特征性变化而具有容受性。子宫内膜容受性的组织学特征包括子宫内膜血管增多、间质水肿、腺体分泌加强以及腔上皮胞饮突的出现等。

胚胎植入是胚胎黏附于子宫内膜上皮并种植入内膜间质中的过程，分为定位、黏附及侵入三个步骤。

1. 定位及黏附　定位（apposition）是胚胎与内膜连接的第一步。囊胚进入宫腔后，锚定在内膜上植入的位置。此时该位置的子宫内膜发生轻微凹陷，以增加与囊胚球的接触面积。而胚胎接触的位点透明带溶解产生破裂，使底层的滋养细胞和子宫内膜的蜕膜可以直接接触。黏附（adhesion）时囊胚滋养层细胞与子宫内膜上皮细胞的胞饮突发生物理结合，内膜上皮与滋养层直接接触。定位和黏附主要由囊胚与子宫内膜之间的受体 - 配体相互作用介导。

2. 侵入　侵入（invasion）是囊胚的滋养层细胞穿透内膜上皮，侵入内膜基质并达到母体血管处的过程。滋养细胞在邻近的内膜上皮细胞间形成伪足，引起基底膜和细胞外基质（cell-extracellular matrix，ECM）降解，使滋养细胞延伸至内膜的间质。囊胚侵入子宫内膜时，滋养层的突起迁移至内膜继续增生、分化，形成一种新的细胞，称为合体滋养层细胞（syncytiotrophoblast，STB），其余环绕着内细胞团（inner cell mass，ICM）的滋养细胞则称为细胞滋养层细胞（cytotrophoblastic cells，CTB）。合体滋养层细胞处像海绵一样疏松地形成腔隙并被母体血液充满，供应氧气和营养物质，使胚胎生长发育。细胞滋养层细胞则形成初始的绒毛膜。

胚胎完全植入内膜组织内是在妊娠第 9 天末。这时侵入的缺口封闭。缺口在愈合过程中有多种细胞因子参与，如 IL-6、IL-8 和 TNF-α 等。它们能够将免疫细胞募集到蜕膜部位。同时，自然杀伤细胞（natural killer cell, NK 细胞）和树突状细胞（dendritic cell, DC）在胚胎植入过程中也起重要作用。人类和小鼠模型研究显示，在胚胎植入部位有大量免疫细胞聚集，其中 65%～75% 是子宫特异性自然杀伤细胞，10%～20% 是抗原提呈细胞（antigen presenting cell, APC），如巨噬细胞和树突状细胞。这些细胞会在局部产生一系列抗炎细胞因子，并且能够分泌促进组织重建及血管再生所需的酶类。同时，巨噬细胞还可以在妊娠过程中的各个阶段清除滋养细胞凋亡后残存的碎片。此外，蜕膜组织中的巨噬细胞和树突状细胞能够在母体-胎盘接触部位起到关键性的作用。

三、胚胎植入相关分子

在胚胎植入过程中，大量分子参与胚胎和子宫内膜的相互作用，如雌激素、孕激素、细胞因子、血管活性因子及黏附分子等。

胚胎植入是一个精细而复杂的过程。除了上述几种因素外，还受多种因素的影响。胚胎的质量、子宫内膜容受性、胚胎与子宫内膜发育的同步性以及良好的母胎对话是成功的胚胎植入必须具备的前提条件。由于胚胎植入涉及多种分子的参与调控，故其确切机制相当复杂，至今仍未能探究完全清楚。很多研究已经确定了许多分子在子宫内膜进入容受期以及胚胎的正常发育和植入方面的功能，也确定和描绘出了一些信号通路与胚胎着床密切相关。随着理论和认知上的更新以及实践技术的进步，人类对于不孕、不育的问题也会有更好的认识、理解、诊断、治疗以及其他辅助手段的帮助，从而解决越来越多的不孕、不育患者的困扰。

（章汉旺）

主要参考文献

[1] Anna P, Elias Z. Quality of reporting of randomized controlled trials in polycystic ovary syndrome. Trials, 2009, 10(1):938-950.

[2] Aplin JD. Embryo implantation: the molecular mechanism remains elusive. Reprod Biomed Online, 2006, 12, 13(6): 833-839.

[3] Armant DR, Wang J, Liu Z. Intracellular signaling in the developing blastocyst as a consequence of the maternal-embryonic dialogue. Semin Reprod Med, 2000, 18: 273-287.

[4] Baerwald AR, Adams GP, Pierson RA. Ovarian antral folliculogenesis during the human menstrual cycle: a review. Hum Reprod Update, 2012, 18(1): 73-91.

[5] Blesa D, Ruiz-Alonso M, Simon C. Clinical management of endometrial receptivity. Semin Reprod Med, 2014, 32: 410-413.

[6] Brink HV, Chizen D, Hale G, et al. Age-related changes in major ovarian follicular wave dynamics during the human menstrual cycle. Menopause, 2013, 20(12): 1243-1254.

[7] Casper RF, Yanushpolsky EH. Optimal endometrial preparation for frozen embryo transfer cycles: window of implantation and progesterone support. Fertil Steril, 2016, 105(4): 867-872.

[8] Cha J, Sun X, Dey SK. Mechanisms of implantation: strategies for successful pregnancy. Nat Med, 2012, 18: 1754-1767.

[9] Chaffin CL, Stouffer RL. Local role of progesterone in the ovary during the periovulatory interval. Rev Endocr Metab Disord, 2002, 3: 65-72.

[10] Chang HM, Qiao J, Leung PC. Oocyte-somatic cell interactions in the human ovary-novel role of bone morphogenetic proteins and growth differentiation factors. Hum Reprod Update, 2016, 23(1): 1-18.

[11] Coiro V, Chiodera P, Melani A, et al. Different plasma neuropeptide Y concentrations in women athletes with and without menstrual cyclicity. Fertil Steril, 2006, 85: 767-769.

[12] Dhillon SS, Gingerich S, Belsham DD. Neuropeptide Y induces gonadotropin-releasing hormone gene expression directly and through conditioned medium from mHypoE-38 NPY neurons. Regul Pept, 2009, 156: 96-103.

[13] Downs JL, Wise PM. The role of the brain in female reproductive aging. Mol Cell Endocrinol, 2009, 299: 32-38.

[14] Fischer CP, Kayisili U, Taylor HS. HOXA10 expression is decreased in endometrium of women with adenomyosis. Fertil Steril, 2010, 95(3).

[15] Gingold JA, Lee JA, Jorge Rodriguez-Purata, et al. Endometrial pattern, but not endometrial thickness, affects implantation rates in euploid embryo transfers. Fertil

Steril, 2015, 104(3).

[16] Guzeloglu-Kayisli O, Basar M, Arici A. Basical aspects of implantation. Reprod Biomed Online, 2007, 15: 728-739.

[17] Kleijkers SHM, Mantikou E, Slappendel E, *et al*. Influence of embryo culture medium (G5 and HTF) on pregnancy and perinatal outcome after IVF: a multicenter RCT. Hum Reprod, 2016, 31(10).

[18] Meduri G, Bachelot A, Cocca MP, *et al*. Molecular pathology of the FSH receptor: new insights into FSH physiology. Mol Cell Endocrinol, 20008, 282: 130-142.

[19] Mercé LT, Barco MJ, Baus, *et al*. Are endometrial parameters by three-dimensional ultrasound and power Doppler angiography related to in vitro fertilization/embryo transfer outcome? Fertil Steril, 2008, 89(1).

[20] Nalini Mahajan. Endometrial receptivity array: Clinical application. J Hum Reprod Sci, 2015, 8(3).

[21] Navarro VM, Castellano JM, Fernandez-Fernandez R, *et al*. Characterization of the potent luteinizing hormone-releasing activity of KiSS-1 peptide, the natural ligand of GPR54. Endocrinology, 2005, 146: 156-163.

[22] Neal-Perry G, Lebesgue D, Lederman M, *et al*. The excitatory peptide kisspeptin restores the luteinizing hormone surge and modulates amino acid neurotransmission in the medial preoptic area of middle-aged rats. Endocrinology, 2009, 150: 3699-3708.

[23] Paria BC, Huet-hudson YM, Dey SK. Blastocyst's state of activity determines the "window" of implantation in the receptive mouse uterus. Proc Natl Acad Sci USA, 1993, 90: 10159-10162.

[24] Renaud SJ, Graham CH. The role of macrophages in utero-placental interactions during normal and pathological pregnancy. Immunol Invest, 2008, 37: 535-564.

[25] Rosario GX, Stewart CL. The multifaceted actions of leukaemia inhibitory factor in mediating uterine receptivity and embryo implantation. Am J Reprod Immunol, 2016, 75(3).

[26] Sharkey AM, Macklon NS. The science of implantation emerges blinking into the light. Reprod Biomed Online, 2013, 27(5)：453-460.

[27] Speroff L, Fritz M. Clinical gynecologic endocrinology and infertility. 7th edn. Philadelphia: Lippincott Williams & Wilkins, 2005.

[28] Tsai PS, Moenter SM, Postigo HR, *et al*. Targeted expression of a dominant-negative fibroblast growth factor (FGF) receptor in gonadotropin-releasing hormone (GnRH) neurons reduces FGF responsiveness and the size of GnRH neuronal population. Mol Endocrinol, 2005, 19: 225-236.

[29] Warning J C. A balancing act: mechanisms by which the fetus avoids rejection by the maternal immune system. Reproduction, 2011, 141(6): 715-724.

[30] Wide L, Eriksson K, Sluss PM, *et al*. Serum half-life of pituitary gonadotropins is decreased by sulfonation and increased by sialylation in women. J Clin Endocrinol

Metab, 2009, 94: 958-964.

[31] Wilcox AJ, Baird DD, Weinberg CR. Time of implantation of the conceptus and loss of pregnancy. N Engl J Med, 1999, 340: 1796-1799.

[32] Williams CJ, Erickson GF. Morphology and Physiology of the Ovary.//De Groot LJ, Chrousos G, Dungan K, *et al.* editors. Endotext [Internet]. South Dartmouth (MA): MDText.com, Inc. 2000-2012 Jan 30.

[33] Yan Meng, Yueshuai Guo, Yi Qian, *et al.* Effects of GnRH antagonist on endometrial protein profiles in the window of implantation. Proteomics, 2014, 14(20).

第三章　男性生殖生理学

男性的生殖过程涉及生殖系统的神经内分泌调控、睾丸内的精子发生、精子在附睾中的成熟、性交与射精、精子在女性生殖道内的运动以及与卵子的相互作用等环节，其中任何环节出现异常，都可造成生育力下降而表现为男性不育。

第一节　男性生殖系统的组成

男性生殖系统包括内生殖器和外生殖器。内生殖器是由睾丸、输精管道及附属性腺（精囊、前列腺和尿道球腺等）组成，外生殖器则包括阴茎和阴囊。

一、外生殖器

1. 阴茎（penis）　阴茎是男性的性交器官，后端固定于耻骨，中部呈圆柱状，前端是近似圆锥形的阴茎头，最前端有尿道外口。

阴茎表面覆盖着薄而柔软的皮肤，内部主要由两条位于背侧、左右对称的阴茎海绵体和一条位于腹侧的尿道海绵体组成。尿道海绵体中有男性尿道通过。当海绵体结构充血时，阴茎会变粗、变硬而勃起。

2. 阴囊（scrotum） 阴囊是位于阴茎后下方的囊袋状结构，表面皮肤柔软而富有伸缩性。从皮肤向内是一层薄的肉膜组织，含有稀疏的平滑肌纤维及弹性纤维。肉膜在阴囊中线向深部延伸形成阴囊中隔，将阴囊内部分为左右两部分，分别容纳两侧睾丸、附睾及精索等器官。阴囊可随环境温度变化而舒缩，使睾丸靠近或远离腹腔，维持略低于腹腔内的温度，有利于精子的发育和成熟。

二、睾丸

成年男性的睾丸（testis）是成对器官，位于阴囊内，左右各有一个，外形大致呈椭圆形，主要功能是产生精子和性激素。健康成年男性单侧睾丸的体积为 15～25 ml，表面覆盖鞘膜，其深部是坚韧的白膜。白膜在睾丸后缘形成睾丸纵隔，伸入睾丸实质内，将睾丸实质分为 250 个小叶。每个小叶内有 1～4 条精曲小管。精曲小管是精子发生的部位。精曲小管之间的结缔组织称为睾丸间质，其中含有间质细胞（Leydig 细胞），可分泌雄激素。精曲小管在靠近睾丸纵隔处延伸形成直精小管，再进入睾丸纵隔相互汇合形成睾丸网，与附睾连接。

1. 睾丸的生精功能 精曲小管是精子发生（spermatogenesis）的部位，是由支持细胞（也称 Sertoli 细胞）和生精细胞组成的细小管道。支持细胞呈不规则的长锥形，在精曲小管的横截面上有数个支持细胞围成管腔，处于各个发育阶段的生精细胞镶嵌于支持细胞之间。在相邻的支持细胞侧面靠近基底部的细胞膜形成紧密连接，是血睾屏障的重要组成部分。支持细胞的生理作用包括：①支持和营养生精细胞。②合成和分泌雄激素结合蛋白，维持精曲小管内高浓度的雄激素水平。③分泌抑制素，反馈调控垂体的分泌功能。④分泌睾丸液，参与精子的运输。⑤参与构成血睾屏障，形成和维持适合精子发生的微环境。

生精细胞镶嵌于支持细胞之间，从精曲小管基底部向管腔依次为精原细胞（spermatogonium）、初级精母细胞（primary spermatocyte）、次级精母细胞（secondary spermatocyte）、精子细胞（spermatid）和精子（spermatozoon）。从精原细胞经过一系列增殖、分化和变形，最终形成成熟精子的过程叫做精子发生。大约需要64天，可分为有丝分裂期、减数分裂期和精子形成期。

（1）有丝分裂期：精原细胞是生殖干细胞，经过有丝分裂产生的子代细胞可分为两类：一类称为A型精原细胞，保有持续增殖的能力，作为生精细胞的储备；另一类则分化为B型精原细胞，经过数次分裂后形成初级精母细胞，进入减数分裂过程。

（2）减数分裂期：B型精原细胞分化形成初级精母细胞，后者的染色体核型为46,XY，经过DNA复制后经过第一次减数分裂形成两个次级精母细胞，之后不发生染色体复制，很快进行第二次减数分裂，形成四个精子细胞，完成减数分裂。

（3）精子形成（spermiogenesis）：精子细胞是圆形单倍体细胞，携带有22条常染色体和1条性染色体。精子细胞不再分裂，而是有复杂的形态和功能的改变，形成蝌蚪形的精子。这一过程称为精子形成。精子形成主要包括：①细胞核染色质内的组蛋白被鱼精蛋白所取代，原有的核小体结构解体，遗传物质高度浓缩。②高尔基复合体转化为顶体，呈帽状覆盖于精子细胞核的一侧。③中心粒迁移到顶体的对侧，微管延长轴丝，形成精子鞭毛的核心结构。④线粒体聚集环绕在轴丝近端周围，形成线粒体鞘。⑤多余的细胞质聚集形成残余细胞质，最终脱落。

在精子发生过程中，生精细胞逐步从基底膜附近向管腔方向移动。到精子细胞形成时，细胞位于生精上皮内靠近管腔的部位，并进一步分化为精子。精子呈蝌蚪形，长约60 μm，头部镶嵌于支持细胞的顶部细胞质内，尾部则伸向精曲小管管腔内。精子的头部内含有一个高度浓缩的细胞核。细胞核前方有顶体覆盖。精子尾部有轴丝贯穿全长。其中颈段有中心粒，中段在轴丝外面包有线粒体鞘，为精子的运动提供能量。主段在轴丝外周包裹着纤维鞘，辅助精子运动，而末端仅含有轴丝。

2. 睾丸的内分泌功能　在睾丸间质中富含血管和淋巴管，其中有一种睾丸间质细胞，又称 Leydig 细胞，在 LH 的作用下合成和分泌雄激素，是男性体内雄激素的主要来源。

三、输精管道

1. 附睾（epididymis）　附睾是紧贴于睾丸后外方的新月形器官。头部含有大约 10 条输出小管，连接于睾丸网，体部和尾部主要由附睾管组成。附睾管全长 4～6 m，高度弯曲盘旋，末端向上弯曲移行为输精管。来自睾丸的精子在功能上尚不完全成熟，需要在附睾内停留 8～17 天，进一步成熟并获得运动能力。

2. 输精管（ductus deferens）　输精管全长约 50 cm，近端连接附睾尾部，沿睾丸后缘上行，沿精索进入腹股沟管外环，穿过腹股沟管进入盆腔，沿骨盆侧壁走行到膀胱底的后面。末端膨大形成输精管壶腹，与精囊的排泄管汇合成为射精管。

3. 射精管（ejaculatory duct）　由输精管末端和精囊的排泄管汇合而成，开口于尿道前列腺部。

4. 男性尿道（male urethra）　男性尿道既是排尿的通道，也是精液排出的通道。性兴奋时，尿道神经肌肉的协调动作可以确保尿液不会进入尿道，而只有精液排出。

四、附属性腺

1. 精囊（seminal vesicles）　精囊是位于膀胱底后方的一对囊状分泌腺，其排泄管与输精管末端汇合形成射精管。精囊的分泌物呈碱性，是精液的重要组成部分，占精液总体积的 70% 左右，其中富含果糖，可为精子提供运动所需的能量。

2. 前列腺（prostate）　前列腺是位于膀胱下方、直肠前方的实质性器官，大小和形状与栗子相仿，含有腺体及平滑肌。腺体的排泄管开口于尿道前列腺部。前列腺分泌物呈弱酸性，含有柠檬酸、锌及酸性磷酸酶等物质，是精液的重要组成部分。

3. 尿道球腺（bulbourethral gland）　尿道球腺是开口于尿道球部两侧的一对小腺体，体积如豌豆，性兴奋时可在射精前分泌弱碱性的清亮液体，可以润滑尿道。

第二节　男性生殖的神经内分泌调控

在正常的生殖过程中，男性主要的任务主要涉及两个方面：一是正常的勃起和射精功能，能将精液排泄到女性体内的适当部位；二是能产生良好质量的精液，其内含有足够数量的具备运动能力和受精能力的精子。这两点都离不开精细而准确的神经内分泌调节功能。男性的生殖功能正是在下丘脑 - 垂体 - 睾丸轴的内分泌激素调节控制下通过精子的发生、成熟、运送、获能和受精等一系列过程而完成的。

一、下丘脑 – 垂体 – 睾丸轴

下丘脑 – 垂体 – 睾丸轴（hypothalamic-pituitary-testicular axis）是指由下丘脑、腺垂体（垂体前叶）以及睾丸组成的内分泌调控系统。这三个器官通过各自分泌的激素互相影响，形成精细的调控网络，在男性生殖中具有十分重要的作用。

二、促性腺激素释放激素（GnRH）

GnRH 由下丘脑神经元合成分泌，是一种小分子多肽，可通过垂体门脉系统运送到腺垂体，刺激黄体生成素（LH）和促卵泡激素（FSH）的合成与分泌。GnRH 的分泌呈脉冲式，分泌脉冲的频率及幅度受到中枢神经系统的神经递质的控制，在应激、严重疾病、心理抑郁、营养不良以及吸食毒品等情况下，GnRH 的分泌受到抑制。另一方面，GnRH 的分泌受到血清睾酮的负反馈调控。

三、黄体生成素（LH）

垂体产生多种激素，其中包括 LH 和 FSH，两者都是糖蛋白激素，都含有 α 和 β 两个亚单位。LH 和 FSH 的 α 亚单位具有相同的结构，而 β 亚单位结构不同，这决定了两种激素具有各自不同的功能。在 GnRH 脉冲的调控下，LH 分泌也呈现脉冲式。健康成年男性的 LH 脉冲间隔大约为 120 min，脉冲幅度受到诸多因素的影响，存在高度变异。

LH 可作用于睾丸的 Leydig 细胞，调节睾酮的分泌。由于 LH 分泌的节律性，睾酮分泌也呈现脉冲式分泌。反过来，LH 的分泌也受到睾酮的负反馈调控。其机制主要是睾酮作用于下丘脑水平，影响 GnRH 的分泌脉冲频率。与此同时，睾酮在芳香化酶的作用下可转化为雌二醇。雌二醇可在下丘脑水平影响 GnRH 分泌的幅度，从而调节 LH 的分泌。

四、卵泡刺激素（FSH）

在 GnRH 脉冲的调控下，FSH 也呈脉冲式分泌，但 FSH 的脉冲不像 LH 那么明显。FSH 作用于睾丸支持细胞上的 FSH 受体，刺激支持细胞合成精子发生所需要的各种物质并释放到生精小管管腔内。对于青春期精子发生的启动，FSH 是必需的。一旦已经启动了精子发生，那么单独依靠高浓度睾酮就可以维持精子发生。不过，在缺乏 FSH 的条件下，精子的产量非常低。

支持细胞还可产生抑制素 B。抑制素 B 是一种糖蛋白激素，可在垂体水平特异性地抑制 FSH 的分泌。抑制素 B 还参与精子发生的旁分泌调节，可抑制精子发生。血清抑制素 B 水平与睾丸内生精细胞的数量存在关联，可反映精子发生的水平。

五、睾酮

睾酮是男性体内主要的雄激素，主要由睾丸间质细胞在 LH 及旁分泌因子的调控下，以胆固醇为原料合成，每日的产量为 5～7 mg。睾丸产生的睾酮大部分进入血液循环，被运送到全身各处发挥生理作用。小部分睾酮留在睾丸内，通过支持细胞合成的雄激素结合蛋白（androgen binding protein, ABP）主动转运到生精小管管腔内，在管腔内形成很高的睾酮水平，相当于外周血睾酮水平的 200～400 倍，为精子发生提供重要的局部微环境。

外周血液中的睾酮大约有98%与血浆蛋白结合，其中30%的睾酮与性激素结合球蛋白（sex hormone binding globulin, SHBG）结合，68%的睾酮与白蛋白或其他蛋白质结合，另外2%以游离形式存在。游离睾酮与白蛋白结合的睾酮可以直接发挥生物学活性，称为生物活性睾酮，与SHBG结合的睾酮则作为体内睾酮储备。睾酮主要在肝灭活，其代谢产物通过尿或大便排出。睾酮的生理作用十分广泛，包括：①控制胚胎的性别分化。②刺激生殖器官的生长发育，促进第二性征的出现并维持第二性征。③维持性欲和男性勃起功能。④促进和维持生精功能。⑤调控情绪及认知能力。⑥促进肝合成蛋白质，促进肾产生促红细胞生成素。⑦促进长骨的生长，骨骺愈合。⑧参与皮肤、毛发生长和皮脂腺分泌。⑨促进骨髓的造血功能。⑩促进肌肉组织体积增加及力量增强等。

（谷龙杰）

第三节　精液的采集与分析

一、精液采集

正确采集精液标本是保证实验室检查结果准确的必要条件。如果要使检测结果提供有效且有用的信息，进行精液采集时必须遵循标准化的操作程序进行。

（一）采集准备

禁欲 2～7 天后，采集精液标本。给予受检者关于精液标本采集清晰的指导，介绍正确的取精方法和步骤。使用无菌广口的玻璃或者塑料作为采集容器。容器上必须标记受检者姓名、编码、采集日期和时间。

（二）采集方法

1. 手淫法　手淫法是精液常规分析的标准采集方法。为了限制精液暴露于温度波动的环境以及控制从采集到检测的时间，应该安排在靠近实验室的私密房间内采集完整的精液标本。

2. 避孕套采集　仅在特殊情况下，如不能通过手淫成功获取标本，可以采用电动按摩法或性交时将精液射入避孕套来采集标本。仅可使用专门为采集精液设计的避孕套，并且需在检测报告上做出相关记录。

（三）送检

精液标本采集后应尽快送检。无论在哪里取精，都应在采集 1 h 内送至实验室。标本运送过程中温度应保持在 20～37 ℃。实验室收到精液标本后，应将标本容器放在有温度控制的试验台或者孵育箱内（37 ℃）。应待精液液化后检测，检测报告单上应该记录详细的临床信息。

二、精液的物理检查

应在液化不久后立即开始精液的物理检查分析，以避免脱水或温度变化而影响精液质量。

（一）精液的外观

正常的液化的精液标本呈现均质性、灰白色的外观。如果精子密度非常低，精液可显得透明些。精液颜色也可能因疾病及服用药物等有所不同。

（二）精液的体积

精确测量精液体积是计算精子总数等指标的基础。将精液标本直接采集到一个带刻度的玻璃量杯中，从刻度上读取精液体积。或者通过称重精液的质量，计算出精液体积（精液密度在 1.043～1.102 g/ml）。精液体积小可能与不完全逆行射精、射精管阻塞或缺如以及精囊腺发育不良等因素相关。精液量过多可能反映附属性腺分泌活跃，如在有炎症的情况下。

（三）精液的液化

精液液化通常在室温下几分钟内开始进行，精液逐渐变得更加均质和十分稀薄。通常在 15 min 内，精液标本完全液化。如果超过 60 min 仍未液化，则称为液化迟缓，可影响精子的活力。精液液化后，通过轻轻地将精液吸入一次性塑料吸液管，使精液自然滴下，观察拉丝的长度。正常精液形成不连续的小滴从吸液管口滴下。

（四）精液的 pH

应在液化后的同一时间测量 pH，最好在 30 min 内。将精液标本充分混匀后，使用 pH 试纸检测，也可以使用 pH 计来测量。WHO 将 pH 7.2 作为参考临界值。如果精液 pH 异常并伴有精液体积和精子数量等异常，则与男性不育相关。

三、精子运动能力分析

（一）精子活力分析

精子活力与妊娠率密切相关，其分析方法包括手工和计算机辅助精液分析法。应在精液样本充分液化后尽快（最好在 30 min 之内）进行精子活力评估。在第 5 版 WHO 手册中，将精子活动力分为前向运动（PR）、非前向运动（NP）及不活动（IM），而不再沿用以往的将精子活动力分为 a、b、c、d 级的分类方法。

1. 手工法

（1）将精液样本混匀，将精液分别滴在大约 20 μm 深的载玻片上。待样本停止悬浮后，在带有加热 37 ℃载物台的显微镜下进行精子活动力评估。

（2）用 200 或者 400 倍率的相差显微镜观察载玻片。每个标本大概评估 200 个精子。可采用带有网格的目镜，以更好地评估精子活动力。评估过程中所检测的区域应距离盖玻片边缘至少 5 mm 以上。

2. 计算机辅助精液常规分析（computer-aided semen analysis, CASA） 计算机技术在精液分析，尤其是在评估精子运动方面，显现了独特优势，免去了传统手工法的繁琐程序，因而在临床上得到了迅速推广。CASA 主要用于评估精子密度、运动及形态。需要指出的是，计算机将所有的细胞默认为精子，并且部分标本可能存在精子细胞聚集现象。这会带来误差，影响结果的准确性，应肉眼校正。评估精子运动参数时应至少追踪 200 个精子的运动轨迹，以确保结果准确可靠。尽管 CASA 在评价精子形态方面的重复性和准确性优于手工法，但要注意方法的标准化和质量控制。

3. 注意事项 要准确地评估精子活动力，应将精液充分混匀后，重复取样 2 次分别检测。每个样本至少系统地观察 5 个视野，分析的精子应 >200 个。2 次分析结果之间的差异应在 95% 可信区间内。

4. 参考值下限　PR ≥ 32%，（PR+NP）≥ 40%，低于此下限时受孕的机会降低。

（二）精子活率分析

精子活率指存活精子占所检测精子总数的百分比，通过评估精子细胞膜的完整性来完成。一般使用伊红 - 苯胺黑染色法检验。存活精子的细胞膜可阻止精子被染料伊红染色，而死亡精子则因细胞膜通透性发生改变而易被伊红染为红色。用光学显微镜或相差显微镜检测，可以区分活精子（未着色）和死亡精子（着色），而加用苯胺黑有利于更好地观察。

1. 检测步骤

（1）将精液标本混匀。取部分精液与 5 μl 伊红溶液混合。将其置于显微镜载玻片上，用移液管混匀，在载玻片上均匀展开。

（2）置于空气中风干后进行计数。在显微镜下，活精子具有白色头部，而死亡精子具有红色或暗红色头部。认为具有淡红色头部的精子是活的。

2. 注意事项　不动的精子并不都是死亡精子，如果存活但不动的精子占很大比例，则提示精子鞭毛可能存在结构缺陷。低渗肿胀试验的基本原理是利用存活精子的细胞膜能够形成渗透梯度的特性，当被置于低渗透压液体中时，活精子可因细胞外水分进入细胞内而造成细胞肿胀，死亡精子则缺乏这种现象，从而可以判断精子是否存活，可用于辅助生殖技术。

3. 参考值下限　活率 ≥ 58%。

（三）精子密度和精子总数

精子密度是一个重要的精液分析参数，与男性生育力有密切的关联。在精确计数精子密度前要进行精子密度的初检，以估计精确计数所需要的精液稀释倍数。

1. 检测步骤

（1）在载玻片上涂抹液化后精液样本，覆上盖玻片进行检验，以确定合适的稀释度。

（2）将精液与加入固定剂的稀释液混合，加入血细胞计数器的一个计数池。

（3）在 10~15 min 内评估样本（干燥后会在数精池内出现明显的精子痕迹），每次重复至少计数 200 条精子。

（4）计算每毫升的精子密度。将密度乘以体积，计算每次射精的精子总数。

2. 注意事项　临床上也可用 Makler 或 Microcell 计数池来测定精子密度。这些计数池使用方便，不必稀释样本，但应与血细胞计数板的检测结果进行比较和校正，以保证其结果的可靠性。

3. 参考值下限　精子密度 $\geqslant 15 \times 10^6$/ml，每次射精的精子总数 $\geqslant 39 \times 10^6$。

四、精子形态分析

精子形态学的检查是评估精子质量的一个重要方面。正常形态精子百分率与不同的生育力评价的指标（妊娠等待时间、体内与体外妊娠率）存在关联。

（一）正常精子形态

人精子的头部由细胞核和核前顶体组成。核内含有遗传物质，是遗传信息的携带者。顶体内含有多种酶类，与精子穿越放射冠、透明带和卵细胞膜有关。尾部呈鞭毛状，含有轴丝和线粒体鞘等结构，与精子运动有关。只有头部和尾部都正常的精子才被认为是正常精子。

（二）异常精子形态学的分类

人类精液标本中含有各种各样畸形的精子。精子的异常发生和一些附睾的病理改变常常与畸形精子百分率升高有关联。主要的精子缺陷类型有：

1. 头部缺陷 大头、小头、锥形头、梨形头、圆头、不定形头、有空泡的头（超过2个空泡，或空泡区域占头部20%以上）、顶体后区有空泡、顶体区过小（小于头部的40%）、顶体区过大（大于头部的70%）或双头，或者上述缺陷的任何组合。

2. 颈部和中段缺陷 中段非对称地接在头部、粗的或不规则、锐角弯曲或异常细的中段，或者上述缺陷的任何组合。

3. 主段缺陷 短尾、多尾、断尾、发卡形平滑弯曲、锐角弯曲、宽度不规则或卷曲，或者上述缺陷的任何组合。

4. 过量残留细胞质（excess residual cytoplasm, ERC） 细胞质的大小超过精子头部的1/3，通常伴有中段缺陷。

5. 参考值下限 正常形态精子的参考值下限为4%（第5个百分位数，95%可信区间为3.0～4.0）。

五、精子功能检查

对男性生育力的检查和判断最常用、最简单的方法是精液常规分析，但仅依靠常规分析来判断男性生育力是不全面的。临床上更多的是需要一些更客观、更可靠的反映不育患者生育力的检查。

（一）精子 – 宫颈黏液相互作用的检查

一般情况下，在体内试验结果异常时考虑进行体外试验，并且使用供者的精液和供者的宫颈黏液进行交叉试验。其中有参考价值的指标有：

1. 精子穿透黏液，并有 90% 以上具有明显直线运动的活精子（正常结果）。

2. 精子穿透黏液，但离开精液 – 宫颈黏液接触界面的距离 < 500 μm（约 10 条精子长度，结果差）。

3. 精子穿透黏液，但很快失活或仅作摆动（异常结果）。

4. 精子未穿透精液 – 宫颈黏液接触界面，指状突起形成不明显或尚未形成，但精子沿接触界面的精液侧凝集（异常结果）。

（二）精子尾部低渗肿胀试验

精子尾部低渗肿胀试验是基于完整精子细胞膜半渗透性的试验。将精子膜置于低渗（150 mOsmol/L）溶液中，渗透压的作用使精子尾部发生肿胀，可以用来评估精子膜的生理完整性。

1. 方法

（1）吸取 0.1 ml 完全液化的新鲜精液，调整精子浓度为 $(2 \sim 10) \times 10^6/\text{ml}$。

（2）加入 1.0 ml 低渗液，混匀。滴片，在 37 ℃温育 30 ~ 60 min，盖片。

（3）用光学显微镜观察，计数尾部发生肿胀和未发生肿胀精子的百分率。

2. 正常参考值　精子总肿胀率为 76.28% ± 6.87%。

（三）顶体反应的检测方法

精子在穿过透明带与卵发生融合前，必须经过顶体反应。发生顶体反应时精子膜和顶体内膜在许多区域发生融合，形成杂合膜颗粒，然后破裂，释放内容物，同时也暴露顶体内膜。在此过程中释放的顶体酶的作用下，精子能穿过包裹于卵子外面的卵丘、放射冠和透明带，从而能与卵子的基膜发生接触并形成融合。

1. 顶体反应的实验室检测技术采用的是凝集素标记法：①顶体完整的活精子不着色。②发生顶体反应的活精子 PSA-FITC 着色。③退化的精子 PSA-FITC 和 Hochest33258 均着色。④死精子 Hochest33258 着色。

2. 正常参考值

（1）离子载体激发的顶体反应（acrosomal reaction excited by ion carrier, ARIC）结果为检测管已发生顶体反应的精子百分率减去对照管已发生顶体反应的精子百分率。

（2）正常差值约为 15% AR；如果＜0 AR，则为异常；在 10% ~ 15% AR，则提示精子功能可能异常。

（3）如果对照管的数值＞15%，则提示过早发生了自发的顶体反应。

六、精浆的生化学检查

精浆的生化标志物可反映附睾性腺功能，如酸性磷酸酶（acid

phosphatase, ACP）、γ- 谷氨酰转移酶（ γ-glutamyl transterase, γ-GT）、锌、柠檬酸和镁反映前列腺的功能，果糖和前列腺素反映精囊的功能，游离左卡尼汀、甘油磷酸胆碱和 α- 葡糖苷酶反映附睾的功能等。这些特异性标志物总排出量的高低可用于评价男性附属性腺的功能状态，也可用于综合评价不育的发病原因和机制。

（一）精浆 α- 葡糖苷酶的检测

精浆 α- 葡糖苷酶来源于附睾（中性 α- 葡糖苷酶）和前列腺（酸性 α- 葡糖苷酶）。前者约占 80%，后者约占 20%。

1. 目前检测 α- 葡糖苷酶的方法　精浆中性 α- 葡糖苷酶的检测为 WHO 推荐的使用方法，检测过程较烦琐。正常生育男性精浆中性 α- 葡糖苷酶为每次射精精液 ≥20 mU。对精浆中总 α- 葡糖苷酶的检测为我国男科实验室的常用方法。正常生育男性精浆中总 α- 葡糖苷酶的活性参考值范围为 35.1～87.7 U/ml。

2. 临床意义　精浆 α- 葡糖苷酶活性与睾丸体积和血清睾酮密切相关。此外，附睾 α- 葡糖苷酶活性的检测可以间接反映雌激素水平。精浆 α- 葡糖苷酶的活性与精子密度和活力相关。精浆 α- 葡糖苷酶活性的降低可以导致结合至透明带的精子数减少，进而降低男性生育力。

（二）精浆果糖的检测

精浆果糖是由血液中的葡萄糖在精囊中经酶促转化产生并分泌的单糖，是精子能量的主要来源，参与精子的获能和受精，因此，精浆果糖浓度的测定可用于评价精囊的分泌功能。

1. 实验室常用的检测方法　WHO 也推荐以果糖浓度的测定作为评价精囊功能的指标，以间苯二酚法为临床男科实验室所常用。该法操作简单，无须特殊仪器，特异性好。

2. 参考值下限　正常生育男性精浆果糖的参考值为 $0.87 \sim 3.95$ g/L。WHO 推荐的正常参考值为每次射精精液 $\geqslant 13$ μmol。

3. 临床意义　当精囊功能发生紊乱时，精液总量减少，精浆果糖含量降低，进而引起精子活力不足。并且精浆果糖联合中性 α- 葡糖苷酶检测，可提高无创性诊断无精子症的价值。

（三）精浆锌的检测

精浆中的锌可稳定精子细胞膜和维持精子染色质的稳定性，对精液凝固和液化起作用，亦具有抗氧化作用。

1. 检测方法　比色分析方法适用于精浆中锌浓度的检测。精浆样本中的锌可与显色剂反应生成有色复合物。颜色的深浅与精浆中锌的浓度呈线性关系。根据锌标准曲线的浓度，可以计算出精浆中锌的浓度。已有测定锌浓度的试剂盒出售，并且可在全自动化分析仪上建立检测参数，从而对精浆浓度进行全自动化分析。

2. 参考值下限　正常生育男性精浆锌的参考值为 $0.8 \sim 2.5$ mmol/L。

3. 临床意义　检测男性精浆中锌的水平，主要用于前列腺炎和男性不育的体外诊断。如精浆锌浓度低于正常值参考下限，提示前列腺分泌功能低下，可能与感染或男性不育有关。

七、精子 DNA 损伤的检测

（一）精子 DNA 损伤检测的临床意义

临床研究发现，人精子染色质的完整性直接影响到受精、卵裂和流产等生殖的各个方面。随着临床上逐渐认识到传统精液常规检查的局限性，精子染色质完整性作为新的评价精子质量的指标越来越受到人们的重视。

（二）精子 DNA 损伤检测的方法

近些年来发展出了多种检测精子 DNA 损伤的方法。这些方法根据检测的策略不同可以分为两大类。一种是直接用探针来检测 DNA 断裂的位点，通过收集探针的信号来确认精子 DNA 的损伤程度，包括末端脱氧核苷酸转移酶介导的生物化 UTP 缺口末端标记法（terminal deoxy-nucleotidys transferase mediated dUTP nick and labeling，TUNEL）和原位缺口平移法 (in situ nick translation, ISNT) 等。另一种是根据受损的 DNA 比双链 DNA 更容易变性的原理，包括彗星实验（Comet assay）、精子染色质扩散试验（sperm chromatin structure, SCD）、吖啶橙试验（acridine orange test, AOT）和精子染色质结构分析试验（sperm chromatin structure assay, SCSA）。其中临床上应用最广泛的为 SCSA。

（三）SCSA

1. 检测原理　精子在酸溶液的作用下，染色质损伤的 DNA 会被作用为单链。经吖啶橙染色后，其中双链 DNA 与吖啶橙结合发出绿色荧光，而单链 DNA 与 AO 结合发出红色或黄色荧光，因此，通过流式细胞仪检测对两种荧光的相对强度进行检测，就可得出 DNA 断裂指数（DNA fragmentation index, DFI）。

2. 检测步骤

（1）将精液样本在 37 ℃水浴中快速解冻。根据测出的精子密度，取部分精液加入到 200 μl TNE buffer（Tris-HCl 0.01M，NaCl 0.15 M，EDTA 1 mM，pH 7.4）中，使精子密度为 1×10^6/ml。

（2）向精子悬液再加入酸溶液（0.1% Triton X-100，0.15 mol/L NaCl 和 0.08 N HCl，pH=1.2）处理 30 s。

（3）用浓度 6 mg/L 吖啶橙的磷酸盐溶液进行染色。

（4）将细胞经流式细胞仪进行分析。每个样本用 10 000 个细胞进行检测，流速控制在每秒通过 200～300 个。设定检测两个通道：绿色（515～530 nm）和红色（630～640 nm）。

（5）测出的结果经软件分析，计算 DFI 的值。

3. 检测结果判读　将人群以 DFI=30% 为阈值来分组，发现 DFI＞30% 人群的怀孕概率显著低于 DFI＜30% 的人群。因此，以 DFI=30% 为阈值，对男性生育力有一定的预测能力。

八、精液氧化与抗氧化指标检查

精子在氧化代谢过程中可产生活性氧（reactive oxygen species, ROS）。正常情况下，生殖系统（体内）及射精后（体外）精浆中含有抗氧化物质及抗氧化酶，可使 ROS 的产生与清除处于动态平衡。然而，在生殖系统炎症、损伤或施行辅助生殖技术等情况下，ROS 产生过多或机体抵御能力下降，动态平衡被打破，机体产生氧化应激，则可能导致病理状态。

（一）ROS 的生殖毒性

ROS 的生殖毒性主要体现在导致精子膜的脂质过氧化、损伤精子活力、线粒体及 DNA。精子膜的脂质过氧化使膜的流动性下降，而通透性增加，并且与膜功能密切相关的离子泵的功能也受到影响，从而使精子运动能力减弱。膜的通透性增加使正常不能透过膜的物质通透性增加。ROS 引起线粒体膜脂质过氧化改变，引起线粒体内膜上呼吸链、钙离子通路和线粒体 DNA 等功能异常。ROS 造成精子一系列损伤，最终能导致精子的凋亡。

（二）男性生殖系统的抗氧化机制

抗氧化物主要是包括分布于细胞膜上的脂溶性维生素 E、类胡萝卜素、泛醌以及分布于组织液中的维生素 C。比较重要的抗氧化酶有超氧化歧化酶（superoxide dismutase, SOD）、各种过氧化物酶 [如谷胱甘肽过氧化物酶（glutathione peroxidase, GPX）、过氧化氢酶（catalase from micrococcus lysodeikticus, CML）和其他血红素蛋白过氧化物酶]。这些酶不但可以协同抑制 ROS 对机体的损伤，并且能相互之间起到保护的作用。

（三）氧化指标的测定

目前常用化学发光进行精子悬液 ROS 的测定。由于 ROS 极度活跃，稳定性弱，存在时间短，易受其他因素干扰，因此，采用鲁米诺或光泽精等敏感的光度计和化学发光探针来检测精子所产生的微弱光信号。

（四）抗氧化指标的测定

1. 总抗氧化能力 在酸性环境下，三价铁复合物 Fe^{3+}- 三吡啶三吖嗪可以被还原成为二价铁离子，并使含二价铁离子的溶液呈蓝色，并在 593 nm 具有最大吸收值。根据这一特性，抗氧化物可以作为还原剂，检测蓝色产物的吸光度值，进而可以推算出总抗氧化能力。

2. SOD O^{2-} 可被氯化硝基四唑氮蓝还原成蓝紫色的甲䐶，在 560 nm 具有最大吸收值，而存在的 SOD 可抑制歧化反应，减弱对氯化硝基四唑氮蓝的还原作用。检测还原产物的吸光度值可间接反映 SOD 的活力。

3. 谷胱甘肽检测 采用 Beutler 法，通过还原型谷胱甘肽与其氧化产物——氧化性谷胱甘肽的比值来衡量精子氧化损伤的程度。

4. 维生素 C 的含量测定　还原性维生素 C 可由活性炭氧化成为脱氢型的维生素 C，再与 2, 4- 二硝基苯作用生成红色脎，检测待测产物的显色吸光度值可定量维生素 C 的值。

九、精液免疫学检测

导致不孕、不育的因素有很多，免疫学因素是其中的重要因素之一。睾丸是一个免疫豁免性器官。正常状态下血睾屏障可防止生精细胞分化后期的自身抗原与睾丸间质中的免疫细胞接触。此外，精浆中存在的免疫抑制同样起到维持男性生殖道免疫稳态的作用。当发生睾丸外伤、感染、生殖道梗阻、输精管结扎等手术、隐睾以及精索静脉曲张等情况下，精子暴露于自身免疫系统，引发自身免疫反应，可诱导男性体内产生抗精子抗体（anti-spermatzoon antibody, AsAb）。因此，AsAb 的检测对男性免疫性不育的诊断和治疗有重要的临床意义。

（一）精子凝集检测

在测定精子活力时，采用半定量的分级方法，将凝集程度分为（−）（没有凝集）到（+++）（所有活动的精子凝集），同时记录精子凝集类型（头对头、尾对尾或混合型）。还要排除其他不属于凝集的情况：不活动的精子之间、活动精子与黏液丝之间、活动精子与非精子细胞成分和细胞碎片等相互黏附。

正常生育能力人群中的精子一般不发生凝集。发生凝集的精液提示可能发生了免疫因素导致的不育。

（二）AsAb 检测

AsAb 是诊断免疫性不育的重要指标。检测 AsAb 的方法有多种，其中 WHO 推荐使用的方法有混合抗球蛋白反应试验（mixed antiglobulin reaction test, MAR）及免疫珠试验（immunobead test, IBT）。我国临床上较多使用的为酶联免疫吸附测定（enzyme-linked immunosorbent assay, ELISA）。其他方法还包括免疫荧光法、流式细胞术法及放射性标记的抗球蛋白检测方法等。根据检测的具体内容（如检测的免疫球蛋白类型、抗体滴度检测及抗体与精子结合部位的定位等）和检测的对象（精液或是血清），可选择不同的检测方式。

1. MAR 试验 以乳胶颗粒为例，将预先包埋了人 IgG 或 IgA 的乳胶颗粒与待测者的精液共同孵育，再与抗人 IgG 或 IgA 抗血清共同作用。若精子抗原结合了 AsAb，最初可观察到活动精子周围黏附着若干个或一串乳胶颗粒并来回游动，接着活动精子与乳胶颗粒的混合凝集物逐渐增大，黏附的精子只能原地摆动。若未与携带抗原 - 抗体复合物的精子黏附，则乳胶颗粒相互黏附，聚集成团，而无抗体结合的精子可在乳胶颗粒间自由游动。不运动的精子不参与最后的结果判读。当 10%~50% 的运动精子形成凝集聚合物时，怀疑免疫性不育；当黏附精子的比例 >50% 时，可诊断为免疫性不育。

2. IBT 试验 检测原理为通过共价键包被羊抗人 IgG 或 IgA 的聚丙烯酰胺珠，根据其与活动精子的连接可判断精子表面是否存在 ASA 及相应的免疫球蛋白类型。不同于 MA 需要使用新鲜的精液标本，直接法中在 IBT 检测之前对精液进行离心，去除精浆。将待测的精子悬液与免疫珠悬液混合，在显微镜下观察可见。当精子在免疫珠悬液中游动时，表面有抗体的精子可黏附到免疫珠上，由此计算出表面黏附抗体的精子比例。IBT 同样可利用间接法对精子活力较弱的精液及其他相关体液进行检测。

3. ELISA 法 筛选精液常规正常的精液，洗涤离心后去除精浆，超声粉碎后高速离心，上清液即为精子抗原溶液；调整到适应浓度后将其包被于带正电荷的聚氯乙烯微量反应板，其固相抗原与待测标本中的ASA结合，并与加入的辣根过氧化酶标记的抗人IgG(或IgA、IgM)酶结合物起反应，形成抗原-抗体-酶标抗体结合物，最后在酶底物的作用下而显色。根据显色的情况判读抗体存在及其滴度。利用EIISA进行血清中的ASA检测可以对抗体滴度进行评估。该方法多用于临床检测。抗体结合于精子的百分率不同或抗体的滴度不同，对生育力的影响亦不同。抗体滴度越高或结合抗体的精子百分率越高，则提示ASA与精子表面结合并损伤精子的生物学活性，对生育力的损害可能也越大。但由于免疫系统的复杂性，不同类型抗体的作用方式和部位不同，也可导致少数即使抗体滴度很高的男性正常生育。

(三)方法学评价

由于循环和局部的ASA并不完全一致，而生殖道局部尤其是精子表面结合的ASA对精子活动力的影响最为直接，因而检测生殖道局部(包括宫颈黏液和精液)ASA比血清中的ASA检测具有更大的临床意义。并且血清中出现ASA并不代表精液中也存在ASA。多数学者认为只有当在精子表面检测到ASA时才有临床意义。当ASA检测为阳性时，接下来需要进一步开展其他检查，如精子凝集试验和制动试验等。抗体直接结合抗原可能并不引起精子相关功能的变化。一些现在使用的方法只能检测ASA的定位和存在，但是并不能评估抗体的滴度。

十、精液的微生物学检测

文献报道，大约15%的男性不育与生殖系统炎症相关，可引起生殖道炎症的常见微生物有淋病奈瑟菌、大肠埃希菌、葡萄球菌、链球菌及肠球菌等。对精液进行显微镜分析是判断生殖道是否感染微生物最常用的方法。将精液涂片和固定后可选用用革兰氏染色法或抗酸染色法检测相应的细菌。对精液进行细菌、真菌或支原体的培养也是鉴定微生物的常用方法，以无菌技术将待测精液接种于血平板、巧克力平板或麦康凯平板上，接种后进行培养、分离及鉴定，以明确感染的病因。对于最常见的淋病奈瑟菌，还可利用其特异性抗体通过免疫荧光的方式进行检测。

十一、精子遗传学检测

精子的主要作用是将父系遗传物质精确地传递给子代，因此，在男科学临床及科研领域，精子遗传学检测是一项重要的常规项目。与体细胞不同，成熟精子有其特殊性：染色质结构致密，转录停止。获取高质量 DNA 是开展遗传学及表观遗传学研究的基础，然而研究显示传统方法不适用于精子 DNA 提取。

（一）精子 DNA 的提取

硫氰酸胍法（guanidine thiocyanate method）是目前提取精子 DNA 最有效的方法，其中硫氰酸胍不可逆地使 DNA/RNA 酶失活，强力瓦解细胞膜，破坏蛋白质二级结构，溶解蛋白质，并增强蛋白酶 K 的活性。充分裂解精子是硫氰酸胍法的关键环节。裂解液的组分为硫氰酸胍、十二烷基肌氨酸钠、二硫苏糖醇、蛋白酶 K、氯化钠及去离子水。配好所需试剂后，按照如下程序提取：冲洗、裂解、萃取、纯化及溶解。通过凝胶电泳和分光光度计法评估 DNA 质量。

（二）精子 DNA 的甲基化检测

精子 DNA 的甲基化检测是男性不育病因研究的热点。DNA 甲基化通常发生于 CpG 岛，即 CpG 二核苷酸 5- 端的胞嘧啶转变为 5- 甲基胞嘧啶。精子 DNA 甲基化的检测大致分为两类：全基因组甲基化分析和特异位点的甲基化检测。

全基因组甲基化分析的常用方法有：①甲基化检测试剂盒（比色法）。②飞行质谱。③芯片分析。④高通量测序。

特异位点甲基化检测的常用方法有：①甲基化特异性 PCR（methylation-specific polymerase chain reaction, MS-PCR）。②重亚硫酸盐测序法（bisufite sequence PCR, BSP）。③荧光定量法（methylight）。④焦磷酸测序（pyrosequencing）。

（章慧平　赵　凯）

主要参考文献

[1] Eberhard Nieschlag, Hermann w. Behre. Susan Wieschlug著. 男科学: 男性生殖健康与功能障碍. 3版. 李宏军, 李汉忠译. 北京: 北京大学医学出版社, 2013.
[2] 崔险峰. 应用严格精子形态学测定法评估精子形态对体外受精率的影响. 中华男科学杂志, 2006, 12: 842-843.
[3] 潘天明, 朱积川, 李江源. 男科实验室诊断技术. 北京: 人民军医出版社, 2006.
[4] 世界卫生组织. 人类精液检查与处理实验室手册. 5版. 北京: 人民卫生出版社, 2011.
[5] 熊承良, 商学军, 刘继红. 人类精子学. 北京：人民卫生出版社, 2013.
[6] 杨增明, 孙青原, 夏国良主编. 生殖生物学. 北京：科学出版社, 2005.
[7] 赵凯, 熊承良. 人精子染色质损伤及其检测的研究进展. 中华男科学杂志, 2013, 19(5): 460-463.
[8] Bollendorf A, Check JH. Correlation of ImmunoBead(R) and ImmunoSphere Immunoglobulin G (IGG) tests on detecting antisperm antibody (ASA) on sperm. Clin Exp Obstet Gynecol, 2016, 43(2):175-177.
[9] Chen Q, Deng T, Han D. Testicular immunoregulation and spermatogenesis. Semin Cell Dev Biol, 2016, 59:157-165.
[10] Griswold MD. Spermatogenesis: the commitment to meiosis. Physiol Rev 2016, 96: 1-17.
[11] Jeyendran RS, Van der Ven HH, Perez-Pelaez M, *et al.* J Reprod and Fertility, 1984,

70: 219-228.

[12] Ohlander SJ, Lindgren MC. Testosterone and male infertility. Urol Clin North Am, 2016, 43: 195-202.

[13] Plant TM. 60 year of neuroendocrinlogy: the hypothalamo-pituitary-gonadal axis. J Endocrinol, 2015, 226: T41-54.

[14] Shibahara H, Koriyama J. Methods for direct and indirect antisperm antibody testing. Methods Mol Biol, 2013, 927: 51-60.

[15] Sullivan R, Mieusset R. The human epididymis: its function in sperm maturation. Hum Reprod Update, 2016, 22: 574-587.

[16] Tremblay JJ. Molecular regulation of steroidogenesis in endocrine Leydig cells. Steroids, 2015, 103: 3-10.

[17] Wen Q, Tang EI, Li N, et al. Regulation of blood-testis barrier (BTB) dynamics, role of actin-, and microtubule-based cytoskeletons. Methods Mol Biol, 2018, 1748: 229-243.

[18] Yuan HF, Kuete M, Su L, et al. Comparison of three different techniques of human sperm DNA isolation for methylation assay. J Huazhong Univ Sci Technolog Med Sci, 2015, 35(6): 938-934.

第四章　女性不孕

第一节　女性不孕的评估及诊治流程

未采取避孕措施的正常性生活 1 年而未获得妊娠者，称不孕，占生育年龄夫妇的 10%～15%。随着女性不断推迟生育年龄，不孕的发生率有增加的趋势。

成功的生殖必须具备以下条件：①有正常的排卵。②有足够量和活力的精子。③输卵管能输送配子，使它们能正常受精。④胚胎能达到子宫腔着床并继续发育。男性或女性因素造成的不孕、不育各占 35%，男女性因素共存占 20%，不明原因占 10%。

一、女性因素

（一）宫颈因素

宫颈狭窄或宫颈黏液和精子的作用异常可导致不孕。子宫颈对精子的输送和获能起重要的作用。宫颈锥切或光疗、宫颈炎症等都可能引起宫颈狭窄或黏液的异常而引起不孕。

（二）子宫因素

子宫是孕育胎儿直至分娩的器官。子宫的异常通过影响内膜或肌层而导致不孕、流产或早产。子宫因素分为先天性和获得性。

1. 先天性子宫因素 包括多种子宫先天畸形，如 Rokitansky-Küster-Hauser 综合征（先天性子宫及阴道缺如）、子宫完全（不全）纵隔、双子宫或双角子宫及单角子宫等。

先天性子宫畸形在不孕女性中的发病率较正常女性高 21 倍。子宫完全（不全）纵隔、双子宫或双角子宫并不一定引起不孕，但与复发性流产有关。不全纵隔的流产率最高，其次为双角子宫，再次为完全子宫纵隔，最后为双子宫。单角子宫是独特的与不孕有关的畸形，并且有晚期产科合并症。

几乎有 1/3 的病例合并泌尿道畸形。肾畸形与子宫发育不全、子宫未发育及单角子宫的关系较其他类型的畸形更常见。

2. 获得性子宫因素

（1）子宫腔粘连综合征（Asherman 综合征）：常见于反复流产刮宫史、宫腔手术史（子宫纵隔电切术或黏膜下肌瘤电切术等）及结核性子宫内膜炎后遗症等。

（2）子宫肌瘤：黏膜下肌瘤对妊娠的影响最大，最易引起不孕和流产，其次为肌壁间子宫肌瘤，而浆膜下肌瘤对妊娠几乎没有影响。黏膜下肌瘤分为三型：0 型，带蒂的黏膜下肌瘤；Ⅰ 型：肌瘤突向子宫腔部分 >50%；Ⅱ 型：肌瘤突向子宫腔部分 < 50%。肌壁间肌瘤对不孕和流产的影响尚有争议。目前认为影响子宫腔或 > 5 cm 的肌壁间肌瘤影响妊娠，使不孕和流产率增加。

（3）子宫内膜息肉：当内膜息肉 ≥ 1.5 cm 时，影响胚胎着床而导致不孕。当息肉位于输卵管开口处时，无论大小，因影响精子与卵子相遇而导致不孕。

（三）输卵管因素

大多数输卵管疾病继发于感染，尤其是盆腔炎症性疾病 (pelvic

inflammatory disease, PID)，子宫内膜异位症或其他盆腔手术也可引起
粘连而导致输卵管闭塞。衣原体感染、淋病和结核是常见的感染性疾
病。输卵管炎症是引起宫外孕的主要原因。为绝育而采取的输卵管结
扎或因宫外孕而采取的输卵管切除术是引起不孕的继发的输卵管因素。
炎症可造成输卵管伞端粘连成盲端并扩张而形成输卵管积水，对妊娠
的影响极大。因为输卵管内的液体会在卵泡期积聚，在黄体期（着床
窗口期）时会从输卵管内流向子宫腔，从而"冲"走胚胎或伤害胚胎，
使胚胎无法着床。

（四）排卵障碍

是不孕最重要和常见的病因，常表现为原发或继发闭经或月经稀发
等。常见的原因有多囊卵巢综合征（PCOS）、卵巢功能早衰及低促性腺
激素性腺功能不全（下丘脑性闭经）等。黄体化未破裂滤泡（luteinized
unruptured follicle, LUFS) 则是有卵泡发育，但因卵母细胞不能排出而导
致不能受孕，这是另一种意义的排卵障碍，多见于子宫内膜异位症患者。

（五）子宫内膜异位症

40% ~ 50% 的子宫内膜异位症患者合并不孕。早期子宫内膜异位症
导致不孕的机制尚不清楚。腹腔环境中氧化应激和高浓度的炎性细胞因
子可影响精子功能，造成精子 DNA 损伤，也可能造成卵母细胞骨架功
能异常。中重度的子宫内膜内异症患者伴有卵巢囊肿和粘连，导致输卵
管功能异常。

二、评估和诊断

不孕涉及夫妇双方的问题。诊断性的检查应在确定不孕的诊断后再

进行，除非女方年龄已超过 35 岁，或有男性因素不孕、子宫内膜异位症、输卵管因素、盆腔感染性疾病或盆腔手术病史的患者。对患者进行简短的生殖生理的讲解和病情的详细解释，可明显缓解患者的紧张、焦虑情绪。

（一）初步评估

包括病史和体检两项。

1. 病史　夫妇双方要提供完整、真实的病史，包括既往的就诊经历、治疗过程和结局。通过病史的询问，获得的信息应包括：

（1）为原发不孕还是继发不孕，以及持续的时间。

（2）性生活是否正常及频率。

（3）月经史：是否有痛经。是否有月经改变，如频发或稀发等。若有闭经，是否有体重的改变、潮热、出汗、溢乳、多毛及痤疮等。

（4）孕产史：要询问具体的妊娠情况，是否有过自然妊娠或促排卵后或辅助生殖技术（ART）后妊娠。若有流产，要了解流产的孕周，是人工终止还是自然流产，流产时是否有胎心。如有分娩史，要了解分娩的方式、孕周、有无合并症、胎儿体重和性别、有无畸形以及是否健在。若离婚，要了解孩子归属（男方或女方）。若有过宫外孕，要了解宫外孕发生的部位（左侧还是右侧），是否采取过保守治疗或手术治疗，保守药物治疗时使用的用药，是否有过手术切除或开窗术，手术时的盆腔情况或对侧输卵管情况。

（5）男方的病史：是否做过精液分析，是否有性功能障碍，既往有无妊娠史。

（6）既往史：询问双方是否有性传播疾病史，有无烟、酒嗜好，有无手术史及绝育手术史，有无其他系统疾病及用药治疗情况，有无过敏史。

2. 体检　应包括身高和体重并计算体重指数。甲状腺有无增大或结节，乳腺发育情况及有无溢乳，注意毛发分布及痤疮情况。进行全面的妇科双合诊检查，必要时行三合诊检查。注意生殖器官发育有无异常，有无畸形、子宫肌瘤、附件肿物及子宫内膜异位症等。男科医师应对精液常规异常的患者进行全面的体检，以除外隐睾和先天性输精管缺如，还应测量睾丸体积以及判断有无精索静脉曲张等。

（二）治疗前的个体化评估

对不孕的评估应有计划而且全面。应从简单、无创的检查开始，如阴道超声检查及排卵监测，到复杂有创的，如子宫和输卵管检查和腹腔镜检查。

1. 排卵的评估　排卵的评估是任何不孕检查的一个重要部分。月经周期规律且每次有大致相同的经量、经期和经前症状者大多有正常排卵。这一点通过超声监测就可以证明。在黄体期（月经前 7～10 天）进行一次阴道超声检查，如探测到卵巢内典型的黄体样回声以及 ≥ 8 mm 的 B 型内膜，就可以帮助判断有排卵和排除内膜薄了。对于月经稀发、不规律的女性，几乎可以肯定是很少排卵的。通过基础体温、连续超声监测、尿 LH 测定、血孕酮的测定以及子宫内膜活检可以帮助诊断。可以根据患者的个体情况决定通过哪种方法来诊断，而不必每样都做。

2. 对子宫及输卵管的评估　除外严重的男性因素后，应对女方进行子宫和输卵管形态学的评估。常用的方法有阴道超声检查、子宫输卵管造影术 (hysterosalpinggography, HSG)、子宫输卵管超声造影、超声下输卵管通液、宫腔镜检查及腹腔镜检查等。晚卵泡期的阴道超声检查可有效地检测宫腔内病变，如息肉、黏膜下肌瘤、粘连和子宫发育畸形。做超声下输卵管通液时，因子宫腔内充满盐水，可以更清楚地观察宫腔内病变，并了解病变的部位和影响子宫腔的程度，几乎与宫腔镜一样有效。但宫腔镜既可以准确地诊断宫腔内病变，又可以同时治疗。HSG主要用于诊断输卵管是否通畅，灵敏度高，特异度低，假阴性和假阳性率高，所以对 HSG 结果有怀疑者或希望行输卵管复通术者或有明显的输卵管积水者，应进一步行腹腔镜检查及输卵管通液，并同时进行相应的治疗。

3. 卵巢储备的评估　目前临床上常用的卵巢储备功能评估的指标包括：①年龄。②生化指标：基础性激素及细胞因子水平测定。③影像学指标：通过超声检查卵巢大小、基础窦卵泡数目和卵巢间基质血流等。④卵巢刺激试验。前三项为针对卵巢的被动性检查方法（静态评估），卵巢刺激试验为诱发性检测方法（动态评估）。

（1）年龄：年龄是评估女性生育力最常用、最直接及最关键的指标。高龄女性的生育力随年龄增长而下降。女性生育力从 35 岁开始明显减退，37 岁后减退得更为迅速。在 35 岁以上女性中生育力低下的发生率可达 30%～50%。对于高龄女性，因年龄增长导致的不孕率升高主要与卵子数量减少及质量下降有关，25～34 岁的女性妊娠率最高可达 65%，35～40 岁的女性为 40%～50%；＞35 周岁的女性生育力开始下降；≥40 岁的女性妊娠成功率为 10% 左右，且活产率明显下降；超过 45 岁者妊娠率极低，胚胎染色体异常导致的子代畸形和先天异常的发生率显著增加。但是单纯的年龄因素并不能完全反映卵巢功能的真实状态，如在 PCOS 和卵巢功能早衰患者。因此，需要借助其他指标准确评估卵巢储备功能。

（2）生化指标

1）基础 FSH（basal follicle stimulating hormone, bFSH）水平：指月经第 2～3 天的血清 FSH 水平。bFSH 随年龄的增长而升高。不同实验室之间 bFSH 的参考值范围略有差异，通常认为 bFSH 水平≤10 IU/L，提示卵巢储备功能正常；连续两个周期 bFSH 水平在10～15 IU/L，预示卵巢功能不良；连续两个周期在 20~40IU/L，提示卵巢功能衰竭隐匿期；连续两个周期＞40 IU/L，提示卵巢功能衰竭。bFSH 检测简单易行，但是单用 bFSH 不能预测卵巢反应性及妊娠结局，应结合其他指标评估。

2）基础雌二醇（E_2）水平：系月经第 2~3 天的血清 E_2 水平。E_2 水平在生育力下降早期保持正常或轻度升高，随着年龄增加和卵巢功能衰退，E_2 水平逐渐下降。基础 E_2＞80 pg/ml 时，无论年龄与 FSH 如何，均提示卵泡发育过快和卵巢储备功能下降。基础 E_2 水平升高而 bFSH 正常的阶段是卵巢储备明显降低的早期。如 bFSH 和 E_2 水平均升高，则提示卵巢储备降低。如基础 E_2 下降而 FSH ≥ 40 IU/L，提示卵巢功能衰竭。

3）血清抗苗勒管激素 (AMH) 检测：AMH 随年龄增加而下降，至绝经前和绝经期不能测及，是预测卵巢储备功能的标记物。相对于年龄或其他血生化指标如 bFSH、E_2 和抑制素 B 等，AMH 是反映卵巢储备更好的标志物。AMH 是唯一在月经周期任何时间都能检测的卵巢储备功能指标。目前认为 1.15 ng/ml (8.21 pmol/L) 可以作为 AMH 预测卵巢储备功能降低的阈值，且具有良好的敏感度 (80%) 和特异度 (85%)。在辅助生殖技术治疗中，AMH 可以预测控制性超促排卵中卵巢的低反应和高反应，但是关于参考值范围尚无统一标准。AMH 的界值在 0.99~3.65 ng/ml(7.07~26.06 pmol/L) 的范围内均有报道。鉴于在临床中，仍有部分 AMH 低水平的女性获得了妊娠，因此，应客观地对待 AMH 的预测价值，不能夸大或过度依赖。AMH 受种族、检测试剂盒和吸烟等影响，因此，对其准确的预测价值仍需进一步研究确定。

4）抑制素 B（INH-B）：由窦卵泡的颗粒细胞分泌的内分泌因子抑制素 B 是一项可直接预测卵巢储备功能的指标。在高龄女性血清 FSH 可能正常，但其抑制素 B 水平已降低，故抑制素 B 是比 FSH 更敏感地反映卵巢储备功能的标志物。随着年龄增加，抑制素 B 的释放逐渐降低，从而减少对 FSH 释放的负反馈调节，导致 FSH 逐渐升高。抑制素 B 与 FSH 呈负相关。目前对抑制素 B 尚无统一的检测标准，一般认为 ＜40~56 ng/L 提示卵巢储备功能减退。抑制素 B 是否能有效预测 IVF 妊娠结局目前仍存在争议。

（3）影像学指标

1）窦卵泡数目 (antral follicle count, AFC)：指早卵泡期阴道超声下检测到的直径＜10 mm 的窦卵泡数目。窦卵泡数目在 37 岁以前以每年 4.8% 的速度下降，37 岁以后则以 11.7% 的速度下降。AFC 的数目与年龄呈负相关。

2）卵巢体积：卵巢体积大小与卵巢内窦卵泡数目有关。卵巢的正常体积为 4.0~6.0 cm^3。卵巢体积明显减小者卵巢的储备功能下降。

3）平均卵巢直径 (mean ovarian diameter, MOD)：MOD 系任一侧卵巢两个相互垂直平面最大径线的均值，因为测量方法简单易行，故可替代卵巢体积的测量。以 20 mm 作为 MOD 的界值，MOD＜20 mm 预示 IVF 治疗结局较差。

4）卵巢基质内动脉收缩期血流速度峰值 (peak systolic velocity, PSV)：PSV 低提示卵巢储备功能下降。卵巢基质血流速可能与运送到刺激卵泡生长的靶细胞的促性腺素有关。

（4）刺激试验

1）柠檬酸氯米芬刺激试验 (clomiphene citrate challenge test, CCCT)：检测氯米芬刺激后卵巢的反应能力。在卵巢储备功能与反应性正常的女性，其生长发育的卵泡可产生足量的抑制素 B 和雌二醇，从而能抑制氯米芬诱发的 FSH 水平过度上升。CCCT 操作简单、经济，能有效地预测卵巢低反应性，灵敏度优于 bFSH 和卵巢体积等指标。测定方法为检测月经第 3 天 bFSH 及雌二醇水平，从月经周期第 5 天开始每天口服氯米芬 100 mg，持续 5 天，检测月经周期第 10 天的血清 FSH 及雌二醇水平。若周期第 10 天 FSH ≤ 10 U/L，提示卵巢储备功能良好；若 FSH 水平 > 10 IU/L 或给药前后血清 FSH 之和 > 26 IU/L，为 CCCT 异常，提示卵巢储备下降和卵巢低反应。

2）促性腺激素释放激素激动剂刺激试验 (GnRH agonist stimulation test, GAST)：GnRH-a 的生物活性为天然 GnRH 的 50 ~ 300 倍，其与垂体的 GnRH 受体特异性结合，刺激垂体在短期内释放大量促性腺激素，使外周血 FSH 和 LH 浓度急剧升高，即 Flare-up 作用。在外周血中高浓度促性腺激素的刺激下，卵巢分泌的雌二醇升高。若卵巢储备功能降低，卵巢内存留的卵泡数量减少，则雌二醇的合成和分泌减少。具体方法为月经周期第 2 ~ 3 天检测雌二醇水平，随后皮下注射 GnRH-a 短效制剂 1 次。24 h 后，检测血雌二醇值水平。如较注射前基础值增加 1 倍或 1 倍以上，则为雌二醇有反应。如增加不足 1 倍，则提示卵巢储备功能降低。

3）促性腺激素刺激试验 (exogenous FSH ovarian reserve test, EFORT) Gn 刺激试验包括 EFORT 和尿人绝经促性腺激素 (human menopausal gonadotropin, HMG) 刺激试验，其机制与 GAST 类似，是临床使用较久的卵巢功能检测试验。刺激试验直接反映卵巢对 FSH 的敏感性。大剂量 FSH 作用于卵巢，刺激卵巢内的卵泡合成，分泌雌二醇。若卵巢储备功能下降，卵巢内存留的卵泡数量减少，质量下降，卵巢对 FSH 的敏感性下降，则 FSH 刺激后的雌二醇上升幅度较小，甚至无改变。具体方法为在月经周期第 3 天给予重组 FSH 或 HMG 150 ~ 300 U，并在 FSH 给药前后 24 h 测量血清雌二醇水平。若 FSH 刺激 24 h 后血清雌二醇水平的升高 < 30 pmol/L 为异常，预示卵巢储备功能下降。EFORT 在预测卵巢低反应方面低于 CCCT，而在预测卵巢高反应方面则优于 CCCT，但是存在一定的假阳性。

三、流程

第一步：除外男性因素（通过 2 ~ 3 次的精液分析可判断），至少 2 次精液分析，若两次结果一致，可判断；若两次结果不一致（不一致超过 25%），需做第三次精液分析才能下结论。

精子数量 ≤ 10×10^6/ml 者，应查染色体核型和 Y 染色体微缺失的检测。

无精子症者，应做睾丸活检或附睾抽吸，也应查染色体核型和 Y 染色体微缺失。

如男方有阳痿、不射精及逆行射精，应在男科给予相应的治疗。

第二步：通过病史、体检和阴道超声检查判断女方是否有生殖道畸形（双子宫、单角子宫、残角子宫、双角子宫、子宫完全纵隔或子宫不全纵隔等）、宫腔异常（子宫内膜息肉、黏膜下肌瘤、宫腔粘连或内膜薄等）、排卵障碍、输卵管积水（对于卵泡期的典型病变，可通过阴道超声直接诊断）、卵巢囊肿或肿瘤（生理性囊肿 LUFS 等、畸胎瘤和卵巢巧克力囊肿等），以及评估卵巢储备功能。

第三步：进行基础性激素及甲状腺功能测定，包括 PRL、FSH、LH、雌二醇、睾酮、孕酮、TSH 及游离甲状腺素。

第四步：通过 HSG、输卵管通液或腹腔镜检查判断输卵管是否通畅（有明显排卵障碍者此项检查暂缓，有明显男性因素者此项检查可免）。

第五步：①对可疑宫腔病变者行宫腔镜检查及内膜活检。②对可疑卵巢肿瘤者复查彩超观察血流，并同时查肿瘤标志物 CA125、CA199、癌胚抗原 (carcino-embryonic antigen, CEA) 和甲胎蛋白 (α-fetoprotein, AFP) 等。若正常，可再复查以除外生理性囊肿。

第六步：如女方有 2 次或 2 次以上流产史，畸形儿分娩史，3 次以上 IVF 失败史等，应建议查染色体核型，并可查免疫系列，如抗心磷脂抗体 IgG 和 IgM，抗 β_2-GP1-IgG 和 IgM 等。

第七步：根据以上评估，制订治疗计划。

不孕的诊断流程见图 4-1。

四、治疗

通过检查，对夫妇双方进行评估，就可根据病情制订治疗计划。

1. 男性因素的治疗　对精索静脉曲张引起的弱精子症，可通过手术（精索静脉切除或栓塞术）治疗，但治疗效果的评估需等待 3 个月。若精液质量太差或女方年龄偏大，则建议不必手术，直接采取宫腔内

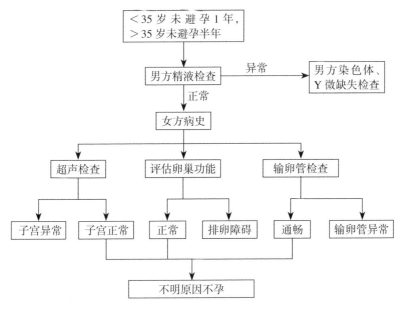

图 4-1　不孕的诊断流程图

人工授精或 IVF-ET。对生殖道正常且 FSH、LH 和睾酮正常或睾酮偏低者，可经验性应用氯米芬治疗，同时加用左旋肉碱和抗氧化剂维生素 C 或维生素 E 等。对轻度少、弱精子症者，可考虑 IUI；对重度少、弱精子者（$< 10 \times 10^5$/ml，或精液上游后活动精子总数 < 2 百万个），应考虑 IVF/ICSI 助孕。无精子症者，若睾丸活检有精子且染色体正常，且无 Y 染色体微缺失，可以行 IVF/ICSI；若有 Y 染色体微缺失，则可行着床前胚胎遗传学论断（preimplantation genetic diagnosis, PGD）选择女胚。若睾丸活检无精子，则需行 AID 助孕。

2. 监测排卵，指导同房　适用于以下情况：①月经周期不太规律且自己不能预测排卵期。②自己不会或不方便用尿 LH 监测排卵期。③年龄偏大，着急怀孕但不够不孕诊断的。④两地分居，短期内计划怀孕者。⑤怀疑卵泡发育不良或不能破裂（LUFS）者（监测过程中可适时应用 hCG 促卵泡破裂）等。对于不明原因的不孕，仅采取监测排卵、指导同房并不能增加妊娠的可能，应采取更积极的措施如 IUI 或促排卵 +IUI。

3. 促排卵治疗　对存在排卵障碍者，应进行促排卵治疗。对于 WHO Ⅰ型不排卵（下丘脑性闭经，低促性腺激素性），应采取促性腺激素（Gn）进行促排卵，氯米芬无效。对于 WHO Ⅱ型不排卵（PCOS 最常见），应首选氯米芬促排卵。起始剂量为 50 mg，用药 5 天，一般从周期或撤退出血的 2～5 天开始。若没有排卵，下一次剂量可增加 50 mg 直到有排卵，最大剂量一般用至 150 mg（FDA 推荐的最大剂量为 250 mg）。若用到 150 mg 仍无排卵，则为氯米芬抵抗，应改变治疗方案。另外，要注意 CC 的成熟卵泡直径偏大一些，一般达到 LH 峰时的直径为 20～24 mm，卵泡过小就用 hCG 可能会导致卵泡不易破。CC 促排卵可连续用 6 个周期。若 3～4 个周期有排卵仍未孕，应重新评估，包括精液分析和 HSG 输卵管碘油造影。CC 的累积周期数应不超过 12 次，周期数过多有增加卵巢癌的风险。因 CC 有抗雌激素的作用，相对应的不良反应就是子宫颈黏液稠，不利于精子穿透；子宫内膜薄，不利于胚胎着床。应采取的措施是当优势卵泡出现后外源性地添加雌激素，如戊酸雌二醇（补佳乐），1 mg/d 剂量就可以改善宫颈黏液。但若内膜薄，则需用补佳乐 4 ~ 6 mg/d 持续至内膜增厚或排卵后。另一些值得注意的不良反应就是有轻度卵巢增大和多胎妊娠的风险，有时还会有潮热、腹胀和视觉障碍的可能。对 CC 不敏感的患者，可以尝试三种辅助治疗：①高雄激素明显的患者，可于睡前应用地塞米松或泼尼松，以减少肾上腺雄激素的分泌。②前 1 ~ 2 个周期应用口服避孕药对卵巢进行抑制，可提高 CC 的敏感性。③应用胰岛素增敏剂——二甲双胍。若仍无反应，可尝试应用芳香化酶抑制剂（来曲唑）或联合应用外源性促性腺激素，或直接改为促性腺激素促排卵。Gn 促排卵应采取低剂量逐渐缓慢递加的原则给药。详见 PCOS 相关章节。

4. 宫腔内人工授精　详见第六章第二节。

5. IVF-ET　详见第六章第三节。

6. PGD　详见第六章第九节。

7. AID　详见第六章第二节。

8. 宫、腹腔镜手术　在生殖领域采取宫、腹腔镜手术的目的是：①明确诊断不孕的病因，如腹腔镜（或注水腹腔镜）下输卵管通液 + 宫腔镜检查 + 内膜活检术。②恢复正常的解剖结构和功能，提高受孕能力，以期获得自然妊娠，如输卵管复通术、子宫纵隔电切术、宫腔粘连分解术、黏膜下肌瘤电切术、子宫内膜息肉摘除术、卵巢打孔术及子宫内膜异位症的手术治疗等。③提高 IVF 的成功率，如对输卵管积水行输卵管切除术或根部灼断术。

手术指征为：①希望无痛一次完成全面的不孕评估者。②希望尽一切努力达到自然妊娠的较年轻患者。有 IUI 失败史或 VF 失败史等。

③ HSG 显示输卵管积水、伞端梗阻或粘连、近端梗阻但怀疑是痉挛引起等。④ B 超检查怀疑宫腔病变，如子宫内膜息肉、粘连、黏膜下肌瘤和子宫纵隔等。⑤ B 超检查提示卵巢囊肿（非生理性、单纯囊肿或内膜异位囊肿）或肿瘤（卵巢畸胎瘤等）、输卵管积水、PCOS（CC 抵抗）等。⑥有反复性或习惯性流产史，可疑宫腔病变者。

（乔 杰 宋 颖）

第二节　女性不孕的相关疾病

一、多囊卵巢综合征

多囊卵巢综合征 (PCOS) 是育龄期女性最常见的生殖内分泌疾病，患病率为 5% ~ 10%。目前病因尚未完全明确，家族聚集性及双胞胎研究提示遗传因素在其中起重要作用。我国学者通过全基因组关联分析 (genome-wide-association study, GWAS) 发现了 11 个 PCOS 易感位点，但确切的致病机制尚有待进一步明确。PCOS 患者的临床表现多样，多于青春期开始出现症状，并影响女性的一生。PCOS 在育龄期女性主要表现为月经不规律、多毛、痤疮及不孕等，是导致排卵障碍性不孕的最主要原因，约占排卵障碍性不孕的 70%。除了生殖系统表现外，PCOS 患者还常常伴有代谢方面的异常，包括肥胖、胰岛素抵抗、糖及脂肪代谢异常和高血压等，这些代谢异常不仅导致妊娠期并发症的风险增加，还影响远期并发症的发生，如 2 型糖尿病和心血管疾病等。正确诊断和处理 PCOS 相关的临床症状以及预防远期并发症的发生，是

PCOS 的诊疗原则。

（一）诊断标准

　　PCOS 是育龄期女性最常见的内分泌代谢性疾病，临床表现为月经异常、不孕、高雄激素征及卵巢多囊样改变等，同时可伴有肥胖、胰岛素抵抗及血脂异常等代谢改变，是 2 型糖尿病、心血管疾病和子宫内膜癌的高危因素，严重影响患者的心理健康及生活质量。1935 年 Steven 和 Leventhal 首次对 7 位症状相似的女性描述了该综合征。PCOS 一直以高发生率、多系统累及以及对各年龄段女性持续影响而成为妇科内分泌领域的研究热点之一。由于其临床表现的复杂性和异质性，PCOS 的诊断标准一直是一个极具争议的话题。

　　国际上先后有三个 PCOS 诊断标准被提出。第一个是由美国国立儿童健康和人类发育研究院（ National Institute of Child Health and Human Development, NICHD ）1990 年提出的 NIH 标准。报告指出 PCOS 的主要诊断标准包括：雄激素过多症和（或）高雄激素血症，月经失调，并排除其他已知疾病。这一标准把 PCOS 定义为一种经过排除诊断后的雄激素过多性疾病，伴有卵巢的原因和（或）结果。第二个是 2003 年由欧洲人类生殖和胚胎学会 (European Society of Human Reproduction and Embryology, ESHRE) 和美国生殖医学会 (American Society for Reproductive Medicine) 制定的鹿特丹标准。该标准提出 PCOS 的定义需至少满足以下 3 个特点中的 2 个：①稀发排卵和（或）无排卵。②雄激素过多症的临床和（或）生化表现。③多囊样卵巢。并且排除其他雄激素过多或其他导致排卵障碍的疾病。第三个是 2006 年美国雄激素过多 - 多囊卵巢综合征学会 (Androgen Encess and PCOS Association) 提出 AE-PCOS 学会标准。该标准指出 PCOS 的诊断必须满足高雄激素这一特点，而排卵障碍和多囊样卵巢两者存在之一即可确诊。三个标准各有侧重，又存在差异，不同标准的并存，不利于临床诊疗的规范化，给相关基础研究工作造成了较大困难。

2011 年，经卫生部批准，国内生殖医学及妇科内分泌专家共同制定了基于我国人群的特点的《中国 PCOS 诊断标准》。该标准指出月经异常是诊断 PCOS 的必需条件，另外需符合高雄激素征和超声下多囊样卵巢两种表现之一者可诊断为疑似 PCOS，排除其他导致雄激素过多或排卵障碍的疾病后才能确诊 PCOS。

1. 月经异常　月经异常包括月经稀发（月经周期长度为 35 天至 6 个月）、闭经（停经 ≥ 6 个月或超过既往 3 个月经周期）以及不规则子宫出血（月经周期失去规律性，或月经频发，周期 < 21 天）。月经异常提示稀发排卵或无排卵，是 PCOS 患者就诊的主要原因之一。有研究显示随着年龄的增长，PCOS 患者月经异常的比例逐渐减少。

2. 雄激素过多　雄激素过多包括高雄激素血症和（或）高雄激素体征，如多毛和痤疮等。但目前对于高雄激素血症的诊断仍有较大争议，其诊断难点主要源于以下两个方面：

（1）诊断指标的选择仍有争议：女性体内的雄激素包括脱氢表雄酮、硫酸脱氢表雄酮、雄烯二酮、睾酮和双氢睾酮。研究证实，在 PCOS 患者中上述指标均有不同程度的增加，对于选择哪个指标或哪些指标诊断高雄激素血症尚存争议。目前临床常用的诊断指标是检测总睾酮水平，但血液循环中 90% 的睾酮是以结合状态存在，而仅占总睾酮 10% 的游离睾酮才是发挥生物学作用的活性形式。因此，有学者认为测定游离睾酮或根据总睾酮及性激素结合球蛋白 (sex hormone binding globulin，SHBG) 计算游离睾酮指数［free androgen index，FAI，计算公式：（总睾酮 × 100）/SHBG］诊断高雄激素血症更准确。某些总睾酮水平正常的患者可能存在游离睾酮升高的现象。但目前临床对游离睾酮的测定尚无统一的方法。

（2）诊断界值难以统一：①高雄激素表现的种族差异显著。总体来说，东亚女性临床和生化雄激素表现均较其他人种（如高加索人和南亚人）要轻，高雄激素血症发生率也较低。②雄激素测定结果在不同实验室之间存在显著差异，特别是目前应用较广泛的总睾酮，各实验室的参考范围不尽相同。各实验室需根据本区域的背景人群制订各自的参考值范围。目前对于多毛的诊断也存在争议。欧美国家多采用改良Ferriman-Gallwey（FG）多毛评分判断。改良FG评分 > 6 ~ 9 分诊断为多毛；而亚洲人种的多毛情况明显低于高加索人种，改良FG评分在亚洲人种诊断多毛的界值尚不统一，因此其临床应用受到限制。2011年，《中国PCOS诊断标准》对多毛做出了适合中国女性的描述，为上唇、下颌、乳晕周围和下腹正中线等部位出现粗硬毛发。

3. 多囊样卵巢　卵巢的多囊样改变是PCOS患者卵巢最具特征性的形态学改变。《中国PCOS诊断标准》对多囊样卵巢的定义与2003年鹿特丹标准相同，即一侧或双侧卵巢小窦卵泡（直径2 ~ 9 mm卵泡）≥ 12 个或卵巢体积 ≥ 10 ml。窦卵泡计数应在卵巢基础状态下进行，卵巢内如存在直径在1.0 cm以上的优势卵泡，或存在囊肿等占位时会影响计数的准确性。而且超声检查具有一定的主观性，在进行大数据联合分析时可能会增加数据的异质性。近年来，随着对生殖内分泌研究的深入，一个更为准确的评判指标引起研究者和临床医师的关注，即抗苗勒管激素(AMH)。有研究表明AMH可以作为评估小窦卵泡数量的准确指标，对于多囊卵巢来说具有较高的诊断价值。但由于AMH的个体差异性较大，并且存在种族异质性，对于AMH能否用于PCOS的诊断还需要多种族大样本研究证实。

4. 排除疾病　PCOS的确诊需要排除其他导致雄激素过多及排卵障碍的疾病，如21-羟化酶缺乏、非经典的肾上腺皮质增生、分泌雄激素的肿瘤、库欣综合征、严重的胰岛素抵抗综合征、高催乳素血症及甲状腺功能失调等。

5. PCOS 伴发代谢异常的评估　PCOS 患者中肥胖的比例远远高于非 PCOS 人群。研究显示，约 70% 的 PCOS 患者存在胰岛素抵抗。利用胰岛素钳夹实验发现，与正常女性相比，在 PCOS 患者胰岛素介导的葡萄糖用率降低 35%~40%。PCOS 患者罹患代谢综合征、妊娠糖尿病、糖耐量受损以及 2 型糖尿病的风险明显高于正常人群。需要注意的是，随着年龄的增长，PCOS 患者的生殖表现逐渐缓解，但代谢表现逐渐加重。2012 年欧洲人类生殖与胚胎学会在 PCOS 女性健康共识中，建议对高雄激素无排卵者、伴有黑棘皮病者、肥胖者以及有 2 型糖尿病或妊娠糖尿病家族史的 PCOS 患者需进行 75 g 口服糖耐量实验 (oral glucose-tolerance test, OGTT)。2013 年美国内分泌学会则建议对所有 PCOS 患者进行 OGTT 实验。2011 年《中国 PCOS 诊断标准》同样建议对所有 PCOS 患者进行代谢相关筛查，包括空腹血糖、餐后 2 h 血糖及空腹血脂测定。

（二）病理机制

1. 促性腺激素水平及作用异常导致卵泡发育障碍　正常情况下，卵泡的发育以及单卵泡排卵受到一系列激素以及卵巢局部旁分泌因子的协同调节，包括 FSH、LH、IGF1 和 AMH 等。PCOS 患者下丘脑释放促性腺激素释放激素 (GnRH) 的脉冲频率增加。这种情况对垂体促进 LH 分泌的作用大于促进 FSH 的分泌，导致垂体分泌 LH 的脉冲频率及幅度增加，外周血中 LH 水平及 LH/FSH 比值增加。LH/FSH 比值的增加在瘦型 PCOS 患者中更为明显。过多的 LH 一方面作用于卵泡膜细胞，使卵巢雄激素的产生增加，另一方面，可导致卵泡颗粒细胞提前黄素化。

在 PCOS 患者中 FSH 促进小卵泡生长的作用受到抑制。一方面，FSH 受体多态性与 PCOS 发病相关。FSH 受体异常影响卵泡对促性腺激素的敏感性。另一方面，PCOS 患者体内 AMH 水平明显高于正常对照。AMH 是转化生长因子 β(TGF-β) 超家族成员，可降低卵泡颗粒细胞对 FSH 的敏感性，并抑制芳香化酶的表达，使雄激素向雌激素的转化受阻。

2. 卵巢内高雄激素环境影响卵泡的发育　卵巢是 PCOS 患者体内过多雄激素的主要来源。雄激素在卵泡的募集及发育过程中起重要作用。低剂量雄激素可以促进卵泡的募集，使更多的卵泡进入生长发育过程，促进卵泡膜细胞及颗粒细胞的增殖，减少卵泡的凋亡和闭锁。但过高的雄激素抑制卵泡的继续发育以及优势化选择，进而影响排卵。

此外，PCOS 患者卵泡发育异常还可能与卵巢局部旁分泌因子异常有关。有研究显示 PCOS 患者卵子产生的生长分化因子 9（GDF-9）较正常对照明显下降，而 GDF-9 对于正常卵泡的发育至关重要。

3. PCOS 子宫内膜容受性下降　在 PCOS 患者，长期稀发排卵或无排卵、高雄激素血症及高胰岛素血症等病理改变均可能影响子宫内膜容受性。有研究报道，与正常女性相比较，PCOS 患者内膜组织中细胞黏附分子及雌激素受体的表达水平均有显著变化。有多项研究显示 PCOS 患者的内膜种植窗容受性下降，基因表达谱芯片的结果提示着床相关因子 MMP-26 在 PCOS 子宫内膜中表达水平明显降低。种植窗内细胞凋亡水平及凋亡相关基因的表达水平均异于正常女性。

（三）有生育要求的 PCOS 患者的治疗原则

生活方式调整是 PCOS 治疗的基础，包括纠正不良饮食习惯、适量运动、减重和戒烟等。有研究显示体重减轻 5% 以上，部分患者可恢复规律的月经和排卵。最近多中心随机对照临床研究显示，减重可提高柠檬酸氯米芬 (CC) 治疗的排卵率和活产率。对于有生育要求的 PCOS 患者，应在调整生活方式的基础上进行诱发排卵治疗。

2008 年欧洲人类生殖与胚胎学会 (European Society of Human Reproduction and Embryology, ESHRE) 在 PCOS 不孕治疗共识中推荐一线诱导排卵药物为 CC。其首次剂量一般为 50 mg/d，可根据患者的卵巢反应情况调整剂量，最大剂量一般不超过 150 mg/d。如加至 150 mg/d 而仍无优势卵泡发育，则为 CC 抵抗。CC 抵抗发生率为 20%~30%，目前认为主要与胰岛素抵抗有关。近期多中心随机对照研究结果提示经过连续 5 个周期治疗，来曲唑组累积排卵率 (61.7% vs. 48.3%) 和活产率 (27.5% vs. 19.1%) 均高于 CC 组，而出生缺陷率两组并无显著差异。基于上述证据，2018 年国际 PCOS 合作网 (International PCOS Network) 及 2018 年《中国 PCOS 诊疗指南》中推荐来曲唑作为一线促排卵药物。促性腺激素诱导排卵和腹腔镜下卵巢打孔术可作为二线治疗选择，适用于一线促排卵治疗无效或多周期治疗未孕者。但采用促性腺激素诱导排卵时，多胎妊娠和卵巢过度刺激综合征 (ovarian hyperstimulation syndrome, OHSS) 的发生风险高，临床选择时需充分评估，谨慎使用。而腹腔镜下卵巢打孔术属于有创性操作，存在盆腔粘连和卵巢储备下降等风险，因此仅适于依从性较差，无法进行卵泡监测者，或有其他腹腔镜探查指征的患者。三线治疗为 IVF-ET, 对于诱导排卵助孕失败者及合并其他不孕因素（如输卵管因素、子宫内膜异位症及男方因素等）可考虑 IVF 助孕。需要注意的是，PCOS 患者是 OHSS 的高危因素。有研究显示二甲双胍可降低 PCOS 患者发生 OHSS 的风险。近期我国学者进行的一项多中心随机对照临床研究的结果显示，对 PCOS 患者行全胚冷冻 - 冻胚移植，较鲜胚移植可明显降低 OHSS 风险，提高活产率及单胎出生体重，但子痫前期的发生风险增加，其具体机制尚不清楚，有待进一步研究。

对于其他辅助用药，口服避孕药通过负反馈抑制垂体 LH 异常高分泌，减少卵巢产生雄激素，并可直接作用于子宫内膜，抑制子宫内膜过度增生和调节月经周期。雌激素可促进肝产生性激素结合球蛋白，减少游离睾酮。对肥胖或有胰岛素抵抗患者常用胰岛素增敏剂，如二甲双胍（Metformin），可抑制肝合成葡萄糖，增加外周组织对胰岛素的敏感性。但口服避孕药及二甲双胍预处理对助孕结局的影响尚不明确，有待于进一步高质量证据的证实。

（陈子江）

二、高催乳素血症

高催乳素血症 (hyperprolactinemia, HPRL) 指由内外环境因素引起，以催乳素 (PRL) 升高 (> 30 ng/ml 或 880 mU/L 或 1.14 nmol/L)、闭经、溢乳、无排卵和不孕为特征的临床综合征，高催乳素血症的发病率约为 0.4%，多发生在成年女性，偶见于儿童和青少年。

(一) 病因

1. 生理性　催乳素是应激激素，呈脉冲式分泌，有昼夜节律，夜间分泌高于白天。在月经周期中催乳素的分泌是在卵泡期低水平，于黄体期达峰值。妊娠足月时分泌水平可增加 10 倍，于分娩前开始下降，分娩后再次升高，产后 2 h 左右达高峰。在应激状况下催乳素的分泌亦可显著增加，如高蛋白质饮食、运动、紧张、性交活动、哺乳、乳头刺激和睡眠障碍均可导致血清催乳素水平升高。

2. 药理性　凡是干扰多巴胺合成、代谢、重吸收或阻断多巴胺与受体结合的药物，均可促进催乳素分泌而导致高催乳素血症。此类情况下血清催乳素水平一般都低于 4.55 nmol/L。常见药物有：①雌激素及避孕药。②多巴胺受体或 H_2 受体阻断剂如抗精神病药物，胃动力药多潘立酮、甲氧氯普胺与西咪替丁等。③儿茶酚胺耗竭剂如利血平和甲基多巴等抗高血压的药物。④抑制多巴胺代谢的阿片类制剂。

3．病理性　病理性催乳素升高主要见于下丘脑 - 垂体疾病、全身系统性疾病及异位催乳素生成等。

（1）以下情况可导致高催乳素血症：如丘脑或邻近部位的肿瘤，如颅咽管瘤和神经胶质瘤，下丘脑炎症，或破坏性病变如脑膜炎、结核、组织细胞增多症，或头部放疗等；头部外伤引起的垂体柄切断；下丘脑功能失调，如假孕。

（2）垂体疾病是引起高催乳素血症常见的原因，其中又以垂体催乳素瘤最为常见。

（3）某些全身系统性疾病，如原发性甲状腺功能减退症、肾功能不全、严重肝病和肝硬化等亦可引起血清催乳素升高。

（4）PCOS 患者中约有 30% 伴有高催乳素，与长期持续的雌激素水平刺激有关。

（5）特发性高催乳素血症 (idiopathic hyperprolactinemia, IH) 是指血清催乳素显著升高（通常＜4.55 nmol/L），垂体或中枢神经系统检查阴性，也无任何增加血催乳素水平的其他原因而伴有泌乳、月经稀发和闭经等症状。其发病可能与催乳素分子存在异型结构相关。

（二）临床表现

1．月经改变和不孕　高催乳素血症可引起女性月经失调和生殖功能障碍。当血清催乳素水平轻度升高 (4.55 ~ 6.82 nmol/L) 时，可引起黄体功能不足而发生复发性流产。随着血清催乳素水平的进一步升高，可出现排卵障碍。临床表现为功能失调性子宫出血、月经稀发或闭经及不孕。

2．溢乳　其表现可以是单侧乳房，也可是双侧乳房溢乳。溢乳的量与催乳素水平升高的程度无关。

3．肿瘤占位的临床表现　垂体催乳素腺瘤患者可以出现肿瘤占位的临床表现，如头痛、视力下降、视野缺损和其他脑神经压迫症状，以及癫痫发作、脑积液鼻漏等。

4．其他　高催乳素血症患者通常存在体重增加。长期高催乳素可因雌激素水平过低而导致进行性的骨痛、骨密度降低和骨质疏松。少数患者可出现多毛、脂溢及痤疮。患者还能伴有多囊卵巢综合征等其他异常。

（三）诊断

临床医师应通过仔细的病史采集、体格检查和激素水平测定与影像学检查，排除生理性和药物性因素，明确高催乳素水平的来源以及是否存在病理性原因。进行体格检查时应常规挤压乳房了解溢乳情况，行全身检查时要注意视力和视野改变，以及是否有多毛、肥胖、高血压和胸壁病变等。

由于血清催乳素水平的变化受许多生理因素和应激情况的影响，因此，对测定血清催乳素水平有严格的采血要求。应于安静的清醒状态下上午 10～11 时取血测定。如果血清催乳素水平显著高于正常，一次检查即可确定。当血清催乳素测定结果低于正常上限 3 倍时，至少应检测 2 次，以确定有无高催乳素血症。

另外，需注意一些临床表现与血清催乳素水平变化不一致的情况。在某些患者血清催乳素水平升高而没有相关的临床症状，或者症状不能解释其升高程度时，需考虑存在巨分子催乳素血症。个别患者有典型的高催乳素血症和垂体腺瘤表现，而实验室测定值却很低或正常，可能是因为催乳素水平太高而造成"钩子"（hook）现象。这种情况与巨分子催乳素血症正好相反，需要用倍比稀释的方法重复测定患者的血清催乳素水平。

经上述检查，在证实为血清催乳素水平轻度升高而未发现其他明确病因或血清催乳素水平 >4.55 nmol/L 时，均应行鞍区影像学检查 (MRI 或 CT)，以排除或确定是否存在压迫垂体柄或分泌催乳素的颅内肿瘤及空蝶鞍综合征等。

(四)治疗

高催乳素血症的治疗目标是控制高催乳素血症、恢复女性正常月经和排卵功能、减少乳汁分泌及改善其他症状（如头痛和视功能障碍等）。在确定高催乳素血症后，首先，要决定是否需要治疗。有垂体催乳素大腺瘤及伴有闭经、溢乳、不孕和（或）不育、头痛及骨质疏松等临床表现的微腺瘤患者都需要治疗；仅有血清催乳素水平升高而无以上表现者，可随诊观察。其次，是决定治疗方案。对于垂体催乳素腺瘤，不论是微腺瘤还是大腺瘤，都可以首选多巴胺受体激动剂治疗。对于药物疗效欠佳、不能耐受药物不良反应及拒绝接受药物治疗的患者，可以选择手术治疗。选择治疗方法时，医师应该根据患者的自身情况，如年龄、生育状况和要求，在充分告知患者各种治疗方法的优势和不足的情况下，尊重患者的意见，帮助患者做出适当的选择。

1. 药物治疗　对于无垂体肿瘤者以及无脑部症状的垂体瘤，多巴胺激动剂治疗为首选。溴隐亭是最常用的多巴胺激动剂，可与多巴胺受体结合而直接模拟多巴胺抑制垂体催乳素的分泌。用法为在治疗初期睡前服用 2.5 mg，也可同时饮用一杯牛奶。服药后 2 h 血药浓度达高峰，生物学半衰期为 3 h。如从小剂量开始，至 2.5 mg 每天 2 次，可减少不良反应。如果患者不能耐受最初剂量，则可从 1.25 mg 开始，逐渐增加剂量，一直到每天 7.5 mg。通常在首次剂量后 1 周于早饭或午饭后再加服一次 2.5 mg。对该药敏感的患者，可将药片分开并指导患者按他们自己的治疗程序逐渐增大剂量以提高耐受性。不良反应多为恶心、呕吐、头痛、眩晕和体位性休克，多出现于治疗早期，往往在 1 周内消失。另外，还有卡麦角林和培高利特等药物。部分对溴隐亭不敏感者对卡麦角林敏感。

对于有生育要求的患者，应在服药的同时监测基础体温以及行 B 超监测等以了解卵泡发育情况，指导生育。高催乳素血症者单纯使用溴隐亭治疗后，半数以上的患者在服药 3 个月内妊娠，约 85% 的患者在 6 个月内妊娠。当催乳素浓度降至正常，患者仍不能恢复排卵时，可加用促排卵治疗，提高妊娠率。可以用氯米芬 50 ~ 150 mg/d，从月经来潮或撤退出血后第 3 ~ 5 天开始，持续 5 ~ 7 天以诱发排卵。也可使用来曲唑 2.5 ~ 5 mg/d 促排卵，用法同氯米芬。对于垂体大腺瘤破坏垂体组织较严重或用氯米芬促排卵无效者，还可以应用外源性促性腺激素促排卵治疗。

在用药过程中如果妊娠，关于是否继续用药的问题现在还没有定论。目前主要有两种观点：一种是继续服药至分娩。这种情况主要是对于巨腺瘤患者。因为血催乳素在孕期时会上升。若有垂体肿瘤，肿瘤会随着妊娠月份而增大，出现肿瘤压迫症状。为了确保妊娠安全，可以继续使用。另一种观点是在孕 3 个月后停止服用。因为在孕期生理情况下血中催乳素浓度也会上升，不必加以控制。可在出现肿瘤压迫等症状时再服药，但一般来说这种机会较少。较多的研究结果证实孕期继续接受溴隐亭治疗的患者并未发现其分娩的婴儿有发育异常，然而长期服用溴隐亭是否会致畸尚有待进一步研究。此外，临床观察资料中对于微腺瘤患者很少有妊娠期肿瘤增大的报道，故妊娠期是否继续用药可结合具体患者的情况考虑。

2. 手术治疗　对多巴胺受体激动剂治疗不敏感者可采用手术治疗。有研究表明用多巴胺受体激动剂治疗超过 3 个月，可使瘤体周围的组织纤维化而造成手术困难，因此，一般对用多巴胺受体激动剂治疗 3 个月疗效不显著者，应及时采用手术治疗。

对于因垂体肿瘤引起的高催乳素血症且有脑部症状者，应进行手术切除。对于耐药的垂体瘤患者，应根据病情进行选择。经蝶鞍显微神经外科手术可迅速治疗高催乳素血症，术后约 30% 的巨腺瘤、70% 的微腺瘤患者月经恢复正常，但不能达到完全治愈水平。术后仍有部分患者肿瘤复发（长期随访显示总复发率大约为 50%），与手术水平、医师的经验和肿瘤大小有关。手术效果最佳者见于催乳素水平在 150～500 ng/ml 者。催乳素水平越高，则治愈率越低。若在治疗过程中妊娠，对切盼胎儿者，也可在严密观察下继续妊娠，产后仍需密切随访。

3. 放射治疗　放射治疗有造成垂体功能低下或损伤周围脑组织的可能性以及发生不良反应等缺点，故此方法只作为手术治疗后的辅助疗法。

4. 辅助生殖技术　应全面评价高催乳素血症合并不孕的患者夫妇双方的生育能力，根据结果选择恰当的治疗措施。单纯因高催乳素血症引起者，只用多巴胺受体激动剂治疗常可获得满意的孕育结果。合并排卵障碍者，同时应用促排卵药物。合并输卵管因素且能手术治疗者，可选择腹腔镜下或开腹手术治疗；无手术治疗可能或手术失败者，可以在使用多巴胺受体激动剂治疗的同时接受 IVF-ET。合并男方原因时，选择人工授精或 IVF-ET。对于严重少、弱、畸形精子症患者，则选择单精子卵细胞质注射。

研究表明，辅助生育技术超促排卵、体外受精及黄体支持对高催乳素血症患者的妊娠各环节均无明显不良影响。IVF-ET 是高催乳素血症不孕患者的有效治疗手段。

综合上述，高催乳素血症可以是造成不孕的原因之一。高催乳素血症状态可能影响包括大脑、垂体、卵巢和睾丸等许多部位，并改变它们在生殖过程中的生理作用。催乳素水平上升可引起或伴发许多病理改变如 PCOS、甲状腺和垂体疾病，故确诊高催乳素血症及其病因时必须经过详细的询问病史、细致的体格检查和实验室证据。对具有高催乳素血症的不孕患者，不论是否存在垂体腺瘤，均可选用溴隐亭治疗，大部分患者能恢复排卵，正常受孕。如合并其他导致不孕的原因，如男方因素和输卵管因素，也可以考虑 IVF-ET 或 ICSI。妊娠后期需产科医师和生殖内分泌医师共同对患者进行随访观察。高催乳素血症和微腺瘤患者孕期可停止药物治疗，如为巨腺瘤患者或由于病情需要，可持续用药。临床随访及研究证实，溴隐亭对母亲及胎儿均无伤害作用，故目前已成为公认的高催乳素患者首选治疗方法。

（岳　静）

三、子宫内膜异位症

子宫内膜异位症 (endometriosis) 是指子宫内膜组织（腺体和间质）在子宫腔被覆内膜及子宫肌层以外的部位出现生长、浸润和反复出血，可形成结节及包块，引起疼痛和不孕等。本病是育龄期女性的多发病，发病率有明显上升趋势；症状、体征与疾病的严重程度不成比例；病变广泛、形态表现多样；极具浸润性，可形成广泛、严重的粘连。本病为雌激素依赖性，易于复发，恶变率约为 1%。

子宫内膜异位症与不孕的关系密切，30%~50% 的子宫内膜异位症患者合并不孕，25%~50% 的不孕患者合并子宫内膜异位症。

（一）子宫内膜异位症导致不孕的机制

子宫内膜异位症患者合并不孕，其机制仍然尚不完全清楚。主要是由于以下几个方面原因导致不孕：解剖结构改变、免疫因素、卵母细胞成熟障碍以及对胚胎发育和着床的影响等。

（二）临床表现

主要的临床症状包括慢性盆腔痛、痛经、深部性交痛、排便困难和不孕，以及特殊部位子宫内膜异位症的各种症状。常常呈周期性变化，往往合并盆腔子宫内膜异位症的临床表现。同时，部分患者可合并哮喘、纤维性肌痛、肠易激综合征、间质性膀胱炎和偏头痛，25%的患者无任何症状。

卵巢子宫内膜异位囊肿（也称巧克力囊肿）破裂是常见的急腹症，常发生于月经期及其前后。

在典型病例，子宫多后倾、固定。三合诊检查可扪及直肠子宫陷凹、宫骶韧带及子宫后壁下段触痛性结节。有卵巢子宫内膜异位囊肿时，在附件区可同时扪及不规则的囊性偏实不活动包块。如病变累及直肠阴道隔，可在阴道后穹窿看到局部隆起的紫蓝色结节。腹壁子宫内膜异位症可在切口附近触及结节状肿块。

（三）常用的辅助检查

血 CA_{125} 检测轻中度升高，为 $50 \sim 200$ IU/L。如为重度升高，考虑恶变或其他性质的肿瘤。子宫内膜异位症患者血清 CA_{125} 与疾病严重程度、治疗反应相关。

经阴道超声检查对卵巢子宫内膜异位囊肿有较好的诊断意义。典型的超声表现为附件区无回声或低回声囊性包块，边界模糊，囊壁较厚，内部散在或密集点状细小回声，囊肿的大小随月经周期变化。MRI 对卵巢子宫内膜异位囊肿的诊断价值与超声相当。

（四）诊断

根据临床表现、体征、妇科检查和辅助检查进行综合评估。

腹腔镜检查是目前诊断子宫内膜异位症的最佳方法，尤其是对无阳性体征的不孕或腹痛患者。腹腔镜诊断主要是依据镜下病灶的形态，但对微小、非典型、腹膜外的病变或盆腔严重粘连有漏诊的可能。泡沫试验和热 - 色试验有助于提高诊断率。

（五）临床分期

目前常用的子宫内膜异位症分期法采用美国生殖医学学会于 1985 年修订的分期标准（rAFS 分期法）。此分期法根据开腹或腹腔镜下腹膜和卵巢病变的大小、深浅，卵巢输卵管粘连的范围和粘连的性质，以及直肠子宫陷凹的封闭程度进行评分，分为 4 期：Ⅰ 期（微小病变）：1～5 分；Ⅱ 期（轻度）：6～15 分；Ⅲ 期（中度）：16～40 分；Ⅳ 期（重度）：＞40 分。

子宫内膜异位症患者的生育力评估系统是指利用子宫内膜异位症生育指数 (endometriosis fertility index, EFI)，结合患者的年龄、不孕年限、既往妊娠史、输卵管和卵巢的最小功能评分、子宫内膜异位症病灶评分和子宫内膜异位症总积分，预测生育力。但 EFI 未考虑到子宫异常对预测妊娠的影响，因此存在一定的局限性。

（六）治疗原则

目前对于子宫内膜异位症伴不孕的处理基于三部曲原则。第一步是行腹腔镜手术。手术的目的一是确诊子宫内膜异位症，二是尽量去除病灶，重建盆腔以利于生育的解剖关系和环境，如分离卵巢、输卵管和子宫粘连，重塑输卵管伞等。第二步是使用药物，通过降低雌激素和提高孕激素的药物，抑制子宫内膜异位病灶，控制盆腔造成子宫内膜异位症的异常免疫环境。第三步就是助孕治疗。

2012 年 ASRM 指南为：

1. 充分考虑患者的病史、年龄、不孕年限、男方情况、能否承受 IVF、卵巢及子宫情况及症状决定治疗方式，有疼痛症状者首选手术。

2. 如果因其他原因行腹腔镜手术，术中应尽量去除可见的子宫内膜异位症病灶。

3. 对轻中度子宫内膜异位症不孕患者，对于单纯的腹腔镜手术能否提高妊娠率目前尚无定论，故不常规推荐。

4. 年龄＜35 岁的 Ⅰ ～ Ⅱ期的子宫内膜异位症不孕患者，首选期待治疗或控制性超促排卵 /IUI。

5. 年龄＞35 岁子宫内膜异位症不孕患者，可考虑更积极的手段，给予 COH/IUI 或 IVF 助孕。

6. 对Ⅲ ～ Ⅳ期子宫内膜异位症相关不孕患者，采取保守手术治疗可能有益。如行保守手术治疗，建议行囊肿剔除术，而非仅行囊肿穿刺引流和囊内壁电凝术。

7. Ⅲ ～ Ⅳ期子宫内膜异位症不孕患者，如同时合并以下情况，则建议直接行 IVF-ET 助孕：①保守手术后未妊娠或年龄较大者。②输卵管功能受损并伴有男性因素不孕者。③其他治疗方法失败，建议在行 IVF 前予 GnRH-a 预处理 3 ~ 6 个月。

8. 在采用 GnRH-a 实现卵巢抑制后，择期进行控制性超排卵的 IVF 是目前最常采用的子宫内膜异位症助孕方案。启动时需除外已妊娠的可能，在注射最后一支 GnRH-a 后的 4 ~ 5 周，采用外源性的促性腺激素刺激卵泡生长。

2012 年《柳叶刀》(Lncet) 关于子宫内膜异位症与不孕的治疗流程见图 4-2。

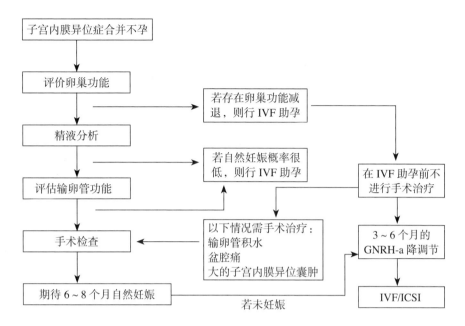

图 4-2　2010 年《柳叶刀》关于子宫内膜异位症合并不孕的治疗流程

9. 对术后拟进行 IVF 治疗的中重度子宫内膜异位症患者在 IVF 前采用 GnRH-a 预处理，有助于提高助孕的成功率。

四、子宫腺肌病

子宫腺肌病（endenomyosis）是指子宫内膜向肌层良性浸润并在其中弥漫性生长。其特征是在子宫肌层中出现异位的内膜腺体，伴有周围肌层细胞的代偿性肥大和增生。子宫腺肌病是一种性激素依赖性的良性疾病，异位内膜随月经周期而改变，呈出血 - 脱落 - 侵袭生长，使肌细胞增生、肌层增厚，子宫体积随之增大。查体可见子宫增大，一般不超过 12 周子宫的大小，多为均匀性，较硬。其主要症状是经量增多、经期延长、进行性痛经和不孕。

发病人群主要为30~50岁经产妇，发病率为8.8%~31.0%，约15%的患者合并子宫内膜异位症，约50%的患者合并子宫肌瘤。其发生、发展涉及因素较多，习惯性流产和流产均为本病的危险因素。不孕虽然不是其主要表现，但随着女性首次分娩年龄的推迟，子宫腺肌病合并不孕患者的数量也相应增加。

（一）子宫腺肌病导致不孕的机制

虽然目前还缺乏流行病学的直接证据，但是，许多证据间接表明子宫腺肌病影响患者的生育能力。子宫腺肌病导致不孕的原因可能有：①与子宫腔相通的异位病灶局部细胞因子及前列腺素合成增加，干扰胚胎着床。②合并盆腔子宫内膜异位症会加重不孕。③子宫腺肌病导致子宫异常收缩，可能影响着床，并容易引起流产和早产。④子宫内膜对胚胎容受性发生改变。⑤子宫纤维化变硬，孕期宫腔不能随胎儿生长而相应增大，容易发生流产和早产。⑥子宫腺肌病患者的外周血中存在抗磷脂抗体和抗子宫内膜抗体。此类患者常伴发不孕，体外受精的成功率低。⑦严重痛经及性交痛造成性冷淡、性交困难而无法受孕。

（二）临床表现

子宫腺肌病的临床症状不典型，表现多种多样，没有特异性。约35%的子宫腺肌病无临床症状，临床症状与病变的范围有关。

1. 月经过多　40%~50%的患者有月经过多表现，一般出血与病灶的深度呈正相关，偶尔也有小病灶月经过多者。

2. 痛经　为逐渐加剧的进行性痛经。痛经常在月经来潮的前1周就开始，至月经结束。15%~30%的患者有痛经，疼痛的程度与病灶的多少有关。约80%的痛经者为子宫肌层深部病变。

3．不孕 不孕并不是子宫腺肌病的主要症状，但因主要发病人群为 30～50 岁女性，因此，随着女性分娩年龄的推迟，子宫腺肌病合并不孕患者的比例也相应增加，不孕的发生率为 30%～50%。

（三）诊断

1．根据典型的进行性痛经、月经过多及经期延长等临床表现，妇科检查子宫均匀增大或局限性隆起、质硬且有压痛，有正常性生活而且未避孕且未孕超过 1 年者可做出初步诊断。

2．组织病理学检查是诊断的"金标准"，可通过手术切除病灶或腹腔镜引导下穿刺活检病理证实，灵敏度达 98%，特异度达 100%。

3．辅助检查

（1）阴道超声检查已经成为协助诊断子宫腺肌病最常用的方法，准确率较高，但不能确诊。

（2）超声引导下穿刺活检诊断子宫腺肌病的特异度高，但灵敏度还有待提高。

（3）MRI 是诊断子宫腺肌病较为可靠的非创伤性方法。

（4）血清 CA_{125} 水平测定已经成为子宫腺肌病的非创伤性诊断方法之一。

（四）治疗

目前对子宫腺肌病合并不孕患者的最佳治疗方案尚未能达成共识。因尚不明了子宫腺肌病确切的发病原因，因此目前尚无特殊的根治方法，应视患者的症状、年龄及有无生育要求而定。对于年龄较大且无生育要求者一般采用子宫全切术，可达到根除。但对于年轻有生育要求者，可试用药物治疗或保守性手术治疗等。对于子宫腺肌病合并不孕的患者，在治疗上要兼顾症状的有效控制和妊娠的需要，需个体化及实施阶段性的阶梯治疗。

1. 药物治疗　子宫腺肌病的药物治疗包括 GnRHa、孕三烯酮及米非司酮及连续服用口服避孕药等。

2. 辅助生殖技术治疗　对于不孕患者可实施辅助生殖技术助孕。可以先尝试接受 3~6 个月的 GnRHa 治疗，子宫缩小后停药。在停药 6 个月内积极进行辅助生殖技术助孕。超长周期 GnRH-a 的预治疗可明显提高胚胎着床率。考虑到超长方案对卵巢反应性的影响，且子宫腺肌病并未累及卵巢，不存在病灶对卵泡发育的影响，近年推荐对子宫腺肌病患者采用常规促排卵方案 + 全胚冻存后，超长方案 + 激素替代准备子宫内膜行冻胚移植。如果反复着床失败，可推荐进行保守性的病灶切除手术。

3. 手术治疗

（1）子宫腺肌病病灶（腺肌瘤）切除术：子宫腺肌病病灶（腺肌瘤）切除术并不是子宫腺肌病合并不孕的治疗首选，可能原因有：①由于病灶广泛，手术切净率低。②术后难以避免盆腔粘连、子宫畸形、宫腔粘连和子宫腔容积减少等情况，从而影响受孕。③手术过程难以避免地使子宫内膜异位病灶进入子宫肌层，增加了子宫内膜进入子宫肌层的概率，发生率为 30%。④与子宫肌瘤剔除术比较，子宫切口周围血供较差，子宫肌层张力下降，术后子宫破裂的风险有可能增加。

（2）保守手术与 GnRH-a 联合治疗：对于单用 GnRH-a 不能成功妊娠的患者，特别是巨大肌腺瘤患者，可以考虑行可见病灶的切除，术后再辅以 >6 个月的 GnRH-a 治疗。与单用 GnRH-a 治疗相比，保守手术与 GnRH-a 联合治疗的累积妊娠率更高，成功的累积分娩率也高，所以对于重症子宫肌腺病患者也是很好的选择。对于弥漫型子宫腺肌病患者，单纯的手术切除几乎不可能彻底清除病灶，因此，术前及术后应多结合药物治疗。术前给药可使子宫缩小，病灶局限。尤其是对于合并严重盆腔粘连者，可减少盆腔充血和术中出血，降低手术难度。术后给药可以治疗残留的微小病灶，巩固治疗效果。采用 GnRH-a 等药物辅助治疗能更有效地控制临床症状，减少疾病复发。因此，对于严重子宫腺肌病合并不孕的患者，建议选择联合治疗方案。

4. 高强度聚焦超声 (high intensity focused ultrasound, HIFU) 是一种肿瘤热消融治疗技术。即在体外将超声波聚焦在靶组织中，形成高强度超声聚焦区域，通过热效应使靶组织在瞬间凝固坏死。该技术可以在超声或 MRI 引导下完成，消融子宫腺肌病病灶，改善临床症状，保留子宫的完整性，为妊娠创造条件。HIFU 具有安全有效、并发症少的特点，并且不影响患者妊娠，能够满足患者保留子宫和再生育的需求，可作为一种无创治疗子宫腺肌病合并不孕的有效治疗方法。临床中有小样本成功妊娠并分娩的病例报道。

（马彩虹　王　洋）

五、甲状腺疾病

（一）概述

甲状腺是重要的调节机体代谢的内分泌器官，分泌甲状腺激素 (thyroid hormone, TH)，直接或间接参与调节女性生殖功能。正常的甲状腺功能有利于维持女性生殖系统的稳定。甲状腺功能异常在育龄人群中很常见，女性发病率是男性的 4 ~ 5 倍。甲状腺功能亢进症（hyperthyroidism, HT，简称甲亢）、甲状腺功能减退症（hypothyroidism, HoT，简称甲减）及自身免疫性甲状腺疾病 (autoimmune thyroid disease, AITD) 等临床常见的甲状腺疾病可以改变女性的内分泌环境和免疫状态，干扰女性正常的卵巢功能，并影响体内的性激素水平，从而引发女性月经紊乱、排卵异常、不孕、流产及早产，甚至会对自然妊娠和辅助生殖技术的妊娠结局产生不良影响。

（二）甲状腺激素与卵巢功能

甲状腺通过分泌甲状腺激素发挥作用，活性甲状腺激素有两种，一是四碘甲腺原氨酸 (3, 5, 3′, 5′-triiodothyronine, T_4)，另一种是三碘甲腺原氨酸 (3, 5, 3′, -triiodothyronine, T_3)。甲状腺激素的分泌由下丘脑 - 垂体 - 甲状腺轴来调节。腺垂体通过分泌促甲状腺激素 (thyroid stimulating hormone, TSH) 促进甲状腺激素的分泌，而 TSH 的分泌一方面由下丘脑分泌的促甲状腺释放激素 (thyrotropin releasing hormone, TRH) 来促进分泌，另一方面又受到 T_3 和 T_4 的反馈性抑制分泌，两者相互拮抗。

在女性体内，下丘脑 - 垂体 - 甲状腺轴和下丘脑 - 垂体 - 卵巢轴相互作用、相互影响，具体表现在以下方面：

（1）甲状腺激素直接参与并影响卵巢雌激素的代谢，是甾体激素合成、分解和转化过程中不可缺少的重要因素。

（2）甲状腺激素通过影响或调节垂体促性腺激素 (gonadotropin, Gn) 的分泌来调节卵巢的功能，包括调节 FSH 和 LH 生成；少量的甲状腺激素促进 LH 的分泌；适量甲状腺激素维持垂体与性腺的功能平衡，而大量甲状腺激素则抑制 Gn 的分泌。

（3）人卵母细胞表达甲状腺激素受体和 TSH 受体，甲状腺激素可对卵巢产生直接的抑制作用，降低卵巢对垂体促性腺激素的反应性。

（4）甲状腺激素使性激素结合球蛋白 (sex hormone-binding globulin, SHBG) 水平增加，调节血液循环中的性激素活性。

（三）甲亢与女性生殖

1. 甲亢　是甲状腺本身分泌过多的甲状腺激素，进而造成机体代谢亢进和交感神经兴奋，并引起心悸、多汗、易激动、消瘦、突眼及甲状腺肿大等一系列临床症状的常见内分泌疾病。在一般人群中，甲亢的发生率是1.5%，女性的发病率约为2%，以20~40岁育龄期女性更为好发。甲亢可导致月经紊乱，受孕率下降，甚至不孕。当妊娠合并甲亢时，会出现多种并发症，如流产、早产、妊娠高血压及胎盘早剥等不良妊娠结局。

2. 引起甲亢的常见病因 引起甲亢的病因包括：格雷夫斯病、多结节性毒性甲状腺肿、甲状腺自主高功能腺瘤、碘致性甲状腺功能亢进症、桥本甲状腺炎、垂体TSH腺瘤和hCG相关性甲亢等。其中以格雷夫斯病最为常见，占所有甲亢的85%左右。

3. 甲亢与不孕 甲亢引起不孕可能与紧张、惊恐和焦虑等精神因素、下丘脑-垂体肿瘤或免疫功能障碍等因素有关。甲亢的特点是SHBG水平较高，与SHBG结合的雌二醇增加，导致雌二醇清除率下降，并且雄烯二酮转化为雌酮、雄激素转化为雌二醇也增加。甲亢女性在月经周期各个阶段的雌激素水平比正常女性高2~3倍。这些激素变化会导致月经周期的改变，在极少数情况下可导致不排卵。闭经是严重的甲亢表现。伴随着FSH和LH水平升高，月经中期LH峰的降低，从而导致无排卵和孕酮降低。

4. 治疗 甲亢治疗的目的是恢复正常的排卵周期及生育能力。对育龄期及妊娠期女性，如查出甲亢，应及时进行治疗，将甲状腺功能控制在适宜范围内。已患甲亢的女性最好在甲状腺功能恢复正常并平稳后考虑怀孕，以减少妊娠不良结局。

目前治疗妊娠期甲亢最常见的药物是丙硫氧嘧啶(propylthiouracil, PTU)和甲巯咪唑(thiamazole, MMI)。一般情况下，甲巯咪唑的起始剂量为5~30 mg/d，而PTU的起始剂量为100~600 mg/d。甲巯咪唑和PTU均可以通过胎盘，从而影响胎儿的甲状腺功能。当母亲的甲状腺功能正常时，胎儿有可能已经出现过度治疗而导致胎儿甲减。因此在治疗妊娠期甲亢时，尽量保证抗甲状腺药物的最低有效剂量，并且每隔 4 周监测 FT_4/TT_4 以及 TSH 值，以保证血清 FT_4/TT_4 仅轻微高于参考值范围。

（四）甲减与女性生殖

妊娠期的诸多生理性改变导致评估妊娠期甲状腺功能的实验室指标不同于非妊娠期。研究显示，妊娠早、中、晚期的甲状腺激素水平均不相同，因此，设定妊娠期特异性的甲状腺功能参考值范围一直是热点问题。2011 年美国甲状腺学会 (American Thyroid Association, ATA) 指南推荐，妊娠早期 TSH 的参考值上限为 2.5 mIU/L，妊娠中晚期的血清 TSH 参考上限为 3.0 mIU/L。但目前很多国外研究发现妊娠早期 TSH 正常范围上限超过 2.5 mIU/L。中国研究同样证实，妊娠早期用 TSH 2.5 mIU/L 为切点诊断亚临床性甲状腺功能减退症 (subclinical hypothyroidism, SCH，简称亚临床甲减) 会导致过度诊断。2018 年《妊娠期和产后甲状腺疾病诊治指南》建议在诊断妊娠期甲状腺功能异常时，本单位或本地区需要建立不同人群不同时期特异的血清甲状腺功能指标参考值。如果不能得到妊娠特异性 TSH 的参考范围，妊娠早期 TSH 正常上限切点值可以通过以下两种方法得到：第一种方法是用非妊娠期 TSH 参考范围上限下降 22% 得到的数值；第二种方法以 4.0 mIU/L 为准，而前者所得到的数值非常接近 4.0 mIU/L。

1. 甲减　是由于甲状腺合成和分泌减少，机体代谢活动下降所引起的内分泌疾病。在育龄期女性中 0.5%～0.7% 的女性有明显的甲减。甲减的临床表现有畏寒、少言乏力、表情淡漠、唇厚舌大、厌食、心动过缓、记忆力减退和性欲减退等。甲减患者常伴有黄体功能不足、不排卵和子宫内膜持续增殖状态等生殖功能的异常，因此不孕的发生率更高。甲减女性月经紊乱的发生率是正常人群的 3 倍，月经不规律主要表现为月经稀发，严重者会有排卵障碍。妊娠合并甲减则容易发生流产、子痫前期、子痫及胎盘早剥等不良妊娠结局。

2. 病因　引起甲减常见的病因有：①先天性因素，包括先天性无甲状腺、甲状腺激素合成缺陷、甲状腺激素运转缺陷与异位甲状腺等。②后天性因素，常指碘缺乏和地方甲状腺肿，药物性抑制所致的甲减，以及手术和放射性损伤、甲状腺炎等引起的继发性甲状腺功能低下。其中自身免疫性疾病和亚临床甲减是引起甲减的最重要原因，其次是甲亢的过度治疗。

3. 甲减与不孕　甲减患者常合并有高催乳素血症，继而导致 LH 排卵峰的延迟和黄体功能不足而导致不育。此外，SHBG 合成减少，影响了雌激素的外周代谢，也是甲减影响女性受孕的另一重要途径。甲减还使体内某些凝血因子Ⅶ和Ⅸ等合成减少，从而引起月经过多与不孕。

4. 妊娠期甲减的诊断　当血清 TSH 值超过妊娠期参考值上限时，定义为妊娠期甲减。其中当血清 TSH 超过正常值上限且 FT_4 低于正常参考值范围下限时，定义为妊娠期临床甲减；当血清 TSH 超过正常参考值范围上限而 FT_4 正常时，定义为妊娠期亚临床甲减；当 TSH 正常，FT_4 低于正常参考值范围第 2.5～5 百分位时，定义为单纯性低甲状腺素血症。

5. 治疗

（1）甲减的治疗：对临床上甲减建议应用甲状腺素治疗。根据 2018 年的《妊娠期和产后甲状腺疾病诊治指南》建议，服用左甲状腺素 (levothyroxine, L-T4) 育龄期女性甲减，如果正在备孕，孕期应评估 TSH 水平，并随之调整 L-T4 的剂量，以保证 TSH 值在参考值范围下限与 2.5 mIU/L 之间。一旦确认妊娠，应该将 L-T4 的剂量增加 20%～30%。根据血清 TSH 治疗目标及时调整剂量。

（2）SCH 的治疗：妊娠期亚临床甲减与流产相关的研究显示 TSH 大于参考值范围上限均可增加流产风险，合并甲状腺过氧化酶抗体 (thyroid peroxidase antibody, TPO-Ab) 阳性会进一步增加流产风险。L-T4 干预治疗可减少流产的发生率。针对妊娠期亚临床甲减的治疗，建议根据 TSH 水平以及 TPO-Ab 是否为阳性选择不同的治疗方案（表4-1）。

表4-1　妊娠期亚临床甲减的治疗

TSH	TPO-Ab	L-T4起始剂量
>妊娠期参考值上限(4.0 mIU/L)	+/-	50 ~ 100(μg/d)
2.5 mIU/L至妊娠期参考值上限	+	25 ~ 50(μg/d)
(4.0 mIU/L)	-	不治疗
妊娠期参考值下限	+	不治疗

（五）自身免疫性甲状腺疾病（autoimmune thyroid disease, AITD）

AITD 是一组由 T 淋巴细胞介导的器官特异性自身免疫性疾病。其临床特征为机体存在抗甲状腺自身抗体，包括抗 TPO-Ab、抗甲状腺球蛋白抗体 (thyroglobulin antibody, TG-Ab)、抗 TSH 受体抗体 (thyroid-stimulating hormone receptor antibody, TR-Ab) 等。广义的 AITD 包括格雷夫斯病、桥本甲状腺炎、产后甲状腺炎、甲状腺功能减退、药物诱导甲状腺炎以及无临床症状的甲状腺过氧化物酶阳性等，其中以格雷夫斯病和桥本甲状腺炎为代表。狭义的 AITD 指体内存在抗甲状腺抗体，但不伴有甲状腺功能障碍。AITD 在育龄期女性的发病率约为 4%，而在不孕女性中甲状腺功能正常的 AITD 发生率高达 10.5%。

1. AITD 与女性生殖　AITD 与不孕、流产、早产及产后不良事件有关。目前认为，影响女性生殖能力的可能机制有：① AITD 引起甲状腺功能异常，降低女性的生殖能力。②动物实验表明，甲状腺素抗体能直接与胎盘抗原结合，影响滋养层细胞的增殖与分化。③引起 T 细胞功能失调，降低子宫内膜容受性，干扰胚胎着床。④母胎对胚胎的免疫排斥作用增强等。

2. 治疗　关于甲状腺功能正常的 AITD 是否需要接受治疗存在争议。目前认为，对甲状腺功能正常、TPO-Ab 和（或）TG-Ab 阳性的妊娠期女性，应该在确认妊娠时检测血清 TSH，每 4 周检测一次，直至妊娠中期末。对应用 L-T4 治疗甲状腺功能正常、TPO-Ab 阳性、有不明原因流产史的妊娠女性，可能有潜在的受益，而且风险小。在这种情况下，可以起始 L-T4 治疗，每天 25 ~ 50 μg。妊娠期不推荐 TPO-Ab 阳性的患者补硒治疗。

（六）筛查

下丘脑 - 垂体 - 甲状腺轴对女性的生育力是至关重要的。我国在 2018 年的《妊娠期和产后甲状腺疾病诊治指南》中支持在怀孕前和妊娠早期开展甲状腺疾病的筛查。筛查时机选择在妊娠 8 周以前，最好是孕前。筛查指标一般（至少）需要检测 FT_4、TSH 和 TPO-Ab。同时推荐在诊断妊娠期甲状腺功能异常时，本单位或本地区需要建立妊娠早、中、晚期特异的血清甲状腺功能指标参考值。

孕期 TSH 筛查、诊断和管理流程见图 4-3。

（刘风华）

六、盆腔炎性疾病

（一）概述

盆腔炎性疾病 (pelvic inflammatory disease, PID) 是指女性上生殖道

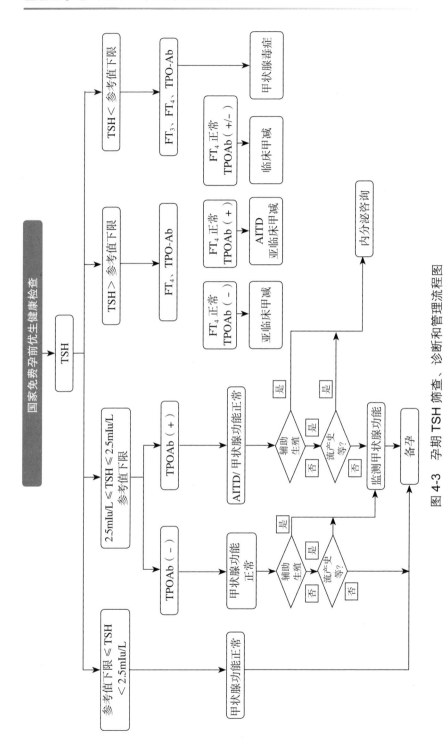

图 4-3 孕期 TSH 筛查、诊断和管理流程图

的一组感染性疾病，主要包括子宫内膜炎、输卵管炎、输卵管卵巢脓肿与盆腔腹膜炎。一般炎症可局限于单个部位，也可同时累及多个部位，最常见的为输卵管炎。盆腔炎性疾病主要发生于性活跃的育龄期女性，发病与性传播疾病密切相关。盆腔炎性疾病的临床表现轻重不一，体征差异较大，故临床诊断的敏感性及特异性较低，而延迟治疗或治疗不彻底又会导致后遗症如不孕、异位妊娠、慢性盆腔痛及盆腔炎性疾病反复发作的发生。因此，需重视盆腔炎性疾病的诊断和治疗，以保护女性的生殖健康。

（二）病原体

性传播疾病 (sexually transmitted disease, STD) 的病原体，如淋病奈瑟菌和沙眼衣原体，以及存在阴道的菌群（如厌氧菌、阴道加德纳菌、流感嗜血杆菌和肠道革兰氏阴性杆菌等）均参与 PID 的发生。淋病奈瑟菌和沙眼衣原体是盆腔炎性疾病主要的致病微生物。另外，巨细胞病毒、人型支原体、解脲支原体以及生殖支原体等也可能与一些盆腔炎性疾病的发生有关。

（三）感染途径

1. 生殖道黏膜上行感染　病原体侵入外阴和阴道，或阴道内的菌群沿黏膜经子宫颈、子宫内膜、输卵管黏膜至卵巢及腹腔。这是非妊娠期和非产褥期盆腔炎的主要感染途径。淋病奈瑟菌、衣原体及葡萄球菌等常沿此途径感染扩散。

2. 经淋巴系统蔓延　病原体经外阴、阴道、子宫颈及子宫体创伤处的淋巴管侵入盆腔结缔组织及内生殖器的其他部分。这是产褥期感染及流产后感染的主要感染途径。

3. 经血液循环传播　病原体先侵入人体的其他系统，再经血液循环感染生殖器。这是结核分枝杆菌感染的主要途径。

4. 直接蔓延 腹腔其他脏器感染后，直接蔓延到内生殖器。如阑尾炎可引起右侧输卵管炎、盆腔粘连及腹膜炎，并引起盆腔广泛粘连和输卵管粘连闭锁。

（四）诊断

由于急性盆腔炎性疾病的症状和体征差异较大，所以临床诊断较困难。许多盆腔炎性疾病患者的症状轻微、不典型甚至无症状，延误诊治可能导致上生殖道感染后遗症。腹腔镜诊断输卵管炎的准确度高，并可进行病原学诊断。但其临床应用有一定的局限性，并非所有疑似盆腔炎性疾病的患者均能接受这一检查。因此，PID 的诊断通常基于患者的临床检查结果。2015 年美国疾病预防与控制中心（Centers for Disease Control and Prevention, CDC）推荐了盆腔炎性疾病的诊断标准（框 4-1），旨在对有腹痛、异常阴道分泌物或不规则阴道出血的年轻女性，提高对

框4-1 盆腔炎性疾病的诊断标准（美国CDC诊断标准，2015年）

1. 最低标准（minimum criteria）

①子宫颈举痛；或②子宫压痛；或③附件区压痛

2. 支持盆腔炎性疾病诊断的附加标准（additional criteria）

①口腔温度 ≥38.5 ℃；②阴道或子宫颈脓性分泌物；③阴道分泌物显微镜检查发现白细胞增多；④红细胞沉降率加快；⑤C反应蛋白水平升高；⑥实验室检查证实子宫颈淋病奈瑟菌或沙眼衣原体阳性

3. 特异标准（specific criteria）

（1）子宫内膜活检显示有子宫内膜炎的组织病理学证据

（2）经阴道超声或MRI检查显示输卵管增粗和输卵管积液，伴或不伴有盆腔积液和输卵管卵巢肿物

（3）腹腔镜检查发现盆腔炎性疾病征象：①输卵管表面明显充血；②输卵管壁水肿；③输卵管伞端或浆膜面有脓性渗出物

盆腔炎性疾病的认识，对可疑患者做出进一步的评价，及时治疗，以减少后遗症的发生。

所有的盆腔炎性疾病患者需要检查沙眼衣原体和（或）淋病奈瑟菌，也应筛查人免疫缺陷病毒（human immunodeficiency virus, HIV）感染。可采用子宫颈管分泌物及后穹窿穿刺液的涂片、培养及核酸扩增检测病原体。除了病原体检查外，还可根据病史（如是否为性传播疾病高危人群）、临床症状及体征特点初步判断病原体。

（五）鉴别诊断

1. 急性盆腔炎应与急性阑尾炎、输卵管妊娠流产或破裂、卵巢囊肿蒂扭转或破裂等急症相鉴别。

2. 盆腔炎性疾病后遗症需要与子宫内膜异位症相鉴别。子宫内膜异位症引起的痛经呈继发性、进行性加重。若能触及典型的痛性结节，有助于诊断。鉴别诊断困难时应行腹腔镜检查。

3. 输卵管积水或者输卵管卵巢囊肿需要与卵巢囊肿相鉴别。输卵管卵巢囊肿除有盆腔炎病史外，肿块呈腊肠形，囊壁较薄，周围有粘连。而卵巢囊肿一般以圆形或椭圆形较多，周围无粘连，活动自如。

4. 附件炎性包块与周围粘连，不活动，有时易于卵巢癌相混淆。炎性包块为囊性，而卵巢癌为实性。B超及其他影像学检查有助于鉴别。

（六）治疗

1. 抗生素抗治疗 为首选治疗方式。抗生素治疗的原则为经验性、广谱、及时和个体化。针对盆腔炎所选择的抗生素必须同时涵盖淋病奈瑟菌、沙眼衣原体以及需氧菌、厌氧菌等病原体，同时根据经验选择广谱抗生素或联合用药，并根据疾病的严重程度决定静脉给药或非静脉给药，以及是否需要住院治疗。

2. **手术治疗** 主要用于抗生素控制不满意的输卵管卵巢脓肿或盆腔脓肿，可根据情况选择经腹手术或腹腔镜手术。原则以切除病灶为主。对年轻女性，应尽量保留卵巢功能；对年龄较大、双侧附件受累或附件脓肿屡次发作者，可行子宫全切除术＋双侧附件切除术。若盆腔脓肿位置低，凸向阴道后穹窿时，可经阴道切开引流。

手术指征为：①药物治疗无效。输卵管、卵巢脓肿或盆腔脓肿经药物治疗 48～72 h，体温持续不降，感染中毒症状未改善，或包块增大者，应及时手术。②肿块持续存在。经药物治疗 2 周以上，肿块持续存在或增大，应手术治疗。③脓肿破裂。如腹痛突然加剧，出现寒战、高热、恶心、呕吐和腹胀，检查腹部时有拒按或有感染中毒性休克表现，应疑诊脓肿破裂。若脓肿破裂未及时诊治，患者的死亡率高。因此，一旦疑诊脓肿破裂，需立即在抗菌药物治疗的同时行手术探查。

（七）后遗症

若盆腔炎性疾病未得到及时、正确的诊断或治疗，可能会发生盆腔炎性疾病后遗症，主要的病理改变为组织破坏、广泛粘连、增生及瘢痕形成。

盆腔炎性疾病后遗症的治疗主要是针对临床表现进行处理。其中对女性造成的最大困扰是不孕，故治疗应主要针对不孕。而对盆腔炎性疾病后遗症造成的慢性盆腔痛，目前尚无有效的治疗方法，一般给予中药和物理治疗等对症处理。对于盆腔炎性疾病反复发作的患者，在进行抗生素治疗的基础上，可根据具体情况进行相应的手术，如盆腔脓肿切除或输卵管脓肿切除等。

处理原则为针对盆腔炎性疾病后遗症造成的不孕，应根据患者年龄、卵巢储备功能、输卵管的病变程度和部位、盆腔炎症粘连病变累及的范围和程度以及社会、经济情况决定治疗的方式，包括期待治疗、输卵管疏通治疗、手术治疗和辅助生殖技术治疗。

1. 期待治疗　在以下情况下，可指导患者在排卵期进行性生活，亦可对患者进行适当的促排卵治疗，以增加受孕机会。

（1）患者年轻，不孕时间较短，一侧输卵管通而不畅但对侧输卵管通畅者；双侧输卵管通而不畅者，在知悉异位妊娠发生的风险及做好应急准备的情况下可短期试孕。

（2）双侧输卵管近端阻塞选择性插管治疗术后 6 个月内。

（3）一侧或两侧输卵管造口术或输卵管伞端成形术后 6 个月内。

（4）输卵管妊娠修补术后或输卵管保守治疗术后 6 个月内。

（5）对腹腔镜下盆腔粘连行松解术后，输卵管通畅。

2. 输卵管疏通治疗　对于一侧或双侧输卵管近端阻塞的患者，可经宫腔镜引导下、超声引导下或 X 线引导下（介入治疗）进行经子宫颈输卵管插管疏通术。

3. 手术治疗

（1）对于部分有盆腔炎性疾病后遗症的不孕患者，经过腹腔镜或开腹手术后可成功妊娠。常见的手术方式有盆腔粘连松解术、输卵管整形术和输卵管造口术等。

（2）对于有重度盆腔粘连、输卵管脓肿、严重输卵管炎、复发性或巨大输卵管积水（直径 >2 cm）及多次 IVF 移植失败并有输卵管积水的患者，可考虑行输卵管切除术，术后行 IVF-ET 助孕。

（3）输卵管积水患者因积水倒流可降低 IVF-ET 的成功率，故对输卵管积水患者建议常规行输卵管造口、结扎或者栓堵手术后再行 IVF-ET 助孕。

4. IVF-ET

（1）大部分盆腔炎性疾病患者存在盆腔组织破坏、广泛粘连、增生及瘢痕形成，这类不孕患者基本需要依靠 IVF-ET 协助受孕。

（2）对诊断性腹腔镜发现轻度或中度盆腔输卵管疾病的年轻患者，如进行手术治疗后6个月以上仍未妊娠，即使双侧输卵管通畅，也要考虑输卵管功能异常或再次出现盆腔粘连。

（3）虽然仅有轻度或中度输卵管疾病，但是如患者年龄较大（＞35岁），或卵巢储备功能减退，或者已行多次手术、拒绝手术治疗，可用IVF-ET治疗。

（4）盆腔输卵管疾病严重者可直接选择IVF-ET治疗。

（5）双侧输卵管切除术及结扎术后或绝育术后不接受复通术。

（6）输卵管造口术、整形术或吻合术后至少6个月仍未妊娠，可用IVF-ET治疗。

盆腔炎性疾病的诊治见流程图4-4。

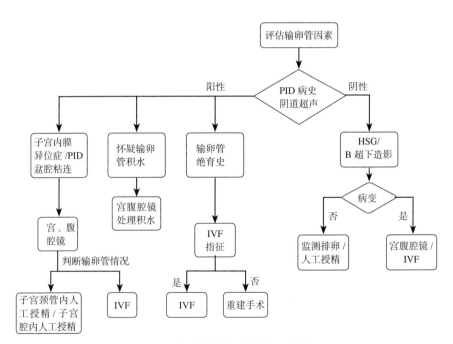

图4-4　盆腔炎性疾病的诊治流程图

（八）随访

对急性盆腔炎用抗生素治疗的患者，应在 72 h 内随诊，明确有无临床情况的改善。患者在治疗 72 h 内临床症状应得到改善，如体温下降，腹部压痛和反跳痛减轻，宫颈举痛、子宫压痛及附件区压痛减轻。若此期间症状无改善，需进行进一步检查，重新进行评价，必要时行腹腔镜或手术探查。不管患者的性伴侣是否接受治疗，所有的沙眼衣原体或淋病奈瑟菌阳性患者在治疗后 3 个月内必须复查沙眼衣原体或淋病奈瑟菌。如果随访不可靠，在治疗后的 1~12 个月内，无论患者何时就诊，均应复查沙眼衣原体或淋病奈瑟菌。

对于存在盆腔炎性疾病后遗症合并不孕的患者，应手术处理，使至少一侧输卵管通畅，评估卵巢功能及男方精液。如在正常范围，可于术后 1 个月监测排卵指导同房。如监测 6 个月未孕，可转 IVF 助孕治疗。如卵巢功能低下或男方存在重度少、弱、畸形精子症，可分别行 IVF 或 ICSI 治疗。如男方为轻中度少、弱、畸形精子症，可行 IUI 3 个周期，如不孕，可转 IVF 治疗。而对于手术无法复通输卵管或行输卵管结扎的患者，术后 1 个月可行 IVF 或 ICSI 助孕治疗。

（九）预防

1. 注意性生活卫生，减少性传播疾病。

2. 及时治疗下生殖道感染。

3. 进行公共卫生教育，提高公众对生殖道感染的认识，宣传预防感染的重要性。

4. 严格掌握妇科手术指征，做好术前准备，术时注意无菌操作，预防感染。

5．及时治疗盆腔炎症，防止后遗症的发生。

（刘凤华）

主要参考文献

[1] 丰有吉, 沈铿. 妇产科学. 2版. 北京: 人民卫生出版社, 2010.

[2] 国家人口和计划生育委员会科学技术研究所. 世界卫生组织人类精液检查与处理实验室手册. 北京: 人民卫生出版社, 2011: 7-192.

[3] 武学清, 孔蕊, 田莉, 等. 卵巢低反应专家共识. 生殖与避孕, 2015, 35(2): 71-78.

[4] 谢幸、孔北华、段涛. 妇产科学. 9版. 北京: 人民卫生出版社, 2018.

[5] 中国垂体腺瘤协作组. 中国垂体催乳素腺瘤诊治共识(2014 版). 中华医学杂志 C, 2014, 94(31):

[6] 中华医学会编著. 临床诊疗指南(辅助生殖技术与精子库分册). 北京: 人民卫生出版社, 2009.

[7] 中华医学会妇产科学分会感染性疾病协作组. 盆腔炎症性疾病诊治规范(修订版). 中华妇产科杂志, 2014, 49(6).

[8] 中华医学会妇产科学分会内分泌学组. 女性高催乳素血症诊治共识. 中华妇产科学杂志, 2016, 51(3):161-170.

[9] 中华医学会妇产科学分会子宫内膜异位症协作组. 子宫内膜异位症的诊治指南. 中华妇产科杂志, 2015, 50(3): 161-169.

[10] 中华医学会内分泌学分会. 妊娠和产后甲状腺疾病诊治指南, 2018.

[11] Adraa A, El Zibdeh MY, et al. Differential diagnosis and management of abnormal uterine bleeding due to hyperprolactinemia. Mid East Fertil Society, 2016, 21: 137-147.

[12] Ajmal A, Joffe H, et al. Psychotropic-induced hyperprolactinemia: a clinical review. Psychosomatics, 2014, 55: 29-36.

[13] Alexander EK, Pearce EN, Brent GA, et al. 2017 Guidelines of the American Thyroid Association for the diagnosis and management of thyroid disease during pregnancy and the postpartum. Thyroid, 2017, 315: 389.

[14] Balen AH, Morley LC, Misso M, et al. The management of anovulatory infertility in women with polycystic ovary syndrome: an analysis of the evidence to support the development of global WHO guidance. Hum Reprod Update, 2016, 22: 687-708.

[15] Chang MY, Chiang CH, Hsieh TT, et al. Use of the antral follicle count to predict the outcome of assisted reproductive technologies. Fertil Steril, 1998, 69(3): 505-510.

[16] Chen Z-J, Shi Y, Sun Y, et al. Fresh versus frozen embryos for infertility in the polycystic ovary syndrome. New Engl J med of medicine, 2016, 375: 523-533.

[17] Consensus on women's health aspects of polycystic ovary syndrome (PCOS). Hum Reprod, 2012, 27: 14-24.

[18] Cooper TG, Noonan E, von ES, *et al.* World Health Organization reference values for human semen characteristics. Hum R eprod Update, 2010, 16(3): 231-245.

[19] Crosignani PG, Management of hyperprolactinemic infertility. Mid East Fertil Societ J, 2012, 17: 63-69.

[20] De Ziegler D, Borghese B, Chapron C. Endometriosis and infertility: pathophysiology and management. Lancet, 2010, 376(9742): 730-738.

[21] Dumesic DA, Oberfield SE, Stener-Victorin E, *et al.* Scientific statement on the diagnostic criteria, epidemiology, pathophysiology, and molecular genetics of polycystic ovary syndrome. Endocr Rev, 2015, 36: 487-525.

[22] Dunselman GA, Vermeulen N, Becker C, *et al.* ESHRE guideline: management of women with endometriosis. Hum Reprod, 2014, 29(3): 400-412.

[23] Ferranretti AP, La Marca A, Fauster BC, *et al.* ESHRE working group on Poor Ovarian Respone Definition. ESHRE consensus on the definition of "poor response" to ovarian stimulation for in vitro fertilization: the Bologna criteria. Hum Reprod, 2011, 26(7): 1616-1624.

[24] Harb HM, Gallos ID, Chu J, *et al.* The effect of endometriosis on in vitro fertilisation outcome: a systematic review and meta-analysis. Bjog, 2013, 120(11): 1308-1320.

[25] James Ahlquist. Diagnosis of prolactinoma and causes of hyperprolactinemia. Encyclop of Endoc Diseas , 2019; 314-318.

[26] Kennedy RL, Malabu UH, Jarrod G, *et al,* Thyroid function and pregnancy: before, during and beyond. J of Obstet Gynaecol, 2010, 774: 783.

[27] Kim NY, Cho HJ, kim HY, *et al,* Thyroid autoimmuity and its association with cellular and humoral immunity in women wity reproductive failures. Am J Reprod Immuno, 2011, 87-97.

[28] Kimberly A, Workowski KA. Centers for Disease Control and Prevention (CDC). Sexually transmitted diseases treatment guidelines, MMWR Recomm Rep, 2015; 64(RR-12): 71-82.

[29] Legro RS, Arslanian SA, Ehrmann DA, *et al.* Diagnosis and treatment of polycystic ovary syndrome: an endocrine society clinical practice guideline. J Clin Endocr metab, 2013, 98: 4565-4592.

[30] Legro RS, Dodson WC, Kunselman AR, *et al.* Benefit of delayed fertility therapy with preconception weight loss over immediate therapy in obese women with PCOS. J Clin Endocrinol Metab, 2016, 101: 2658-2666.

[31] Lenton EA, Sexton L, Lee S, *et al.* Progressive changes in LH and FSH and LH: FSH ratio in women throughout reproductive life. Maturitas. 1988, 10(1): 35-43.

[32] Lizneva D, Suturina L, Walker W, *et al.* Criteria, prevalence, and phenotypes of polycystic ovary syndrome. Fertili Steril, 2016: 6-15.

[33] Ma C, Qiao J, Liu P, *et al.* Ovarian suppression treatment prior to in-vitro fertilization

159

and embryo transfer in Chinese women with stage Ⅲ or Ⅳ endometriosis. Int J Gynaecol Obstet, 2008, 100(2): 167-170.

[34] Ma C, Yan L, Qiao J, et al. Effects of TNF-α on porcine oocytes meiosis progression, spindle organization and chromatin alignment. Fertil Steril, 2010, 93: 920-926.

[35] Macer ML, Taylor HS. Endometriosis and infertility: a review of the pathogenesis and treatment of endometriosis-associated infertility. Obstet Gynecol Clin North Am, 2012, 39(4): 535-549.

[36] Matalon ST, Blank M, Levy Y, et al, The pathogenic role of anti-thyroglobulin antibody on pregnancy: evidence from an active immunization model in mice. Hum Reprod, 2003, 18(5):1094-1099.

[37] Moran LJ, Misso ML, Wild RA, et al. Impaired glucose tolerance, type 2 diabetes and metabolic syndrome in polycystic ovary syndrome: a systematic review and meta-analysis. Hum Reprod Update, 2010, 16: 347-363.

[38] Poppe K, Velkeniers B, Glinoer D, et al. Thyroid disease and female reproduction. Clin Endocrinol, 2007, 309: 321.

[39] Poseidon Group (Patient-Oriented Strategies Encompassing Individualize D Oocyte Number), Alviggi C, Andersen CY, et al. A new more detailed stratification of low responders to ovarian stimulation: from a poor ovarian response to a low prognosis concept. Fertil Steril, 2016, 105(6): 1452-1453.

[40] Practice Committee of the American Society for Reproductive Medicine. Endometriosis and infertility: a committee opinion. Fertil Steril, 2012, 98(3): 591-598.

[41] Practice Committee of the American Society for Reproductive Medicine.Testing and interpreting measures of ovarian reserve：a committee opinion.Fertil Steril, 2012, 98(6): 1407-1415.

[42] Qiao J, Wang L, Li R, et al. Microarray evaluation of endometrial receptivity in Chinese women with polycystic ovary syndrome. Reprod Biomed Online, 2008, 17: 425-435.

[43] Tal R, Tal O, Seifer BJ, et al. Antimullerian hormone as predictor of implantation and clinical pregnancy after assisted conception: a systematic review and meta-analysis. Fertil Steril, 2015, 103: 119-130 (e3).

[44] Tosi F, Fiers T, Kaufman JM, et al. Implications of androgen assay accuracy in the phenotyping of women with polycystic ovary syndrome. J Clin Endocrinol Metab, 2016, 101(2): 610-618.

[45] Van der Houwen LE, Mijatovic V, Leemhuis E, et al. Efficacy and safety of IVF/ICSI in patients with severe endometriosis after longterm pituitary down-regulation. Reprod Biomed Online, 2014, 28(1): 39-46.

[46] Zhou Z, Zheng D, Wu H, et al. Epidemiology of infertility in China: a population-based study. BJOG, 2018, 125(4): 432-441.

第五章　男性不育

在普通群体中，如果女性在 40 岁以下，夫妇有规律的性生活，80% 的有意向夫妇会在 1 年内受孕，2 年后的累计妊娠率可在 90% 以上。如果这些夫妇超过 1 年未孕，就可以认定为不孕不育，应该启动男性和女性的生育能力的临床评估流程。

男性具有正常生育力的条件包括：有正常的下丘脑 – 垂体 – 睾丸性腺轴；睾丸能产生足够多的正常精子；附睾能使精子正常成熟和贮存；输精管、射精管和尿道完整通畅；附属性腺功能正常；阴茎完整，有正常的性功能，能够将精液成功地递送到阴道后穹窿；有关于女性排卵期的基本常识和适宜的性生活频度。上述环节出现异常，均可能导致男性生育力低下或不育。所以，评估男性的生育能力时应围绕这些节点展开。

以生育为目标查找男性不育的原因非常重要。如果不育的原因可以纠正，就可以提供相关治疗。如果特定的病因治疗无效或者原因无法纠正，则应考虑采用如辅助生殖技术的其他方法治疗。依据病变所在的部位，可将男性不育的病因分为睾丸前、睾丸性和睾丸后三类因素。①睾丸前因素：见于因下丘脑和垂体功能异常导致的促性腺激素分泌不足引起的性腺功能低下症、心理性内分泌、神经和血管性性交功能异常，以及泌尿、生殖器手术后或神经性相关药物后射精功能异常。②睾丸性因素：常见于染色体数目或结构异常，Y 染色体缺失。生精相关基因的突变会影响精子发生或精子功能。睾丸炎症和免疫因素也会影响精子发生、精子功能或精子的递送。其他如发热、放疗、化疗、某些药物、血管 – 睾丸扭转（外伤）和精索静脉曲张等亦可导致精子发生异常。③睾丸后因素：常见于附属性腺炎症，先天性、感染性或医源性因素（输精管结扎）导致的附睾、输精管和射精管梗阻，以及润滑剂（有精子毒性）的使用等。此外，对于生殖医学，特别是辅助生殖技术治疗，还需要考虑精子受精潜能和对后代的遗传学影响。

值得提出的是，男性的生育能力其实是一种连续体，临床实践中很难依据某一参数改变明确男性不育的病因。大多数情况下只能依据这些参数变化推测造成男性不育或生育力低下的可能原因。

面对复杂的男性生育力评估问题，对于如何准确、快捷地诊断，以及正确地选择临床治疗方案和途径，2003 年国家卫生部颁布的《人类辅助生殖技术规范》中明确要求各生殖医学中心应建立自己的诊疗常规。然而，在不同中心之间，男性不育的评估、诊断与治疗差异较大。除了支撑条件，如男科实验室和男科超声等条件的差异外，在男科医师自身的认知上也存在差异。目前我国男性生殖医学专家正在努力达成共识。WHO（1999）曾发布了《世界卫生组织男性不育标准化检查与诊疗手册》（ *WHO Manual for Standardized Investigution Diagnosis and Munagement of Infertile Mule* ）。2013 年欧洲泌尿外科学会（ European Association of Urology, EAU ）再次更新了《男性不育诊疗指南》（ *Guidelines on Male Infertility* ）。2010 年由中华医学会组织出版了临床诊疗指南、临床技术操作规范的《辅助生殖技术和精子库分册》。2016 年陈振文教授牵头学组出版了《辅助生殖男性技术》。这些资料为制订中心的男性不育的评估与治疗常规提供了很好的参考。

患者的病史、体格检查和精液常规分析是男性不育评估的基本且最重要的部分，借此可以初步判断不孕不育夫妇中是否存在男性因素。对有明确男性因素者，应进一步行病因学调查。对无明确男性因素者，也需要考虑免疫性不育和不明原因不育。本章将从病史采集、体格检查、男科相关的实验室检查、辅助检查和治疗五个方面进行讨论。

一、病史采集

在临床实践中，通过病史采集能为 1/4 的不育患者提供其不育的病因。病史采集中常见的问题是遗漏，设计一个询问的方案和对应的表格有助于解决这个问题。采集病史时最好能单独就诊，以有利于患者提供相关既往史，如以前所患的性传播性疾病或与先前配偶的孕育史等。

1. 主诉　是患者对不育状况的认知和症状描述，包括结婚时间、不育时间、曾用过的避孕方法以及未采用避孕的时间；既往有无怀孕或与其他配偶怀孕等；是否为近亲结婚或再婚等。

2. 现病史　主要通过了解性生活史明确不育的发生、发展和诊治经过，包括青春期开始时间、性交频率和时间、有无勃起和（或）射精障碍；对女性排卵期是否了解；近期是否有不育相关的检查与治疗。女方的生育史和月经史可以作为男性生育力评估的参考。

3. 既往病史　有无隐睾、尿道下裂及男性乳腺增生等发育障碍；是否曾患有性传播疾病、泌尿生殖系感染、腮腺炎合并睾丸炎或其他病毒性睾丸炎、肾疾病、糖尿病、附睾炎和结核，是否做过放疗等可能影响精子发生、成熟或转运的疾病；纤维病变可能并发先天性输精管缺如；呼吸系统疾病可能并发死精子症；嗅觉丧失可能与 Kallman 综合征有关；是否接受过睾丸手术、腹股沟疝修补术、输精管结扎、阴囊损伤、睾丸扭转以及其他盆腔和腹腔手术。

某些药物可能是引起男性不育的原因，如抗生素类药物 [乙酰红霉素、庆大霉素、新霉素、呋喃妥因（大剂量）及四环素]、抗高血压药物（α受体阻断药、β受体阻断药、钙拮抗药、螺内酯及噻嗪类利尿药）、化疗药物（白消安、卡莫丝汀、顺铂、环磷酰胺及阿糖胞苷）、抗肿瘤药物（洛莫司汀、美法仑、氮芥、丙卡巴肼及长春新碱）、激素（类固醇类药物、抗雄激素药物、雌激素类药物、孕激素受体衍生物及睾酮）、精神类药物（锂、单胺氧化酶抑制剂、酚噻嗪系、选择性 5- 羟色胺再吸收抑制剂及三环抗抑郁药）和其他药物（长春碱、西咪替丁、秋水仙碱、环孢霉素及柳氮磺吡啶）。

4. 个人史 职业是否对精子发生有影响，如高温、射线和有毒环境暴露等；生活习惯中是否有吸烟、饮酒、咖啡因摄入、熬夜和网瘾等。

5. 家族史 家族中有无遗传病史；家族中有无性腺功能减退、隐睾及男性纤维病变患者。

二、体格检查

（一）一般检查

一般检查包括身高、体重、血压和体重指数，以及上下身比例和臂长与躯干的比例。必要时还应包括甲状腺、心、肺、肝和脾等。

（二）第二性征检查

1. 乳腺 触诊腺体组织，确定乳腺肥大的特点和体征。检查时患者站立，双手置于脑后，充分外展双臂。从乳腺外侧开始顺时针触诊腺体组织。

2. 阴毛 观察阴毛的发育与分布。正常男性成人阴毛粗而色深，卷曲，分布呈倒三角形。异常时可参考发育阶段进行描述：①没有阴毛，体毛的生长与其他一般身体部位相同。②开始有稍许的松软，直的或稍弯曲的阴毛出现，主要出现在阴茎的基部。③阴毛颜色变深、变粗，更弯曲，并且开始扩散至阴毛区的中间部位。④阴毛近似成人，但阴毛涵盖区域仍较窄，未扩及腿部。⑤阴毛生长达到成人的质与量状态，阴毛的分布呈菱形。

3. 喉结 观察吞咽时是否有明显喉结，并注意发声。

（三）生殖系统检查

1. 阴茎 患者取站立位，观察包皮是否过长。测量非勃起状态下从耻骨联合皮肤到尿道外口的阴茎长度（cm）。检查有无尿道下裂、瘢痕、硬斑、溃疡或尿道分泌物。

2. 睾丸与附睾 患者取站立位，上提阴茎，观察睾丸的位置和轴线。轻触睾丸有无疼痛、下降不全、异位或回缩睾丸。有无弹性，质地为正常、软还是硬（触诊时宜取仰卧位，因为站立位牵拉睾丸可能会发生晕厥）。比对 Prader 睾丸测量器确定睾丸体积（睾丸体积是否 < 12 ml）。触诊附睾时应注意其大小、质地、位置，以及有无囊肿、结节及压痛。

3. 输精管 沿精索轴线走向在两指间触诊有无输精管以及有无增厚、结节及触痛。

4. 其他 检查有无阴囊肿块、精索静脉曲张（按三度法检查鉴别）。腹股沟区有无疝、瘢痕或淋巴结肿大。必要时行直肠指检，检查前列腺有无疼痛，质地是否坚硬，精囊可否触及，以及有无压痛。

三、实验室检查

（一）精液分析

精液分析是最早用于男性不育评价的方法，也是最重要的实验室检查方法。为了保证精液分析的准确性，精液必须在取精室内无菌采集，最好在精液采集前禁欲 3~7 天。WHO 提供了详尽的标准操作流程和评估参考值 [《WHO 人类精液分析实验室技术手册》(*WHO Laboratory Manual for the Examination and Processing of Human Semen*) 第 5 版]。不过该参考值源于可生育群体第 5 个百分位数，不完全反映男性生育力的状况。这些参考值包括精液液化时间不超过 60 min，精液量 >1.5 ml，精子密度 $>15 \times 10^6$/ml，存活率 $>58\%$，其中向前运动精子 $>32\%$，精子正常形态率 $>4\%$。

WHO 建议至少要求不孕夫妇在检查中有一次精液常规分析，即使性交后试验结果正常也应如此。如果首次精液分析检查结果正常，通常无须重复检查。若检查结果异常，则需要重复 1~2 次检查才能做出可信的诊断。无精且输精管缺如的患者无须重复进行精液分析。对无精液或射出精液量少的患者，应考虑逆行射精，或部分逆行射精的可能。可要求患者在同房或手淫出现性高潮后排尿检查。若尿液中出现絮状物和精子，且其密度等于或超过了在精液中的数目，则可明确诊断为逆行射精。

精液分析的实验室操作是一项技术性强且部分主观判断的过程。要获得正确的诊断，除了规范技术操作本身外，精液采集流程也是非常重要的环节。精液样本收集时应考虑患者取精时可能出现的失误（如丢失部分样本或采用了有杀精子剂的避孕套）、传送时的不当处理（如样本曾处在极端温度环境下传送，或射出后超过 2 h 后才进行分析）以及样本被尿液、水和肥皂污染等情况。这种样本会影响结果的真实性，应不予采用。

（二）精子形态学分析

已有的研究显示，精子形态是除精子运动以外对男性生育力最具影响的因素。在自然生育过程中，精子的头宽每增加 1 μm，其妊娠等待时间（time-to-pregnancy, TTP）延长 2.5 倍。圆头精子每增加一个百分点，TTP 则延长 11%。精子形态学分析同样应按照 WHO 建议的标准程序进行。至少涂双份片子，以备重复评估或染色出问题。涂片时应采用洗净、70% 乙醇处理后的载玻片，滴样量为 5~20 μl（最佳涂片密度为 50×10^6/ml，最高不应超过 80×10^6/ml。应根据精液浓度调整涂片浓度）。

巴氏染色是 WHO 推荐且最广泛使用的方法。它可以使精子与其他细胞很好地染色区分，使头部的顶体和顶体后区、胞浆小滴、中段和尾部着色。也可采用其他方法如 Shorr 染色法和 Diff-Quik 快速染色法，但其背景和染色效果不完全等同巴氏染色法。另外，用 Diff-Quik 法染色的精子头会大于巴氏染色。

Kruger 认为正常形态精子的比例与受精直接相关。WHO 建议对精子形态学分析采用 Kruger 严格标准，其精子正常形态率应高于 4%。然而，在临床实践中，形态学评估受到内在变异性和主观判断差异的影响，不同的实验室对精子形态学评价差异明显。这影响了统一参考值的建立。加之可能对女性因素进行干预，使精子形态对临床治疗结局的预测价值受到影响，现有报道也多有矛盾。因此，规范精子的形态学评估，建立实验室间的质量控制是当务之急。

（三）精子抗体检测

在 WHO 建议的男性不育诊断流程中，精子抗体检测居于性功能和射精功能障碍检测之后的第二位，不过精子水平的免疫性异常并不常见。精液中的精子抗体几乎全部属于 IgA 和 IgG。IgA 是局部抗感染免疫的主要抗体，其临床意义可能比 IgG 更重要。IgM 抗体因为分子量大，在精液中极为罕见。

抗体的筛查应使用新鲜精液样本。有几个检查可用于抗精子抗体的筛查和滴度测定，但其结果的说明常引起矛盾。在这些试验中，采用包被乳胶颗粒的间接混合抗球蛋白反应试验（MAR）和间接免疫珠试验（IBT）最为可信，但 IBT 的敏感性和特异性稍差。

为了使试验结果可靠，应有 200 个以上运动的精子被计数。此外，如果这些试验阳性，还应补充其他验证检查，如精子宫颈黏液接触试验及精子宫颈黏液毛细管试验等。

诊断参考标准：MAR ≥ 10% 为可疑，＞ 50% 有确定临床意义；IBT ≥ 20% 为可疑，＞ 50% 有确定临床意义。

至少一次精液样本中有 ≥ 50% 的活动精子包被有抗体，才可做出此诊断。但诊断时应进一步结合其他特征来选择治疗方案，如精子正常且抗体结合的是中段和尾段时，人工授精技术（IUI）似乎更容易成功；若抗体结合的是头部或整个精子，且结合的精子未超过 80% 时，采用 IUI 治疗的成功率会较低。相反，若精子参数本来不正常，且头部或全精子结合的抗体又在 80% 以上，则应放弃 IUI，改行 IVF 或 ICSI。

（四）非精子细胞成分分析

精液中常含有一定的非精子细胞成分，包括泌尿生殖道的上皮细胞、前列腺细胞、支持细胞、生精细胞和白细胞。多数情况下以后两类细胞为主，在未染色的新鲜精液标本中，在显微镜下无法区分各类细胞，因此将其统称为"圆细胞"。

对非精子细胞成分的分析可分为两个层面，首先是圆细胞的密度计算。这可以在计数精子密度的同时在相差显微镜下完成。一般而言，正常精液所含圆细胞的密度不应超过 5×10^6/ml。其次，是确定非精子细胞成分的组成，特别是白细胞和生精细胞所占的比例。

白细胞，主要是中性粒细胞，存在于大多数人的精液中。过多的白细胞（白细胞精子症）可能与感染和精液质量差有关。白细胞数目不应超过 1×10^6/ml。因此，当精液中的圆细胞密度超过 1×10^6/ml 时，应考虑进行白细胞的定量测定。当精液中白细胞数目增多时，应进行微生物学检查以证实有无附性腺的感染。但是，如果无白细胞，也不能排除附性腺感染的可能性。

白细胞内存在过氧化物酶，通过正甲苯胺过氧化物酶染色，可以定量测出精液中的白细胞数目。这是 WHO 建议的方法之一。这种技术相对容易操作，但不能检测已经活化并已释放其颗粒的多形核粒细胞，也不能检测不含过氧化物酶的其他种类白细胞，如淋巴细胞。所以，WHO 也建议采用以白细胞特异性抗原为基础的免疫细胞化学方法。利用过氧化物酶技术得出的结果要低于利用全白细胞单克隆抗原技术得出的结果。

当精液中的圆细胞密度超过 5×10^6/ml 时，可借助于 Bryan-Leishman 染色法来区别精液中不同类型的未成熟生精细胞，以了解可能的精子发生异常。过多未成熟生精细胞的脱落常常是由于曲细精管功能受损造成的，例如，当精子发生低下、精索静脉曲张和支持细胞功能异常时。这种异常又常与体外受精的成功率降低相一致。

（五）精浆生化

精浆是精子的载体和生存环境，其组成与精子营养和功能实施相关。精浆由曲细精管、附睾、前列腺、精囊腺、尿道球腺和尿道旁腺的分泌液混合组成，主要成分为蛋白质（氨基酸 1.25 g/100 ml）、无机盐（Ca^{2+} 25 mg/100 ml，Mg^+ 14 mg/100 ml，K^+ 89 mg/100 ml，Zn^{2+} 14 mg/100 ml）、酶类（酸性磷酸酶、乳酸脱氢酶、透明质酸酶和糖苷酶等）和糖类（果糖 224 mg/100 ml）等。通过检查其中的酶、糖类和金属离子等标志物，可以评估附属性腺的功能正常与否以及生殖道是否通畅。

精子在附睾储存和成熟，并获得前向活动和受精能力。精浆中的

中性 α- 葡萄糖苷酶仅来自附睾，负责将糖类降解成为葡萄糖，提供精子能量。因此，精浆中性 α- 葡萄糖苷酶的高低反映了附睾的分泌功能的强弱。中性 α- 葡萄糖苷酶活性的下限值为每次射精 20 mU，其异常可提示附睾功能障碍或精子成熟障碍。中性 α- 葡萄糖苷酶活性降低与精子形态、活力和低渗肿胀试验等降低相关，并与精子 DNA 碎片化呈显著负相关。而如存在活性缺如伴无精，且睾丸大小和生殖内分泌正常，则提示梗阻性无精（为最常见的梗阻，在 FSH 低的无精子症中占 30% ~ 67%）。

精浆中前列腺分泌液约占 30%。精浆锌、柠檬酸和酸性磷酸酶的含量是前列腺功能的可信检测指标。WHO 提供精浆锌的下限值为每次射精 2.4 mol。前列腺是体内含锌量最多的器官之一，精浆锌影响精子细胞膜的脂质氧化，维持细胞的结构稳定性和生理通透性，保持精子良好的活动力；精浆锌还能维持精子染色质的稳定性，清除氧自由基。前列腺分泌的蛋白酶使精液液化，前列腺功能障碍将影响精液的液化。

精囊腺代表性的分泌物有果糖、前列腺素和凝胶蛋白等。果糖是精子活动的主要糖类能源，直接参与精子的获能和受精，是精囊腺功能的标志物，其下限值为每次射精为 13 μmol。精浆果糖降低可能提示有射精管梗阻、双侧输精管缺如、部分逆行射精和雄激素缺乏（分泌的精浆果糖含量受血中睾酮水平的影响，雄激素不足可造成果糖含量降低，能间接反映睾丸间质细胞分泌雄激素的功能）等病变。精囊腺分泌的前列腺素对精子在女性生殖道中的生存和转移非常重要。凝胶蛋白则使精液射出后呈正常胶冻状。

（六）精子功能检查

精液分析关注了精子的外在表现，却不能反映精子的内在特征，直接代表精子的受精能力和男性生育能力。辅助生殖技术的发展，尤其是 ICSI 技术的出现，即使只能获取少量，甚至微量精子亦可解决生育问题，但精子本身的质量或功能对临床治疗的结局和后代的遗传健康影响很大。这使得精子功能的评估特别重要。胚胎学家发现 IVF 失败的病例中有 42% 的精子完全不能与透明带结合；而使用结合于透明带的精子行 ICSI 时，受精及胚胎发育有显著的改善，提示精液分析以外的精子内在特征确实影响了正常的受精和胚胎发育过程。

虽然关于精子功能检查目前临床应用得较少，但其是对常规男性不育诊断后的重要补充，尤其是对 IVF 受精失败、反复着床失败和反复流产的男性患者。

1. DNA 损伤检测　精子 DNA 完整性和染色质包装质量是染色质结构的两个重要参数，其异常可能对精子功能造成严重影响。精子 DNA 碎片指数（sperm DNA fragmentation index, DFI）是指发生 DNA 链断裂的精子占全部精子的百分比，常用于评价精子 DNA 的完整性。目前普遍认为男性不育除与精子密度、精子活力和精子形态等相关外，与 DFI 也有一定的关系。有研究将一组不育男性的精子 DNA 与另一组可生育男性的精子 DNA 进行对比。结果显示，不育男性组的 DFI 值明显高于生育男性，并且在高 DFI 组中，精子的活力较低，畸形率较高。精子 DNA 是父方来源的遗传信息的载体，染色质结构的完整性是正常受精、胚胎发育与妊娠的前提条件。染色质损伤可能影响受精或受精后的早期发育，从而影响男性生育力。这可能是由于鱼精蛋白缺乏和组蛋白剩余过多而造成精子染色质的过早凝聚。测定精子 DNA 完整性和染色质包装质量，可以评估精子的染色质结构，精子 DNA 严重损伤可以区分正常生育力和不育男性。此外，精子 DNA 的损伤和精液常规参数间存在一定的相关性。

精子的染色质结构是否完整，关系到自然妊娠以及人类辅助生殖技术应用的成功率。当精子 DFI 值升高时，自然妊娠与辅助生殖技术的失败率也会随之升高。不育男性的精子 DNA 损伤率较生育力正常的男性明显升高，并且精子 DNA 完整性与精子染色质包装质量呈正相关。通过精子 DNA 损伤的水平能预测辅助生殖技术的成功率和复发性流产的可能性。IVF-ET 的受精率与精子 DNA 损伤率相关，临床妊娠的配偶精子 DNA 损伤率明显低于未临床妊娠的损伤率。精子 DNA 可以作为一个有效的生物标记，可预测生育力损伤后的纠正程度，如精索静脉曲张。睾丸精子 DNA 损伤的发生率较低，对于射出精子有严重 DNA 损伤的男性使用睾丸精子进行 ICSI 可能更为有利。最近的数据显示精子完整性和 DNA 致密化对精子功能的重要性，并且 DNA 完整性和组装与生育力相关。但是否需要评估男性不育患者的精子 DNA 损伤，现在还存在争议。还需要更多的对照试验探寻 DNA 损伤的临床意义、分子机制以及改善 DNA 损伤的治疗方法。

有研究小组尝试使用锌治疗精子 DNA 的损伤，单独用锌组与锌＋维生素 E、锌＋维生素 E＋维生素 C 组相比，治疗后的精子质量没有明显差异。而不使用锌治疗的组，精子 DFI 比使用锌的组要高，由此认为锌对于改善 DFI 有效。同样，研究人员尝试使用 rFSH 改善少、弱、畸形精子症患者的精子 DFI，DFI 有显著改善。此外，还有研究显示，吸烟和饮酒等不良生活习惯除了导致精子活力下降以外，还会使精子 DFI 上升。因此，除了依赖药物治疗外，不育男性患者应进行个人习惯的改善，采取健康的生活方式，从而改善自身精子 DNA 的完整率，提高精子质量。另外，高龄生育也将影响 DFI 值。因此，除了保持健康和保持良好的生活习惯以外，选择适当的年龄进行生育也有利于优生优育。

2. 精子蛋白质组学　精子是高度特化的终末分化细胞，不具有转录活性，蛋白质合成也基本停止，因此，从蛋白质入手是研究精子功能的基本途径。首先，蛋白质作为生命活动的执行体，其结构和相互作用是生物功能表现的基础。其次，基因和蛋白质表达不存在严格的线性关系，mRNA 水平并非与蛋白质表达水平相对应，并且蛋白质的翻译后修饰、同工蛋白质和蛋白质间的相互作用等均无法在基因水平认识。精子蛋白质组学是指利用高通量技术手段，对组成精子的全套蛋白质进行分离鉴定、功能和作用机制的研究。随着后基因组时代的来临，为精子蛋白质组学研究打开了新的前景。

应用蛋白质组学，可能找出许多精子功能评估的标准分子。罗克莉等研究了死精子症患者的精子与正常精子存在的差异，并对其中的 6 个蛋白质做了鉴定，发现死精子症患者的精子缺失了一些精子结构前体蛋白和调节因子。Pixton 等经过对 IVF 失败患者的精子开展了蛋白质组学的研究，发现至少有 20 种蛋白质的异常表达，并对其中 4 个斑点做了鉴定，认为精子蛋白质组学对精子功能缺陷的研究至关重要。Plessis 等回顾研究了最近在精子蛋白质组学研究的进展，并分析了蛋白质组学作为生物学靶点在精子功能障碍上的诊断价值以及在临床应用上的潜在价值。

Salemi 等研究了 SPANX 蛋白的时空表达变化，提示它与精子成熟过程紧密相连。同时，它与男性生育力存在一定相关性。在不育男性和弱精子症男性中，SPANX 的表达下调。我们的研究也显示，通过 MALDI-TOF/TOF 分析，与可育男性精液标本相比，SPANX 蛋白在精液参数正常的不育男性的精液中表达下调。

四、辅助检查

（一）睾丸活检与影像学评估

辅助生殖技术的发展，特别是睾丸取精–ICSI 技术平台的成熟，对睾丸储备评估，即从睾丸中获取精子的可能性分析提出了越来越迫切的要求。基于睾丸水平的睾丸储备评估方法有很多，至少包括了睾丸活检和影像学检查。

1. 睾丸活检（testicular biopsy） 睾丸活检是评估男性生育力最直接的方法。当患者被诊断为非梗阻性无精子症时，睾丸活检是判断男性是否具有生育能力的最终金标准。活检前应首先对精液进行离心镜检以排除精子存在；测定睾丸体积、生殖内分泌水平、精浆果糖和中性 α-葡萄糖苷酶，以排除梗阻；如果精液量少于正常，应在射精后取尿液行镜检以排除逆行性射精；触诊输精管和附睾以排除缺如。睾丸活检有三种常用方法：睾丸切开活检、穿刺活检和针吸活检。但对于诊断非梗阻性无精子症或辅助治疗取精而言，睾丸切开活检明显具有优势，特别是结合显微外科的睾丸活检，即使是因精曲小管发育不全（克氏综合征）导致的无精子症患者，对 32 岁以下的患者来说都有 50% 的概率找到可用于辅助治疗的精子。

当睾丸活检组织形态学评估正常时，应首先考虑梗阻性无精子症。精曲精管存在各级生精细胞，如数量减少，生精上皮变薄，管腔相对增大，但精原细胞基本正常，并且精曲精管基底膜没有纤维样变和透明样变，则为生精功能低下型。如精子发生阻滞于精原细胞、初级精母细胞和精子细胞阶段，不能发育形成精子，则为精子发育阻滞。对这些患者，进行精液检查时虽无精子，但仍可见到脱落的生精上皮细胞（说明并非梗阻性无精子症），且精原细胞仍正常。

2. 睾丸超声影像学 睾丸超声影像学主要检测双侧睾丸的体积、钙化点、微石症和血流等，并排除隐睾、肿瘤和鞘膜积液等。当用彩色多普勒显像仪（color Doppler flow image, CDFI）连续扫查睾丸内血管时，需做连续、反复的斜切扫查，直至与所观察的血管长轴平行，以全面显示睾丸内血管的走行方向。当取得满意的彩色血流图时，用多普勒频谱测量。了解睾丸血管的分布可为确定睾丸活检的部位，寻找可能出现的局部精子发生灶提供指导。几种睾丸病变的 CDFI 表现为：

（1）隐睾：发育好的隐睾丸内 CDFI 显示有点状血流信号。发育不良以至萎缩的隐睾体积一般较小，无血流信号显示。在隐睾恶变时，血流信号可明显增多。

（2）睾丸肿瘤：睾丸肿瘤的共同特点是睾丸增大，彩色血流图显示睾丸血流明显增多，以及在同侧阴囊内找不到正常睾丸。

（3）鞘膜积液：鞘膜积液显示阴囊内有液性区包绕睾丸，睾丸被压缩在后下方边缘。精索部未见积液。鞘膜积液有陈旧性出血者，在液性区中有漂浮的细光点，或有条索状回声（纤维索）。精索睾丸鞘膜积液则表现为阴囊内液性区既包绕睾丸，又向上伸展到精索周围。

（4）睾丸内梗阻：可表现为睾丸网呈细网状扩张。睾丸萎缩表现为萎缩的睾丸体积小，回声减低；大部分萎缩睾丸的血流信号减少或消失；超声弹性成像显示大部分萎缩睾丸的硬度降低。睾丸囊肿表现为囊肿单发或多发，呈圆形或类圆形，少数形态不规则，壁较薄，边界清晰，一般伴后方回声增强。

（二）生殖内分泌评估

内分泌异常是造成男性不育的主要病因之一。曲细精管中的精子发生受下丘脑 - 垂体上行激素的调控。因此，促性腺激素释放激素(GnRH)、FSH、LH 和 PRL 等的分泌异常会导致精子发生障碍。同样，睾丸自身分泌的睾酮、雌二醇和抑制素 B 等激素协同调控精子发生，如其分泌水平异常也会影响精子发生，导致男性不育。

准确地检测男性生殖内分泌水平其实并不容易，正常人血清睾酮、FSH 和 LH 水平呈快速脉冲式波动，因此，应在早晨每隔 20 ~ 40 min 采集一次血标本，至少采取 3 次。测定时，可采取分次测定或从 3 次标本中各取等量血混合后再进行测定，以便获得均值。

有专家建议应在生殖内分泌检查中纳入男性不育评估的常规项目，

但通常的指南建议应在精液分析等检查提示可能有内分泌病因时再进行，对无精子症、严重的少精子症且睾丸体积大致正常的患者，如检测 FSH 并根据参考值范围判断为分泌过高、正常或过低，继而初步判断男性不育的病因是在睾丸还是在睾丸以上的部位（下丘脑和垂体）。基本的内分泌检查包括血清 FSH 和总睾酮。如果总睾酮低于正常参考值，则应进一步检查游离睾酮、LH 和催乳素。如催乳素水平升高，可能通过负反馈作用于下丘脑，抑制垂体促性腺激素的正常释放。对乳腺异常发育的男性患者也应测定催乳素。

目前，多证据表明抑制素 B 是睾丸生精功能灵敏、客观的指标，较 FSH 更能准确地反映睾丸的生精功能。抑制素 B 主要由睾丸支持细胞分泌。在青春发育期随睾丸体积增大，抑制素 B 的分泌水平逐渐升高，此后趋于稳定。在健康成年男子，血清抑制素 B 水平波动在 $244 \sim 291$ pg/ml。在中重度少精子症、隐睾症和克氏综合征等不育男性中血清抑制素 B 含量较低。

激素激化试验中最常用的是 hCG 刺激试验。hCG 试验主要应用于睾酮水平低下者，以证实确实有具有功能的睾丸组织存在。测试方法为：第 1 天抽血作为对照，肌内注射 hCG 2000 IU；第 4 天再抽血后第 2 次肌内注射 hCG 2000 IU；第 7 天再抽血。检测 3 次血清中睾酮水平。注射 hCG 后睾酮上升者为 hCG 刺激试验反应阳性，不增加者为阴性。在无睾症的患者，睾酮基础值低，hCG 试验为阴性。隐睾患者的反应偏低或接近正常人水平，因为隐睾会导致精曲小管精管的生精功能损害，但睾丸间质细胞仍保持分泌睾酮的功能。

（三）遗传学评估

染色体数目和结构异常通常会影响精子发生，故建议当精子密度低于 10×10^6/ml 时，应常规行外周血染色体检查。约 5% 的男性因染色体异常而导致生精功能障碍，其中 4% 发生于性染色体，1% 发生于常染色体。此外，即使外周血体细胞的染色体是正常的，精子染色体仍有可能出现染色体数目和（或）结构异常，特别是高度畸形精子。精子染色体直接参与受精卵染色体的组成，具有异常染色体的精子不仅会影响其受精能力，并且受精后会导致流产、胚胎发育不良、死胎或者畸形胎儿出生。所以，对于严重的畸形精子症、IVF 受精失败、反复着床失败、反复流产或曾生育出生缺陷后代的患者，应建议行精子染色体检查。

Y 染色体长臂（Yqll）上发生的微缺失会严重影响人类精子的发生，继而影响男性的生育能力。在严重的少精子症患者中，约 5% 的患者有 Y 染色体该区域的微缺失。故建议当精子密度低于 5×10^6/ml 时应行 Y 染色体微缺失检查。Yqll 段 DNA 序列中有许多高度重复和回文结构区域，是重组高发并导致片段缺失的原因。这些区域被分别命名为 AZFa、AZFb 和 AZFc。后来还发现了第 4 个 AZF 亚区域。该区域位于 AZFb 与 AZFc 之间，被命名为 AZFd。近年来，随着高通量技术的发展，特别是 T 染色体第二代测序技术的应用，对 Y 染色体微缺失的检测更加丰富。

在 AZFa 区域发现的不育患者缺乏的基因有 DFFRY，或称为 USP9Y。该基因是单拷贝基因，其产物可作为 C 末端核小体表面蛋白水解酶。USP9Y 在不同的组织广泛表达。此外，还有 AZFAT1、DBY 和 UTY 等基因。AZFa 区缺失的患者表现为无精子症，并且多为不能找到精子的唯支持细胞综合征。

在 AZFb 区域发现了两个基因，一个是 E1FLAY，编码 e1F-1A 蛋白，是一种广泛存在的翻译启始因子；另一个是 RBMY，为 Y 染色体上的 RNA 结合模体，是多拷贝基因家族，由 30~40 个成员构成，其中一些是假基因。该区域缺失的患者多表现为无精子症，睾丸活检则发现多为精子发生阻滞，主要停留在精母细胞阶段。

如果缺失区域位于 AZFc 区，则表型范围很大，主要表现为严重少精子症或无精子症，甚至唯支持细胞综合征。辅助生殖技术的干预使 AZFc 区缺失的患者有了生育的可能，但其男性后代很可能会带有相同的遗传缺陷而影响生育能力。

男性不育最主要的表现形式为精子发生障碍。然而，约75%的精液异常找不到明确的病因，被诊断为特发性精子异常。精子发生是一个非常复杂的细胞增殖、凋亡、分化与变形的过程，是许多特异性的基因时空程序性表达的结果。无数研究证明生精相关基因的突变会导致精子发生障碍，并影响到男性的生育能力。已知有代表性的突变基因包括 Kallmann 综合征相关的 KAL1 基因、FGFR1(KAL2)、前动力蛋白受体2基因（PROKR2/KAL3）、前动力蛋白2基因（PROK2/KAL4）、色素域解旋酶 DNA 结合蛋白7基因（CHD7/KAL5）和 FGF8(KAL6)。先天性双侧输精管缺如（congennital bilateral absence vas deferens, CBAVD）相关的囊性纤维化跨膜传导调节因子（cystic fibrosis transmembrane conductanlce regulator, CFTR）基因，雄激素不敏感综合征相关的雄激素受体（androgen receptor, AR）基因，隐睾相关的胰岛素样因子3（insulin-like factor 3, INSL 3）基因，精子发生相关的 FSH 受体基因，与精子的获能、运动以及精卵结合等相关的乳酸脱氢酶 C4 基因，以及与线粒体 DNA 突变相关的基因。

对于家族中有2位以上的特发性精子异常的患者，应建议其行生殖遗传学咨询。

五、治疗

男性不育是涉及生理、心理、社会和环境多病因、多影响因素性疾病，对治疗的反应也存在明显的个体差异。绝大多数男性不育源于异常的精液分析或精子功能。对患者的处理应从病因入手，结合患者的全身情况、生活习惯和职业环境等影响因素，以改善精子数量和质量为目标，尽量做到个体化、多环节综合精准治疗。然而，有 40% ~ 50% 的患者不能找出明确病因，只能期待经验性治疗或辅助生殖技术治疗。其实，这些患者大都愿意采用非特异性的治疗方法，但应遵循安全第一的原则。Marshburn (2015) 认为，75% 的不育夫妇通过问诊与治疗可获得自然妊娠。

对男性不育治疗时应首先考虑配偶年龄。女性年龄增大是造成妊娠率降低、流产发生率及胚胎染色体异常率升高的最主要因素。因此，对配偶年龄 < 30 岁者，仅进行基本的检查和生育咨询；对 30 ~ 35 岁者，进行全面检查和特别关注；对 > 35 岁者，及时行全面、系统检查，并积极寻求新技术帮助。同时，应遵循夫妻同治的原则。

（一）家庭内治疗

对于无明确病因且不育年限不长的年轻夫妇（特别是女方年龄 < 30 岁时），应传授患者基本的生育常识，确定围排卵期和选择最佳同房时机的方法。建议夫妇规避不利因素，调整精神、心理状况和生活习惯，尝试在家里自然怀孕，或行指导性同房。

（二）药物治疗

针对男性不育的治疗药物种类有很多，目的是促进精子发生，改善精子环境和精子功能。

1. 睾丸前病因的药物治疗　低促性腺激素性性功能减退症（hypogonadotropic hypogonadism, HH）是美国 FDA 批准的男性不育药物治疗疾病。高催乳素血症是多见的男性内分泌异常。升高的催乳素会抑制下丘脑，导致低促性腺激素性性功能减退症，表现为性欲减退、射精异常、阳痿和生精障碍等。常见病因分为病理性（垂体肿瘤）、药理性 [雌激素、多巴胺受体阻断剂（如抗精神病药物、镇静剂、抗高血压药 如利舍平、单胺氧化酶抑制剂如苯乙肼和 α- 甲基多巴）、H_2 受体阻断剂 （如胃动力药多潘立酮、甲氧氯普胺及西咪替丁等）、抑制多巴胺代谢的 药物（如阿片类制剂）等] 和特发性（先天性）。目前这类病因以药物治 疗为主，手术治疗及放疗为辅。多巴胺激动剂是治疗大部分高催乳素血 症患者的药物，如卡麦角林（长效特异性多巴胺 D_2 受体激动剂）0.5 ～ 1 mg/w，或溴隐亭（选择性多巴胺受体激动剂）2.5 ～ 10 mg/d，2 ～ 4 次 服用，随访催乳素、睾酮和精液指标，调节使用剂量。

促性腺激素常用来治疗非高催乳素引起的低促性腺激素性性功能减 退症。hCG 和 LH 有相同的生物效能，但半衰期更长。通常每周 2 次， 每次 2000 ～ 5000 IU，肌内注射。每 2 周随访血清睾酮，调整剂量，直 至达到正常水平（治疗周期为 3 个月）。在睾酮水平接近正常后，加用 HMG 或 FSH。开始剂量是每周 3 次，每次 75 IU，逐渐加量到 150 IU。 大多数低促性腺激素性性功能减退症患者经过治疗后可改善第二性征， 阴茎和睾丸增大，在 6 个月至 2 年内精液中出现活动精子。在治疗过程 中应关注可能出现的头痛、乳腺痛及注射部位反应等问题。

GnRH 脉冲泵也是治疗下丘脑疾病引起低促性腺激素性性功能减退 症的方法。GnRH 给药是通过皮下的泵，每 2 h 释放 60 min 的药物。最 有代表性的剂量是快速注射 25 ng/kg 冲击量，根据 2 周监测一次的血 清睾酮浓度逐渐加量。一旦血清睾酮水平达到既定目标，则剂量保持 不变，每月监测睾丸体积并进行精液分析。每日检查注射部位是否有红 肿、疼痛以及针管是否通畅等。

2. 睾丸病因的药物治疗　睾酮与雌激素之比（T/E）是指导睾丸 病因治疗的重要指标。芳香化酶抑制剂通过阻断雄激素向雌激素的转 化来减少血清雌激素水平，减少对下丘脑 - 垂体 - 性腺轴的反馈抑制。

Pavlovich 发现严重精子发生障碍的不育男性的 T/E 比是 6.9，正常男性为 14.5，并建议以 10 为 T/E 比的下限。采用来曲唑（2.5 mg/d，3 个月）治疗这类患者确实能够提高其精子密度、活力以及 FSH、LH 和睾酮水平。

柠檬酸氯米芬（25 ~ 50 mg/d，每月 25 天，2 ~ 3 个月）是选择性雌激素受体调节剂，对雌激素有弱的激动与强的拮抗双重作用，通过竞争性占据下丘脑雌激素受体，干扰内源性雌激素的负反馈，促使 LH 和 FSH 升高，提高睾酮水平，以促进精子发生。

以上两类治疗的前提是治疗前为低 Gn 或高的雌激素水平。Gn 分泌过多时可能是睾丸原发性功能障碍所致，可同时表现为低睾酮激素、精液少或精子缺乏。针对 Gn 水平高的男性不育，药物治疗被证明帮助有限，最好选择辅助生殖技术治疗。不过 Colacurci 报道用 FSH 治疗少、弱、畸形精子症患者能够明显改善精子 DNA 损伤。此外，有研究提示小剂量雄激素（十一酸睾酮 40 mg，2 次 / 天）治疗可显著改善少、弱精子症患者的精液量、精子密度、活动力及存活率，提高果糖浓度，从而提高配偶的妊娠率。欧洲泌尿外科学会建议可用柠檬酸氯米芬或他莫昔芬联合十一酸睾酮用药。

3. 睾丸后病因的药物治疗　在生殖道传送和储存的过程中，睾丸中形成的精子可能受到致病微生物、氧化应激和免疫性因素等的攻击，并由此造成损伤。

氧化应激造成的精子膜损伤和 DNA 断裂可诱发精子功能障碍和形态异常，最终导致男性不育，并影响到后代健康。因此，具有抗氧化应激作用的药物，如左旋肉碱（1 g 每日 2 次，3 ~ 6 个月）、番茄红素（40 ~ 80 mg/d）、辅酶 Q10（300 mg/d，6 ~ 12 个月）、谷胱甘肽（隔日肌内注射 600 mg，2 ~ 3 个月，口服给药作用有限）、维生素 E 和 C（0.8 ~ 1 g/d）等，能显著改善因氧化应激导致的男性不育患者的精子质量。此外，叶酸、维生素 B_{12}、中成药以及食物水平的抗氧化调节也是值得推荐的。血管舒缓素、己酮可可碱以及微量元素锌和硒等被认为有精子营养作用，具有改善精子运动的作用。

生殖道和附属性腺炎症可以因单一病原体或混合病原体所致。病原体多为需氧的表皮葡萄球菌或金黄色葡萄球菌，并且药敏试验显示对青霉素是100%耐药，对多种抗生素多重耐药。支原体阳性率次之，药敏试验显示绝大部分对环丙沙星和氧氟沙星等存在耐药。临床上对导致泌尿生殖感染的病原体进行甄别和药敏检查，对指导临床的诊断和合理使用抗生素治疗，减少细菌耐药性的传播有重要意义。

生殖系统感染，特别是附属性腺的感染，可能影响精子的功能和传送，导致男性不育或生育力低下，影响后代健康。

（三）手术治疗

手术治疗包括促进精子发生的精索静脉高位结扎手术、隐睾症手术和垂体瘤手术等，复通输精管道的输精管吻合术、附睾 - 输精管吻合和射精管切开等，以及为辅助生殖技术服务的睾丸活检（显微）、睾丸或附睾穿刺。目前，精索静脉曲张手术治疗改善生育结局的证据还不太充分（IA），但有研究提示精索静脉曲张术后可显著降低不育男性精子DNA 的氧化损伤，增加精浆的抗氧化能力，加强非梗阻性无精子症和严重少精子症患者的精子发生。

输精管吻合和输精管附睾吻合是输精管结扎患者生殖道复通的首选方法，输精管显微外科吻合术后复通率可高达90%，但妊娠率随着结扎时间延长而降低。射精管梗阻的发生率为1.3%，可通过经尿道切除射精管手术治疗。

经皮睾丸或附睾细针穿刺抽吸取精手术是目前无精子症患者辅助生殖技术诊断或治疗中常用的方法。手术损伤小、安全、时间短、医源性损伤小，基本取代了开放性睾丸活检。对于梗阻性无精子症患者，可依据梗阻部位选择附睾穿刺或睾丸采集精子。对于睾丸大小基本正常的非梗阻性无精子症患者，可依据超声血流分布尝试经皮睾丸穿刺取精。睾丸开放取精适合非梗阻性无精子症患者，特别是显微睾丸取精可确保最大的精子获取率（在25倍放大的显微镜下，选取外观饱满、不透光并且直径大的生精小管），因此，对睾丸较小的非梗阻性无精子症，特别是唯支持细胞综合征患者具有明显的优越性。

（四）辅助生殖技术

辅助生殖技术是近年来发展快速的治疗男性不育的常用技术，几乎可以使所有严重男性不育患者获得生育能力，成为常规治疗手段无效者的主要选择。常用技术包括精子体外处理技术（精子优选技术和精子功能调剂）、人工授精（供精人工授精和夫精人工授精）、体外受精-胚胎移植（IVF-ET）与卵质内单精子注射（ICSI）。

由于辅助生殖技术，特别是ICSI技术，尚难排除潜在的遗传危险性，因此，在选择治疗措施时，应尽可能遵循少干预、从简单到复杂的选择过程。

在其他治疗方法无法改善精子质量、满足生育要求或因男性因素选择辅助生殖技术治疗时，处理后前向运动精子总数是决定辅助生殖技术治疗方法的重要依据。如果女方是标准患者，男方前向运动精子$\geqslant 5 \times 10^6$时，可建议首选人工授精治疗，对IUI治疗3次以上仍未妊娠者，可考虑IVF或ICSI治疗，并且IUI的治疗次数可随女方年龄增加而递减；若前向运动精子数在（$0.8 \sim 5$）$\times 10^6$时可建议首选IVF；在（$0.4 \sim 0.8$）$\times 10^6$时可建议行IVF/ICSI，或短时受精结合Re-ICSI治疗；<0.4×10^6时则考虑直接行ICSI。

对原发不孕且不孕年限>5年的患者，应考虑直接行IVF治疗，因为更容易出现受精失败，因此应优先考虑进行短时受精观察。对继发不孕患者进行 IVF 治疗时，若精子质量接近但高于 ICSI 标准，也可考虑进行短时受精。

采用不同来源的精子进行 ICSI 治疗时可获得相似的受精率及卵裂率。对可以通过手淫取精获得精子的患者，应尽量避免手术取精。但若精子 DNA 损伤严重，特别是 ICSI 受精失败的患者，则从睾丸获取精子可提高受精率。

重度少精子症、弱精子症、畸形精子症和精子 DNA 损伤严重的患者可在准备辅助生殖技术治疗的同时进行必要的保守治疗，改善精子质量，特别是精子 DNA 损伤。但不应过分耽误辅助生殖技术治疗，特别是女性年龄偏大时。

（范立青）

主要参考文献

[1] Barratt CLR, Björndahl L, *et al*. The diagnosis of male infertility: an analysis of the evidence to support the development of global WHO guidance—challenges and future research opportunities. Hum Reprod Update, 2017, 23(6): 660-680.

[2] Bieniek JM, LO KC. Recent advances in understanding managing male infertility. F1000Res, 2016, 5 (1): 27-56.

[3] Colaco S, Modi D. Genetics of the human Y chromosome and its association with male infertility. Reprod Biol Endocrinol, 2018, 16: 14.

[4] Jungwirth A, Diemer T, *et al*. EAU Guidelines on Male Infertility, 2017.

[5] Kuecuek N. Sperm DNA and detection of DNA fragmentations in sperm. Turk J Urol, 2018, 44(1): 1-5.

[6] Ramalingam M, Kini S, Mahmood T. Male fertility and infertility. Obstet Gynaecol Reprod Med, 2014, 19: 42-47.

[7] Tahmasbpour E, Balasubramanian D, *et al*. A multi-faceted approach to understanding male infertility: gene mutations, molecular defects and assisted reproductive techniques (ART). J Assist Reprod Genet, 2014, 31(9): 1115-1137.

第六章　辅助生殖技术

第一节　卵巢储备功能下降与不孕

卵巢储备功能即卵巢储备（ovarian reserve），是指卵巢皮质区存留卵泡生长、发育、形成可受精继而形成可继续发育成胚胎的卵母细胞的数量和质量的潜在能力，反映了女性的生育能力。卵巢储备包含了三层意思：卵母细胞的数量、质量和生殖能力。卵巢产生卵子的能力减弱，则卵母细胞质量下降，导致生育能力下降，甚至不孕，称为卵巢储备下降（diminished ovarian reserve, DOR）。卵巢内皮质区卵泡池的大小决定了卵巢的储备能力，临床医生希望通过卵巢储备的评估指导不孕治疗方案的选择。然而，由于卵巢储备受年龄、遗传和环境等复杂情况的影响，个体差异大，要正确评估面临较大的挑战。

卵巢储备随着女性的年龄增长而下降，卵巢皮质区的卵泡逐渐减少是一个生理过程。20~30岁的女性卵巢储备最佳，30岁以后卵巢储备逐渐下降，40~43岁时女性妊娠率低于15%，＞43岁者妊娠率低于5%。35岁以后明显下降，通常称为生殖高龄女性（advanced maternal age, AMA）。超过45岁以上的女性则定位为极高龄女性（very advanced maternal age, vAMA），即使进行体外受精-胚胎移植（IVF-ET），移植周期出生率也低于2%。

然而，卵巢储备的个体差异极大，有些年轻女性（30岁上下）虽有正常月经，但卵巢储备已下降，表现为基础 FSH 升高及卵巢内卵泡数目减少。有些年轻女性月经稀发甚至闭经，且 FSH 水平 > 25 IU/L，丧失了生育能力，称为过早卵巢功能不全（premature ovarian insufficiency, POI）。年轻女性虽然卵巢储备下降，但其卵母细胞的质量往往好于高龄卵巢储备功能不良者，仍有一定数量的优质胚胎，因而具有一定的妊娠机会。

一、卵巢储备下降的诊断

卵巢功能下降有别于卵巢功能早衰（premature ovarian failure, POF）或者 POI。POI 指女性在 40 岁之前卵巢功能丧失，表现为闭经或月经稀发，伴有促性腺激素升高和雌激素降低，发生率约为 1%。正确判断卵巢储备有助于选择合适的不孕治疗方案以及早期发现卵巢衰竭倾向。

卵巢储备的评价指标除年龄外，目前用于检测临床储备功能的指标及项目有：①激素测定：FSH、雌二醇、抑制素、抗苗勒管激素（AMH）及 FSH/LH 比值。②卵巢动力学试验：促性腺激素试验、克罗米酚刺激实验、促性腺激素释放激素激动剂刺激试验。③卵巢超声检查：基础窦状卵泡计数、卵巢体积及卵巢血流等。

（一）激素测定

1. 基础促卵泡激素（FSH）　月经周期第 2～3 天检测血清正常值为 5～10 IU/L。如连续两个周期基础 FSH 水平 > 10～15 IU/L，预示卵巢功能不良；基础 FSH 值连续 2 个周期 > 20 IU/L，提示卵巢功能衰竭隐匿期；基础 FSH 值连续 2 个周期 > 40 IU/L，提示卵巢功能衰竭。基础 FSH 随年龄的增加而上升，一般在绝经前 5～6 年开始上升。然而，以基础 FSH 作为预测卵巢储备的指标时假阴性的发生率较高。临床常发现基础 FSH 正常者，卵巢反应低下或无反应。这是由于垂体 - 卵巢轴的反馈机制作用。在卵巢储备下降的早期，卵巢分泌的雌二醇抑制垂体分泌 FSH，使周期第 2 ~ 3 天血 FSH 水平在正常范围内。因此，对基础 FSH 正常者，应结合其他指标综合分析卵巢储备，预测卵巢反应。

2. 基础 FSH/LH 比值　在月经周期第 2 ~ 3 天检测基础血清 FSH/LH 比值，比值 < 2 ~ 3.6 为正常。在基础 LH 上升前几年即有 FHS 轻度上升。对基础 FSH ≤ 12 ~ 15 U/L 者，可结合基础 FSH 分析 FSH/LH 比值。当基础 FSH/LH 比值升高时，即 LH 相对降低，预示卵巢储备下降。基础 FSH/LH 比值可能较基础 FSH 更敏感地反映卵巢储备。当基础 FSH/LH 比值 ≥ 2.0 ~ 3.6 时提示卵巢储备下降，卵泡池内可发育卵泡数减少。它是预测年轻女性卵巢反应性的较好指标。

3. 基础雌二醇（E_2）　月经周期第 2 ~ 3 天检测血清雌二醇 ≤ 45 ~ 80 pg/ml 为正常。血清雌二醇由卵巢内生长卵泡的颗粒细胞产生并随卵泡的发育、生长而逐渐上升。体内有一定的雌二醇水平标志着下丘脑 - 垂体 - 卵巢轴处于一定的活动状态。然而，基础雌二醇值升高往往预示卵巢储备下降。这是由于随着卵巢储备的降低，颗粒细胞凋亡增加，抑制素生成减少，晚黄体期及下一个月经周期早卵泡期 FSH 水平上升，刺激卵巢产生雌二醇，从而使基础雌二醇上升。当基础雌二醇 ≥ 45 pg/ml（165 pmol/L）时，预示卵巢储备下降，表现为卵泡发育数减少，获卵率、受精率和妊娠率降低。当基础雌二醇 ≥ 75 pg/ml（275.3 pmol/L）时，难以获得妊娠，当基础雌二醇 ≥ 80 pg/ml 时，IVF-ET 周期取消率可达 33%。但是，由于基础雌二醇周期间变异极大，不能单纯以基础雌二醇水平升高作为卵巢储备下降的指标，应联合基础 FSH、抑制素和抗苗勒管激素等。

4. 基础抑制素（inhibin, INH）　月经周期第 2 ~ 3 天新鲜血清 INH 水平 ≥ 45 pg/ml 为正常。抑制素由卵巢的颗粒细胞产生，是由 α、β 亚单位组成的糖蛋白异二聚体。α 亚单位相同，因 β 亚单位的不同而形成抑制素 A 和抑制素 B。抑制素 A 在早卵泡期处于最低值，排卵时开始上升，于黄体中期达高峰。抑制素 B 主要由窦前卵泡和早窦卵泡的颗粒细胞产生，在早卵泡期达最高峰，随着卵泡的发育逐渐下降，至月经中期 LH 峰后又有一个短暂的小峰出现，在排卵后的整个黄体期处于低水平状态。基础抑制素 B 与卵巢储备密切相关。当卵巢储备下降时，首先是颗粒细胞产生的抑制素减少，再反馈性地引起垂体促性腺激素分泌，主要是 FSH 增加以刺激卵泡发育。因此，测定基础抑制素 B 的下降较基础 FSH 和基础雌二醇更敏感。在基础 FSH 和基础雌二醇上升前即有抑制素 B 下降。当基础抑制素 B ≤ 45 pg/ml 时，提示卵巢储备下降，但不能预测是否能妊娠。

5. 抗苗勒管激素（AMH） AMH 不受月经周期影响，在月经周期的任何一天血清水平为 7.85 ~ 45 pmol/L（1.1 ~ 7.5 ng ml）为正常。AMH 在 0.5 ~ 1.1 ng/ml（3.57 ~ 7.85 pmol/L）（1 ng ml= 7.14 pmol/L）可以作为卵巢储备低下的参考范围。AMH 被认为是各类生化标志物中预测卵巢反应性相关性最佳的指标，与 AFC 相当，优于基础 FSH、基础雌二醇和抑制素 B。

AMH 是二聚体糖蛋白，为转化因子 β（TGF-β）超家族成员，由募集的初级卵泡、窦前卵泡和小窦卵泡的颗粒细胞产生，反映了可被募集生长的卵泡池的储备，被赋予为控制卵泡募集的看守员角色。当卵泡直径 ≥ 8 mm 后，AMH 分泌快速下降。随着卵巢储备下降，即卵泡池中被募集的原始卵泡、窦前卵泡和小窦卵泡的减少而下降，血清 AMH 水平也下降。血清 AMH 水平在 30 岁以后开始快速下降，在 37 岁血清浓度大致在 10 pmol/L，近绝经期几乎为 0。因此，AMH 较 FSH 能更好地评估卵巢储备。而在多囊卵巢综合征（PCOS）患者，血清 AMH 水平是正常月经周期女性的 2 ~ 4 倍。随年龄变化 AMH 的参考值见表 6-1。

表6-1　随年龄变化AMH的参考值

年龄（岁）	<30	31~35	36~40	41~45	46~50
AMH(ng/ml)	2.50~6.03	1.88~6.08	1.71~5.30	0.78~3.56	0.76~2.80

既往认为 AMH 不受促性腺激素影响，在月经周期中保持相对恒定状态，但最近的研究发现与早卵泡期比较，AMH 在黄体后期有显著下降。对于应用避孕药、GnRH-a 垂体降调后、肥胖和低促性腺激素性性腺功能不良者，AMH 水平下降。

6. 晚卵泡期孕酮　月经周期第 10 天血清孕酮水平 ≤ 0.9 ng/ml 为正常。周期第 10 天孕酮 ≥ 1.1 ng/ml 与孕酮正常（≤ 0.9 ng/ml）的同龄女性比较，月经周期短，周期第 10 天 LH 较高，诱导排卵所需的 Gn 更多，雌二醇峰较低，成熟卵泡数较少。月经周期第 10 天的孕酮值对卵巢储备的筛选意义目前意见尚不一致，卵泡晚期孕酮值过早上升，往往是卵巢储备不良的表现，可影响子宫内膜的容受性，从而导致胚胎种植率下降，影响妊娠。孕酮值过早上升也可发生在卵巢高反应者，由于雌二醇分泌增加，孕酮/雌二醇比值与卵巢正常反应者相当，并不影响妊娠率。因此预测价值有限，现基本不作为卵巢储备的指标。

（二）超声检查

1. 基础状态卵巢的卵泡数目　基础状态下进行 B 超检查，对卵巢窦卵泡（2~8 mm）计数，以作为单个预测卵巢反应的指标，这是目前最为敏感、特异性最高的预测手段，与卵巢反应之间具有良好的线性相关性。基础窦卵泡计数 ≤ 3 个时周期取消率显著上升，难以获得妊娠。增加促排卵的促性腺素起始用量有助于降低周期取消率，但妊娠率仍低。2003 年将窦卵泡计数 <5~7 个作为卵巢低反应标准之一。窦卵泡计数为 5~10 个时，预示卵巢反应正常；窦卵泡计数 >15 个时，预示卵巢反应过激，要警惕严重 OHSS 的发生，常见于 PCOS 患者。

基础 AFC 指标的检测成本低，重复性好，无创伤，易于被接受，作为促排卵刺激周期单个指标预测卵巢反应优于卵巢体积和血流，也优于基础 FSH、雌二醇和抑制素 B。

2. 基础状态的卵巢体积　基础状态（月经周期第 2～3 天）的卵巢体积是指在促排卵开始前的卵巢体积（D1×D2×D3×π/6，D1、D2、D3 分别是三维超声显示的卵巢三条最大直径）。基础状态下正常卵巢体积较小者（≤3 cm³）提示在 IVF 周期中的卵泡发育数与获卵数较少，周期取消率增加，但并不意味着卵母细胞质量下降。

3. 卵巢动脉血流　卵巢动脉血流可作为反映卵巢储备功能的指标。采用彩色多普勒检测基础状态下卵巢间质动脉血流指标，如搏动指数 (PI)、阻力指数 (RI)、血流速度峰值（PSV）以及收缩期/舒张期流速比（S/D）。如 PI、RI、PSV 和 S/D 低，则血流阻力低，卵巢血流灌注好，卵巢储备较好；若血流 PI、RI、S/D 高，则卵巢血流阻力高，灌注差，供血障碍，卵泡缺血缺氧，可引起卵泡的发育和激素分泌受到影响，导致 IVF 周期不仅获卵数减少，进而使卵母细胞、胚胎质量、着床率和妊娠率下降。

二、卵巢储备下降者的不孕治疗

已经预测到卵巢储备下降者，应积极治疗，即使年纪尚轻（＜30岁），也不能过于乐观地等待。这是由于遗传、机体内外环境、机体营养和免疫状态等因素的影响所致。如何应用简单、快速、尽可能为非侵入性而效价比高的检测方法识别这些女性的个体差异、预测卵巢的储备、合理安排生育时间以及指导生殖治疗，需要合理选择激素及卵巢内卵泡的测定。对于年龄＞35 岁者，常规需要进行卵巢功能的测试，有助于助孕治疗方案的个体化。

对于年龄 ≥ 35 岁的女性，若 6 个月内性生活正常而未受孕，应积极地进行接受不孕检查并接受助孕治疗。如输卵管通畅，且丈夫的精液在可以接受人工授精 (AIH) 的范围内，建议进行轻微刺激结合 AIH，经历 2 个周期治疗不孕者，建议行 IVF。

对于年龄 ≥ 40 岁的女性，其生育力已接近衰竭，推荐尽快接受评估。如果生育愿望强烈，已经过其他不孕治疗且尚未妊娠，应考虑行 IVF 助孕治疗。

IVF 治疗促排卵方案应根据卵巢储备评估情况，实行个体化治疗方案，具体见本章第四节。卵巢储备下降者，胚胎着床前遗传学筛查并不能增加取卵周期妊娠率和活胎出生率。

（朱依敏）

第二节 人工授精

人工授精（AI）指通过非性交方式将男性精液注入女性生殖道内，以期精子与卵子自然受精达到妊娠的目的。世界首例人工授精是 1790 年英国的 John Hunter 将一位尿道下裂患者的精液收集后置于其妻子阴道内而获得成功。1886 年美国纽约州医院人工授精首次成功。1946 年美国开始建立了储存精子的机构。1983 年我国湖南医学院用冷冻精液行人工授精成功。

一、人工授精的分类

（一）根据精子来源不同

1. 夫精人工授精（artificial insemination by husband, AIH） 使用丈夫的精子进行人工授精。

2. 供精人工授精（artificial insemination with donor, AID） 使用供精者的精子进行人工授精。

（二）根据精液储存的时间长短

1.新鲜精子人工授精 指精液离体后1 h内进行处理进行人工授精，仅适用于 AIH。

2. 冷冻精子人工授精 指精液离体后采用超低温冷冻储存（保存在 –196 ℃液氮罐中），需要时再将冷冻精液复温后进行人工授精，主要用于 AID。

（三）根据授精部位不同

1. 阴道内人工授精（intravaginal insemination, IVI） 指直接将液化后的整份精液或洗涤、上游等处理后的精子悬液注射入女性阴道内。术后适当垫高臀部，平卧 15～30 min。主要适用于女方生育能力无异常，男方精液检查正常但因某种原因（如严重早泄、阳痿及女方阴道痉挛等）性交困难者。

2. 子宫颈内人工授精（intracervical insemination, ICI） 指直接将液化后的精液或洗涤、上游等处理后的精子悬液注入宫颈管内，也可同时在宫颈外口及子宫颈周围涂抹精液。术后适当抬高臀部，平卧 15～30 min。主要适用于宫腔内人工授精困难、性交困难、精液不液化（精液经体外处理能液化），或性交时不能正常射精但手淫或使用按摩器能排精者。

3. 宫腔内人工授精（IUI） 指将处理后的精子悬液通过导管注入子宫腔内。具体过程为：患者取膀胱截石位，用生理盐水清洗外阴、阴道及子宫颈，将处理后的精液吸入 1 ml 注射器内，将一次性 IUI 管顺子宫腔曲度插入子宫腔。通过注射器缓慢注入精子悬液，一般无外溢。如有阻力或外溢明显，提示导管顶端可能尚未进入子宫腔或子宫曲度过大而阻碍了精液进入子宫腔，应重新调整导管方向后再试。注射完精液后轻轻取出 IUI 管。术后适当抬高臀部，平卧 15 ~ 30 min。主要适用于少、弱或畸形精子症以及精液不液化、免疫性不孕、子宫颈因素不孕或不明原因不孕等，也可用于射精或性交障碍性不孕。此法操作简单，妊娠率较高，目前应用最为广泛。

4. 直接腹腔内人工授精（direct intraperitoneal insemination, DIPI） 指将处理后的精子悬液用 19G 长针经阴道后穹窿注入直肠子宫陷凹，精卵由输卵管伞端捡拾至输卵管内受精。主要用于不明原因不孕、男性因素不育及子宫颈因素不孕者，尤其是宫颈狭窄经子宫颈操作困难时，成功率较低。

5. 直接卵泡内人工授精（direct intrafollicular insemination, DIFI） 通过促排卵，当卵泡直径 ≥ 18 mm 时，在阴道超声引导下，通过阴道后穹窿处穿刺至卵泡内，分别将处理后的精子悬液直接注入卵泡内。适用于少或弱精子症、子宫颈因素不孕、排卵障碍不孕尤其是卵泡不破裂者。

6. 经阴道输卵管内人工授精（transvaginal intratubal insemination, TITI） 指将特殊导管通过子宫腔插至输卵管，将处理后的精子悬液置于输卵管壶腹部。适用于输卵管伞端有轻度粘连，无实施 IVF 的条件。此法操作复杂，可能引起子宫内膜异位或输卵管损伤，临床较少使用。

二、夫精人工授精

（一）夫精人工授精的适应证

1. 男方因素

（1）存在阻碍正常性交时精子进入阴道的解剖学异常：如严重尿道下裂或逆行射精等。

（2）精神或神经因素导致精液不能进入阴道：如阳痿、早泄和不射精。

（3）男性免疫性不育：如感染、创伤或突发性因素导致血睾屏障崩溃，诱发自身免疫抗体产生。实验室诊断指标：①血液或精液抗精子抗体阳性：盘状凝集试验阳性、精子制动试验阳性、精子宫颈黏液穿透试验阳性。②免疫珠试验：IgA 和（或）IgG 结合活精达 20% ~ 50%。

（4）精液检查轻度或中度异常（至少 2 次精液检查结果）：①精子数减少，密度 $< 20 \times 10^6/ml$，但至少 $> 5 \times 10^6/ml$。处理后活精子数 $\geqslant 10 \times 10^6/ml$。②精液容量减少，每次射精量 $< 1\ ml$。③精子活力减弱，精子活动率 $< 50\%$。④精液液化时间延长或不液化。

2. 女方因素

（1）存在阻碍精子在女性生殖道运行的因素：阴道或宫颈狭窄、子宫高度屈曲及性交时阴道痉挛等。

（2）宫颈因素：①异常宫颈黏液：表现为宫颈黏液少或不充分，常见于宫颈电灼治疗或宫颈锥形切除术后。尽管使用雌激素治疗，但宫颈黏液仍持续性黏稠，细胞成分多，不适合精子运转。此时应采用子宫颈管拭子培养和药敏试验，必要时行衣原体培养以排除感染。如黏液 pH < 7，则精子不能长时间生存。②宫颈管狭窄或粘连。

（3）女方免疫性不孕：女方对精液的免疫反应可能是细胞介导或抗体介导的，如补体介导的精子细胞毒性。另外，有可能存在精子在宫颈黏液中制动，抗精子抗体干扰顶体反应与获能，直接妨碍受精等。

3. 不明原因不孕　男女双方经常规的不孕不育临床检查未发现异常，且符合以下条件者为不明原因不孕。

（1）女方有规律的排卵周期：①性激素水平正常，有正常的排卵LH高峰等，基础体温呈双相。②黄体期≥12天。③黄体期孕酮＞35 nmol/L。④超声证实排卵。

（2）性交后试验阳性。

（3）两次精液分析正常，免疫珠试验或混合抗球蛋白反应试验阴性。

（4）腹腔镜检查或输卵管造影检查：盆腔正常，无输卵管粘连及阻塞。

4. 轻度子宫内膜异位症性不孕。

5. 存在排卵障碍，经诱导排卵治疗指导性生活妊娠失败者。

6. 各种原因冻存的丈夫的精子，如因长期工作需要或癌症治疗等进行冷冻保存的精液。

（二）夫精人工授精的禁忌证

1. 一方患有生殖泌尿系统急性炎症或性传播疾病。

2. 女方患有不宜妊娠或妊娠后导致疾病加重的全身性疾病。妊娠后这些疾病可能会危及患者的生命安全，如严重的心脏病、肾炎和肝炎等。

3. 女方生殖器官严重发育不全或畸形，如子宫发育不全、严重子宫畸形或子宫畸形曾反复导致流产者，应先行子宫矫形手术后方试行人工授精。

4. 夫妻任何一方患有严重的精神、遗传或躯体疾病。

5. 夫妻任何一方接触致畸量的射线、毒物或药物并处于作用期。

6. 夫妻任何一方有吸毒等严重不良嗜好。

7. 女方双侧输卵管均不通畅。

8. 夫妻双方对人工授精尚有疑虑，未签署知情同意书。

（三）人工授精前的检查与准备

在人工授精前，男女双方需进行体格检查和实验室检查，以确定人工授精的适应证，排除禁忌证。

1. 女方检查　主要检查项目包括体格检查和妇科检查、子宫输卵管造影或腹腔镜检查、血和尿常规、心电图、肝和肾功能、传染性疾病及性传播疾病等。

2. 男方检查　主要检查项目包括体格检查和男科检查、常规精液检查和精子形态学检查、传染性疾病和性传播疾病检查等。

3. 告知治疗程序　在人工授精前，必须告知不孕夫妇双方人工授精的适应证、可以选择的其他方法、可能出现的并发症和随访的要求等，并签署相关知情同意书。

（四）人工授精方案

接受人工授精的女性必须具有发育成熟卵泡的能力，根据不孕原因以及有无自发排卵，可分为自然周期人工授精和促排卵周期人工授精。

1. 自然周期人工授精　适用于具有规律月经周期且排卵正常者。对原因不明不孕、免疫性不孕及男性精液异常者，自然周期人工授精的成功率低，在 5% 以下。

排卵一般发生在下次月经来潮前第 14 天左右。根据月经周期的长短选择监测排卵的起始时间。一般在月经第 8 ~ 10 天开始阴道 B 超监测卵泡发育和内膜厚度。最大卵泡直径 < 10 mm 时，每 3 天监测一次；优势卵泡直径为 10 ~ 16 mm 时，每 2 天监测一次；优势卵泡直径 > 16 mm

时，每天监测一次。同时检测血或尿 LH，根据 LH 峰值情况决定人工授精的时机。在血 LH 峰后 24～36 h 后或尿 LH 峰后 24 h 行人工授精。

2. 促排卵周期人工授精　适用于无规律月经周期、排卵障碍、输卵管单侧通畅、原因不明不孕及自然周期人工授精失败的患者。促排卵可明显提高人工授精的妊娠率，但其相应的并发症也明显高于自然周期。应根据患者的不孕原因、卵巢功能情况、卵巢反应性及药物特点个性化选择促排卵方案。

主要的促排卵药物方案如下：

（1）氯米芬促排卵：氯米芬（clomiphene，CC）为广泛的口服药物，其化学结构与雌激素相似，具有抗雌激素和弱雌激素作用，主要靠抗刺激素作用而诱发排卵。CC 在下丘脑、垂体与雌激素受体结合后，使中枢神经细胞受体处于低雌激素结合状态，诱发下丘脑释放促性腺激素释放激素（GnRH），进而使垂体释放 FSH 和 LH，促使卵泡生长、发育及排卵。CC 同时具有抗雌激素的作用，与子宫颈管的雌激素受体结合，使宫颈黏液变黏稠，精子不易穿入。CC 同样可以降低子宫内膜甾体类激素受体，影响子宫内膜发育，不利于胚胎着床。CC 目前是临床上首选的诱发排卵的药物。

CC 发挥作用有赖于下丘脑-垂体-卵巢正、负反馈机制的完整性，故必须在体内有一定内源性雌激素水平的作用下才能发挥促排卵作用。CC 主要适用于排卵障碍性患者。

一般用法为于自然周期或人工诱发月经周期第 2～5 天开始，每天 50 mg，共 5 天。如果卵巢内没有优势卵泡，且排除了子宫内膜病变，在卵泡期任何时间均可开始用药。停药后开始通过 B 超监测卵泡的生长、发育及子宫内膜的增长情况。当优势卵泡达 14 mm 时开始早晚监测尿 LH，并嘱男方自行排精 1 次。当优势卵泡达 18～20 mm 时，注射 hCG 5000～10 000 IU。一般注射后 32～36 h 发生排卵，而授精时间在排卵前 48 h 至排卵后 12 h 内最容易成功。因此，IUI 应在 hCG 注射后 24～36 h 进行，并且在 hCG 注射后 48 h 复查超声以了解是否排卵。若用药 3 个周期均无卵泡发育，可加大剂量到 100～150 mg/d，共 5 天。

与自然周期比较，使用 CC 后未破裂卵泡黄素化综合征（LUFS）发生率从 10% 上升到 31%。使用 CC 后约 10% 的患者出现头痛、头晕、燥热及潮红；卵巢增大者有 14%，腹部不适者有 7.4%，其他有恶心、乳房不适、脱发及视物模糊等。不良反应一般于停药后数天及数周可消失，并不产生永久性损害，且上述不良反应与剂量大小有关。

（2）来曲唑促排卵：来曲唑（letrozole, LE）是一种非类固醇类高效选择性的第三代芳香化酶抑制剂。目前尚未十分明确其诱发排卵的机制，可能是在中枢和外周部位发挥作用。LE 的半衰期短，不占据雌激素受体，因此不具有 CC 的抗雌激素效应，对于 CC 抵抗或 CC 促排卵周期中内膜薄的 PCOS 患者可选择 LE 促排卵。

一般用法为从自然周期或人工诱发月经周期第 2～5 天开始口服，2.5～5 mg/d，连续 5 天。停药后开始通过 B 超监测卵泡的生长、发育及子宫内膜的增长情况。当优势卵泡达 14 mm 时开始早晚监测尿 LH，并嘱男方自行排精 1 次。当优势卵泡达 18～20 mm 时，注射 hCG 5000～10 000 IU。一般注射后 32～36 h 发生排卵。IUI 应在 hCG 注射后 24～36 h 进行，且 hCG 注射后 48 h 复查超声以了解是否排卵。

LE 诱发排卵的剂量小，不良反应少见，耐受性好。但长期大剂量服用后可能出现中度潮红、恶心、疲劳、体重减轻和失眠等。

（3）促性腺激素促排卵：人类绝经期促性腺激素（HMG）每支含有 75 IU FSH 和 75 IU LH，是从绝经后女性的小便中提取的。HMG 主要适用于下丘脑-垂体-卵巢轴功能减退或 CC 治疗无效的患者。

一般用法为于自然周期或人工诱发月经周期第 3～5 天开始使用 HMG，每天 75 IU 肌内注射。由于个体对促性腺激素的敏感性不

同，因此，不同的患者所需的剂量各异。用药 5～7 天后开始通过 B
超监测卵泡发育，并根据卵泡发育情况调整药物剂量。当优势卵泡达
14 mm 时开始早晚监测尿 LH，并嘱男方自行排精 1 次。当优势卵泡达
18～20 mm 时，注射 hCG 5000～10 000 IU。一般于注射后 32～36 h 发
生排卵。IUI 应在注射 hCG 后 24～36 h 进行，并且注射 hCG 后 48 h 复
查超声以了解是否排卵。当有 3 个以上的卵泡直径大于 16 mm 时，为
了避免多胎妊娠的发生，建议取消本周期的人工授精或 B 超引导下取
卵，改为实施 IVF-ET。

（4）联合用药促排卵：CC/LE 联合 HMG：于月经第 3～5 天开始
CC 50～100 mg/d。如停药第 3 天无卵泡发育或前次单用 CC/LE 无卵泡
生长，加 HMG 37.5～150 U/d 或隔日肌内注射。用药 3～4 天后复查阴
道超声，根据卵泡大小调整 HMG 用量。当优势卵泡达 14 mm 时开始早
晚监测尿 LH，并嘱男方自行排精 1 次。当优势卵泡达 18～20 mm 时，
注射 hCG 5000～10 000 IU。一般注射后 32～36 h 发生排卵，因此，IUI
应在 hCG 注射后 24～36 h 进行，且 hCG 注射后 48 h 复查超声以了解是
否排卵。

（五）IUI 精液的处理

1. 精液处理的目的

（1）达到人工授精要求的精子密度和容量。

（2）减少或去除精浆内的前列腺素、免疫活性细胞、抗精子抗体、
细菌与碎片。

（3）减少精液的黏稠度。

（4）促进精子获能，改善精子的受精能力。

2. 精液标本的采集

（1）手淫法取精：嘱患者取精前 3～7 天禁欲，取精前清洗双手及

外生殖器。收集精液于无菌、无毒的容器内。如取精困难，可通过性交将精液收集于无菌、无毒的特制避孕套内。对精神性阳痿，可采用海绵体注射复方罂粟碱或前列腺素 E_1 等。

（2）对精液不液化、液化时间过长或有抗精子抗体的精液，可以收集在含有培养液的小瓶内。

（3）逆行射精者，特别是进行过膀胱手术者，可经碱化尿液后收集膀胱中的精液。具体方法为：取精前一晚 9 时口服 4 g $NaHCO_3$ 碱化尿液，取精前 1 h 再次予 4 g $NaHCO_3$，并饮 200～400 ml 水。排空膀胱后立即射精，射精后将小便排入含有 5% HEPES-HTF 液的容器内。对于收集到的精液必须立即检查和处理。

3. 精子悬液的制备

制备过程应在无菌条件下操作，参见精液分析及处理方法章节。

（1）上游法

1）原理：利用活动精子的游动能力，试管底部的精子向上游动进入上层的培养液中，而死精子、凝集的精子以及白细胞等成分留在管底。收集上层培养液，则可得到高活率的精子，从而达到优选精子的目的。

2）试剂与器材：①改良 F10 培养液。②胎儿脐带血清：新鲜脐带血留取 2～4 h 后，离心分离血清。将血清用直径为 0.45 μm 的一次性微孔滤器滤过后，置于 56 ℃水浴灭活 30～45 min，分装待用，或在 -20 ℃以下冷冻保存待用。③培养液：将胎儿脐带血清加入改良 F10 培养液中，混匀得到含 10% 胎儿脐带血清的溶液，或将 1 g 人血清白蛋白加入 1 L 改良 F10 培养液，即为精子处理用的培养液。

3）操作步骤：①将 1 份新鲜的液化精液与 1 份培养液混匀，500 r/min 离心 10 min。②去上清液，对沉淀用 2 ml 培养液混悬，500 r/min 离心 5 min。③将上层培养液轻轻移去，用手指轻弹试管底部数下，使沉淀团松散开，沿试管壁周轻缓加入 0.5 ~ 0.75 ml 培养液，于 37 ℃ CO_2 中静置 30 ~ 60 min。④吸取上层云雾状液体 0.3 ~ 0.5 ml 并转移至另一支无菌管中，即为处理后的精子液。

4）特点：上游法操作简单，获得的精子存活率高，在临床应用极为广泛。但在上游法中活动精子要克服自身重力向上游动，一些活动力较差的精子可能游不上去，使得精子回收率较低。对精子密度和精子活动度差的标本本法不适用。

（2）下游法

1）原理：将液化精液置于血清上层，形成互不渗透的两层。活动精子利用其泳动能力，可以穿过两层液体界面进入血清层中，而死精子、凝集的精子和精液中的细胞等有形成分则分布于精液层中，从而达到筛选精子的目的。

2）试剂与器材：Tyrode 液（含 10% 胎儿脐带血清）、血清（来自于健康的有生育能力的女性），和 5 ml 无菌试管。

3）操作步骤：①对精液的处理同上游法，对离心后沉淀用少量 Tyrode 液混悬。②将 1.0 ml 灭活血清加到 5 ml 无菌试管底部，在其上层小心加入 0.5 ~ 1.0 ml 洗涤过的精子悬液，在 36.5 ℃ 中孵育 10 min。③吸取血清层，用 1 ml Tyrode 液混匀，300 g 离心 5 min。④去上清液，对沉淀用适量 Tyrode 液混悬待用。

4）特点：下游法操作简单、快速，离心步骤少，因此对精子造成的损伤小，同时避免了上游法中精子要克服重力向上游动的缺点，因而活动精子回收率高，更适合于临床应用。

（3）Puresperm 梯度离心法 本法采用 HEPES 缓冲的亲水性硅烷包裹的氧化硅胶体溶液，用二层密度梯度离心法有效地将活动精子与死精子、白细胞及其他混染成分分离。特点是毒性低，洗涤操作较简单。

1）基本原理：表面裹以聚乙烯比咯烷酮的二氧化硅胶体，对精子无害，pH 偏碱。将液化精液置于从上而下、浓度由低至高的 Percoll 梯度层上离心时，大多数形态正常、活动力好的精子进入高密度的 Percoll 层中，不运动或活力差的精子主要分布在低密度的 Percoll 层，而白细胞等细胞成分则主要分布在精液层与 Percoll 层的交界处。这样，不同质量的精子就分布在不同的 Percoll 层中。

2）特点：Puresperm 梯度离心法是目前在人工授精和 IVF 等方面应用最广的精子体外处理技术之一。经该法处理后的精子运动速度和受精能力均明显提高。虽然在 Percoll 介质中离心可能会对精子造成一定损伤，但 Percoll 梯度离心后获得的更多高质量精子完全可以弥补损伤的精子。对于精子活力不足的标本，该法能够比上游法获得更高的回收率；对于精子畸形率较高的标本，该法处理后的精子形态完整率明显升高。

（六）人工授精的时机

精子通过女性生殖道时适时地与卵子相遇是受精的前提，因此，选择合适的时机是进行人工授精成功受孕的关键。精子在女性阴道酸性环境下仅存活 2.5 h，在子宫颈内为 2~5 天，在宫腔内为 24 h，在输卵管内为 2~5 天。成熟卵母细胞一般在 24 h 内维持受精能力，12 h 内受精能力最强。目前普遍认为，人工授精的时间在排卵前 24~48 h 和排卵后 12 h 内妊娠率最高。根据采用不同的人工授精方法选择不同的时机，估计排卵时间和精子 - 卵子相遇的时间。IVI 或 ICI 可在 LH 峰值出现当天进行，IUI、TITI、DIPI 和 DIFI 等可延迟 1~2 天进行。排卵时间的判断可根据月经周期史、基础体温记录曲线、宫颈黏液变化、LH 水平及阴道 B 超监测卵泡发育、排卵及 hCG 注射时间等确定。每个月经周期在掌握排卵时间的情况下进行 2 次 IUI 并未比 1 次 IUI 更有益，并且可能会刺激宫腔而引起宫腔及输卵管异常收缩。因此，预测排卵时间是掌握 AIH 时机的关键，判断排卵时机有以下几种方法。

1. 根据月经周期推测排卵日　月经周期规律的患者，平均周期为 28～32 d。排卵一般发生在下次月经前 14 d 左右，人工授精可在此期间进行（排卵前 2～3 d 和 24 h）。但是由于卵泡发育受精神、心理和环境等多种因素影响，使排卵时间发生改变，故此方法仅能作为粗略推算排卵日的参考，还需要结合其他方法。

2. 根据基础体温推测排卵日　基础体温是机体处于静息状态下的体温，反映了机体在静息状态下的能量代谢水平。随着月经周期不同时间雌、孕激素分泌量的不同，基础体温呈现周期性的变化。在月经后及卵泡期基础体温较低，尤其排卵日体温最低，排卵后黄体形成，产生的孕酮作用于下丘脑体温中枢，使体温上升 0.3～0.5 ℃，一直持续到经前 1～2 d 或月经第 1 天体温又降到原来的水平。将月经周期每日测量的基础体温记录在基础体温表上，画成曲线，即为基础体温测定。人工授精时间应该选择在体温下降或上升前一天最为适宜（或基础体温升高前后 2～3 d）。此法简便，可供没有超声监测的基层医院使用。

3. 根据宫颈黏液的变化推测排卵日　有正常卵巢功能的育龄女性，在卵巢激素的影响下，宫颈黏液的物理和化学性状有周期性变化。排卵期时，在体内高水平雌激素的作用下，宫颈黏液的分泌量增多，含水量增加，宫颈黏液变得稀薄、透明，黏液丝可拉长达 10 cm 以上。排卵后，在孕激素的作用下，宫颈黏液分泌量减少，黏液变得混浊、黏稠，黏液拉丝度降低，仅能拉至 1～2 cm。此外，一般在月经周期第 8～10 天，取宫颈黏液涂片在低倍镜下可观察到结晶。至排卵期时，可在涂片上观察到典型的羊齿状结晶。根据宫颈黏液的上述性状，用于人工授精中排卵监测的宫颈黏液检查。将宫颈黏液涂片干燥后于镜下观察见到典型羊齿状结晶，预示排卵即将发生，应在 24～48 h 行人工授精，可与基础体温测定结合使用。

4．尿 LH 测定 在月经周期第 7 天测定 LH 基础值。当 B 超显示卵泡直径达 18 mm 时，每天早晚测定尿 LH。当尿 LH＞40 U/L 或较基础值升高 1.5 倍时，认为出现 LH 峰，在出现后的 24～36 h 将排卵，人工授精可选择在这段时间进行。

5．B 超监测 于自然周期的第 10～11 天或促排卵周期的第 9 天开始行 B 超检查，连续每天或隔天检查卵泡发育情况。在自然周期，成熟卵泡的征象是：卵泡平均直径＞18 mm，部分卵泡内壁可见半月形突起线，称"卵丘征"；卵泡径线清晰可见，看似卵泡张力大，提示 24 h 内将发生排卵。在促排卵周期，卵泡达 18～20 mm 时注射 hCG，注射后 32～36 h 将发生排卵，在此之前行人工授精。

目前认为以上各种指标中，阴道 B 超监测及尿 LH 测定是预测排卵时间的最好指标。

（七）人工授精的并发症

人工授精的并发症主要有促排卵药物引起的卵巢过度刺激综合征、卵巢扭转和破裂等，行 AIH 时宫颈黏膜损伤出血、操作或精液刺激引起的子宫收缩导致的腹痛等，以及术后盆腔感染、异位妊娠、多胎妊娠、早产及流产率增加等。

1．卵巢过度刺激综合征（OHSS） OHSS 是药物促排卵治疗特有的最严重并发症。在接受促排卵治疗的患者中，OHSS 总体发生率约为 23.3%，重度 OHSS 的发生率为 0.008%～10%，可危及患者的生命。OHSS 的发生和严重程度与患者的敏感性、药物的种类、剂量以及是否妊娠有关。

2．出血 一般无明显的出血，少数患者可有少量出血，主要原因是行 IUI 前未查清子宫位置或子宫颈情况而导致宫腔内插管方向不正确，动作粗暴，或导管粗糙，导致宫颈黏膜或子宫内膜损伤。宫腔内出血会影响精子获能，使精子凝集，影响精子活动力，从而降低人工授精的成功率。因此，行 IUI 时应选择柔软适度的导管，动作轻柔，尽量不用宫颈钳，以防出血和刺激子宫。

3. 腹痛　少数患者出现下腹胀痛，多与注入宫腔内的精子悬液过多或推注速度过快导致子宫收缩有关，一般无须处理。控制精子悬液注射入宫腔内的体积和速度可预防腹痛。

4. 感染　IUI 后偶发急性盆腔炎发作，多由于操作不慎或生殖道本身存在急性炎症等引起。因此，IUI 时应严格掌握手术适应证，排除禁忌证，术中严格无菌操作。

5. 多胎妊娠　多发生于促排卵周期。在促排卵周期由于多个卵泡发育，使治疗周期的多胎妊娠率显著增加。而多胎妊娠使母婴并发症显著增加，易诱发孕妇产前子痫、羊水过多、重度贫血和产后出血等并发症，甚至危及孕妇生命；同时增加流产和早产发生率，增加围生儿的发病率和死亡率。因此，一旦发生多胎妊娠，应及时行减胎术，保留 1～2 个胎儿。

（八）影响夫精人工授精妊娠率的因素

国内报道的夫精人工授精妊娠率为 8%～22%，其结局受各种因素的影响，其中主要包括不孕原因、不孕类型、女方年龄、授精时机、促排卵方式及精液质量等。

1. 不孕原因　在不孕原因中，单纯女方排卵障碍或子宫颈因素者的妊娠率较高，而子宫内膜异位症及慢性盆腔炎者由于盆腔内环境改变，无法通过人工授精改善，妊娠率较低。

2. 不孕类型　研究表明，对继发不孕者行夫精人工授精的妊娠率高于原发不孕者。

3. 不孕年限　不孕年限越长，年龄相应越大，患者的心理压力及精神紧张日趋严重，因此人工授精的妊娠率随之下降。

4. 年龄　女性的生殖能力随着年龄的增长而逐渐下降，尤其在 35 岁以后，其人工授精的成功率也逐渐下降。男性精液的质量虽然与年龄增长无明显负相关，但随着男性年龄的增长，精子染色体异常的发生率有上升趋势，因此，在男性年龄对人工授精的成功率亦有影响。

5. 女方输卵管条件　输卵管通畅且具备良好的拾卵功能是影响 IUI 成功率的决定因素之一。

6. 其他　多数文献认为，新鲜精液人工授精的妊娠率较冷冻精液明显增高，可能与冷冻处理后精子的活力降低有关。促排卵周期临床妊娠率较自然周期明显增高，但其发生 OHSS 及多胎妊娠等并发症的比例显著增高。

三、供精人工授精

供精人工授精（AID）是指通过非性交方式，使用供精者的精液进行人工授精，以达到妊娠的一种辅助生殖技术。AID 对于某些男性不育患者来说是一种不可缺少的治疗方法。其主要的禁忌证、人工授精方法、周期方案及并发症与夫精人工授精相似。两者的区别主要是适应证不同。虽然尚未有研究明确表明进行 2 次 IUI 比 1 次 IUI 更有益，但对于供精人工授精，临床上常常在排卵前和排卵后各行 1 次人工授精以提高妊娠率。因涉及伦理和法律问题，在我国进行 AID 时所用的精子必须来自原卫生部批准的精子库，并严格按照国家 AID 相关条例执行。

（一）供精人工授精的适应证

1. 不可逆的无精子症、严重的少精子症、弱精子症和畸形精子症。

2. 输精管复通失败。

3．射精障碍。

4．在上述适应证中，除了不可逆的无精子症外，对其他需行供精人工授精技术的患者，医务人员必须向其交代清楚，通过单精子卵质注射技术也可能使其有自己血亲关系的后代。如果患者本人仍坚持放弃通过卵质内单精子注射技术助孕的权益，则必须与其签署知情同意书后，方可采用供精人工授精技术助孕。

5．男方和（或）家族有不宜生育的严重遗传性疾病，如精神病、癫痫、严重智力低下、近亲结婚或已生育畸形儿并且性染色体检查有异常者。

6．夫妻因特殊血型导致母儿血型不合而不能得到存活新生儿。

7．在辅助生殖技术（IVF/ICSI）治疗过程中发现男方因素导致不受精和胚胎发育异常等多个周期治疗失败者。

（二）供精人工授精的禁忌证

1．女方患有生殖泌尿系统急性感染或性传播疾病。

2．女方患有不宜妊娠的严重遗传、躯体疾病或精神疾病。

3．女方近期接触过致畸量的放射线，或接触过有毒物质或服用有致畸作用的药品或毒品且其处于作用期。

（三）供精者的条件

合适的供精者是 AID 成功的关键步骤，一般要求供精者体格健壮、容貌端正、智力较高，通过询问既往病史、家族史和遗传病史、体格检查和实验室检查，排除身心疾病、遗传性疾病、传染病及性传播疾病，以尽量避免先天缺陷，并防止传染病的传播。

筛选标准为年龄在 25～45 岁，身体健康，体态匀称，精神和智力正常，无全身急、慢性疾病，无生殖系统疾病，无传染性疾病，无家族遗传病史，无先天缺陷，染色体检查正常，无烟酒等不良嗜好，无长时间毒物及放射线接触史。

供精者的精液质量需达到 WHO 正常精液质量的最低标准，并经过生化检查排除乙型肝炎、丙型肝炎、衣原体感染、支原体感染、巨细胞病毒感染、艾滋病、淋病和梅毒等感染性疾病。由于 HIV 感染后有 6 个月的潜伏期，因此，所有冷冻精液都要在 6 个月后复查 HIV，阴性者方可供临床使用。严禁使用新鲜精液行 AID。

（四）精液冷冻

向精液加入 7.5% 甘油冷冻液冷冻保存在 –196 ℃液氮中。预冷冻精子的理想密度应 $> 50 \times 10^6/ml$，具有形态正常的前向运动精子 $> 50\%$。解冻后活动精子密度至少 $> 10 \times 10^6/ml$，在最终人工授精中活动精子密度 $> 2 \times 10^6/ml$，或具有 50% 存活率和 30% 活力。

（五）影响供精人工授精妊娠率的因素

国内报道的 AID 妊娠率在 15% ~ 26%，其影响因素除与夫精人工授精相同的因素如女方年龄和授精时机外，还主要有供精质量和周期数等。

1. 供精质量　除了严格控制供精者的精液质量外，精液的冷冻保存方法以及每份冷冻精液的精子质量对冷冻复温后的精液质量同样重要。冷冻精子的人工授精妊娠率比新鲜精液的受孕率低，可能的原因是在冷冻和复温过程中精子顶体酶损伤、线粒体裂解和精子尾部损伤等，造成精子活动力下降，精子穿透宫颈黏液的能力和精子穿入卵细胞透明带的能力下降。

2. AID 的方法　由于 AID 的适应证主要是由于男性因素导致的不育，理论上解决精子问题便会成功妊娠。但有文献显示，对 AID 采用

IUI方式的妊娠率显著高于IVI/ICI，因此，经过2个周期IVI/ICI未孕者，建议采用IUI方法。

3. 行AID的时机　由于冷冻精子解冻后受精能力仅能维持24 h，因此，选择最佳时机行AID是获得成功妊娠的关键。

4. AID的周期数　AID的周期妊娠率为10%～30%，对每个患者最多给予6个周期人工授精。大多数妊娠发生在第1～4个周期中。如超过6个周期AID妊娠率会显著下降，故接受AID治疗时在连续3～6个周期失败者应暂停治疗，进一步查找原因或行体外受精 - 胚胎移植技术。

5. 女方年龄　随着年龄的增加，女性的卵巢储备功能逐渐下降，卵细胞质量下降，妊娠率降低，因此，患者的年龄越大，AID的妊娠率越低。

6. 其他因素　精神因素也可影响妊娠结局，过大的精神压力可导致输卵管痉挛和子宫逆向蠕动波。在治疗过程中对患者进行心理疏导，可减少紧张情绪对生殖过程的不利影响。

（六）供精人工授精的伦理问题

在AID中，因生育的子女在生物遗传学上具有供精者的遗传特征，不具有丈夫的遗传特征，因而使其存在诸多社会伦理及法律问题。

因多数不孕夫妇不愿意公开实施AID的事实，因而在选择供精者时，应尽量详细阅读供精者的信息，选择与丈夫的生理特征、血型、性格及兴趣爱好等相近的供精者的精液，以尽量减少供精者与丈夫的差异。

为了避免出生子女近亲结婚的可能，必须建立供精使用的管理系统，将供精者的编号、基本生理特征、受教育程度、医疗史和兴趣爱好等永久保存，以便后代进行婚姻咨询。实施AID的医疗机构必须取得卫生行政部门的批准，医疗机构必须遵循保密原则。我国卫生部于2003 年颁布的 176 号和 177 号文件规定，供精者与授精夫妇保持互盲，授精夫妇及子代不能查询供精者的真实身份，从而有效地避免关系复杂化，易于为各方接受。此外，条例严格规定同一供精者的精液最多使 5 名女性受孕。在供精人工授精后代结婚之前，精子库有义务在匿名情况下为其提供有关医学信息的婚姻咨询服务，以避免近期结婚。

对于严重少、弱精子症及严重遗传性疾病等考虑行 AID 的不孕夫妇，应耐心、细致地充分告知夫妻各种治疗的可能性、方法及可能存在的风险。在实施 AID 前，夫妻双方必须慎重考虑、充分咨询、知情同意，取得法律文书公证以保证夫妻双方及其后代的权利和义务，以防止可能出现的抚养与赡养法律纠纷。我国法律规定 AID 生育的子女享受婚生子女同等的法律地位，夫妻双方均有抚养教育子女的义务，推定男方为孩子生父，夫妻离婚后按照婚姻法有关规定双方都有抚养和教育子女的义务。

（李彩华　周　平）

第三节　体外受精 - 胚胎移植术

一、体外受精-胚胎移植技术的发展史

1978 年，英国胚胎学家爱德华兹（RG. Edwards）与妇产科学家斯特普托（PC. Steptoe）经过 20 年的上百次试验，最终创造出了世界上第一个试管婴儿——布朗（LJ. Braon）。爱德华兹于 1958 开始对体外

受精过程进行了全面研究。1962 年华裔美籍生殖生物学家张明觉率先以兔子为材料实现了精子与卵子体外融合之后，爱德华兹于 1965 年决定开始研究人卵的体外受精。由于缺乏临床研究经验，爱德华兹对于不经腹腔进行女性卵巢取卵无所适从。直到他邂逅了妇产科医生斯特普托，这个问题才得以解决。1968 年，斯特普托带着其先进的腹腔镜技术参与到爱德华兹的研究中。他们于 1980 年在英国博恩剑桥厅（Bourn Hall Cambridge）创建了世界上第一所体外受精诊所——博恩剑桥诊所（Bourn Hall Clinic）。虽然爱德华兹在 1968 年成功创造了第一个囊胚，并且在 1970 年成功完成了人类试管受精，但是他们仍用了 8 年的时间才实现了试管婴儿技术的突破。1977 年，他们得到了布朗夫妇的协作，并于该年 11 月成功地应用体外受精 - 胚胎移植技术（IVF-ET）将受精卵植入布朗夫人的体内。8 个月后，路易丝·乔伊·布朗的健康出世宣告了这次试验的圆满成功。自此，试管婴儿技术成为人类体外受精技术的突破性成就，并以此奏响了进军生命科学领域和医学领域的号角。然而，正如斯特普托所说："这是第一次我们一下子解决了所有问题，现在我们只是处在万事开端的末尾，而不是万事终了的开端。"这个诞生于博恩剑桥诊所的英国小女孩，就像上帝送给人类的礼物一样，为生命科学神话般的时代拉开了帷幕。

二、体外受精–胚胎移植技术的一般情况

（一）体外受精-胚胎移植技术的适应证与禁忌证

1. 适应证

（1）输卵管性不孕。

（2）排卵障碍。

（3）子宫内膜异位症和子宫腺肌病。

（4）男性少、弱精子症。

（5）原因不明的不育。

（6）免疫性不育。

（7）遗传性不孕。

（8）由于遗传性疾病需要行植入前诊断。

（9）其他：如卵泡不破裂综合征等。

2. 禁忌证

（1）男女任何一方患有严重的精神疾病、泌尿生殖系统急性感染或性传播疾病。

（2）患有《中华人民共和国母婴保健法》规定的不宜生育的、目前无法进行胚胎植入前遗传学诊断的遗传性疾病。

（3）任何一方具有吸毒等严重的不良嗜好。

（4）任何一方接触过致畸量的射线、毒物或药品并处于作用期。

（5）女方的子宫不具备妊娠功能或有严重躯体疾病而不能妊娠。

（二）卵质内单精子注射技术（ICSI）的适应证与禁忌证

1. 适应证

（1）严重少、弱、畸形精子症。

（2）梗阻性无精症。

（3）生精障碍但睾丸活检有精子者，排除遗传缺陷疾病所致。

（4）精子顶体异常。

（5）相对适应证，如曾经行体外受精但精卵不结合或受精率<30%，需行植入前胚胎遗传学诊断，体外培养成熟的卵子，可疑为免疫性不孕，以及相对少、弱精子症。

2. 禁忌证　同常规 IVF-ET。

（三）体外受精 – 胚胎移植技术的准备工作

辅助生殖技术的目的是使不孕不育夫妇能安全地分娩健康的下一代。因此，对于要求进行 IVF-ET 治疗的夫妇，在进入 IVF-ET 治疗程序之前，需要对其进行系统的评估和检查，以明确不孕的原因，确定治疗方案，确认患者具备恰当的 IVF-ET、ICSI 适应证而无禁忌证。

1. 年龄　人群中性生活正常且未采取避孕措施的夫妇第一年的妊娠率为 84%，第二年大约 50% 未妊娠的夫妇可自然受孕，因此，累计妊娠率可达到 92%。女性的生育力随年龄的增加而减弱，而年龄对男性生殖力的影响还不清楚。35 岁的女性不采取避孕措施 3 年后的妊娠率可达到 94%，而 38 岁的女性在同样的条件下只能达到 77% 的妊娠率。IVF-ET 治疗的成功率与女性年龄有很大关系，最佳年龄为 23 ~ 39 岁，不同年龄阶段 IVF-ET 治疗的成功率分别为：23 ~ 35 岁成功率 > 20%，36 ~ 38 岁成功率为 15%，39 岁成功率为 10%，40 岁以上成功率为 6%。

2. 性生活的时间和频率　一般情况下，每 2 ~ 3 天进行一次性生活可最大限度地增加妊娠率。在国外，由于排卵期指导同房会增加精神压力而不推荐使用。

3. 饮酒　对于希望妊娠的女性，应尽量减少饮酒量以及避免接触有毒物质，以减少对未来胎儿的影响，因此，对进入 IVF-ET 治疗的夫妇应当控制饮酒量。

4. 吸烟　女性吸烟很有可能降低其生育能力，并且被动吸烟一样会影响其受孕机会。男性吸烟与精液质量降低有一定的关系。因此，对于不孕夫妇，如果有吸烟嗜好，应进行戒烟治疗。

5. 咖啡因饮料　目前还没有证据证明咖啡因饮料（如茶、咖啡和可乐等）与不孕问题之间存在关联，但拟进行辅助生殖技术助孕的患者最好控制咖啡因的摄入。

6. 体重 女性的体重会对生育有一定的影响。如果体重指数（body mass index，BMI）>29，很有可能较其他人受孕的时间更长。对于 BMI>29 且无排卵的女性，减肥能够增加她们受孕的概率。对于体重过轻（BMI<19）并且月经不规律的女性，增加体重可提高受孕机会。

7. 职业 有些执业会使人暴露在有毒物质中，因此，对于不孕的夫妇，应详细询问她们的职业并给予合适的建议。

8. 用药情况 有些药品或保健品会对男性和女性的生殖能力产生不利影响，因此，在进行辅助生殖治疗前应详细询问用药史，以便给予合适的建议。

9. 补充叶酸 为了预防胎儿神经管畸形，在怀孕之前女性就应该补充叶酸，剂量为 0.4 mg/d。对于既往有神经管畸形胎儿分娩史或使用抗癫痫药物的患者，推荐剂量为 5 mg/d。

10. 风疹易感者 拟计划妊娠的女性应该进行风疹易感性的筛检，对于易感者应注射风疹疫苗。注射疫苗后至少 1 个月不宜妊娠。

11. 宫颈癌筛查 在进行 IVF-ET 治疗前，患者应有 1 年内宫颈细胞学筛查的结果。如果有病变，在需治疗后方可进行辅助生殖助孕。

12. 传染性疾病 拟计划妊娠的夫妇应进行传染性疾病的筛查，包括乙型肝炎、丙型肝炎、艾滋病和梅毒等。如有感染，应到专门的感染科室或者医院进一步检查和治疗，以提供安全保障，降低感染风险。

13. 心理因素的评估 紧张和压力会影响夫妻之间的感情，还会使性生活减少而导致不孕问题。因此，如出现不孕，在随后的治疗过程中应进行相应的心理咨询。

（四）相关检查

1. 男方检查

（1）精液检查：WHO 推荐的精液检查标准见表 6-2。

表6-2　WHO人类精液实验室检验手册（第5版）精液变量参考值下限

参考值	参考值下限	第4版 相关参数
量（ml）	1.5（1.4～1.7）	≥2.0
总精子数/射精	39×10^6[（33～46）$\times 10^6$]	$\geq 40 \times 10^6$
精子密度/ml	15×10^6[（12～16）$\times 10^6$]	$\geq 20 \times 10^6$
总活力（快速前向运动+非快速前向运动）	40%（38%～42%）	a+b≥50% 或 a≥25%
快速前向运动	32%（31%～34%）	
存活率（活精子）	58%（55%～63%）	≥50%
形态（正常形态）	4%（3%～4%）	≥15%
伊红染色	≤40%	≤30
低渗肿胀试验	≥58%	≥60
其他统计数据		
pH	≥7.2	≥7.2
圆形细胞（ml）	$\leq 5 \times 10^6$	$\leq 5 \times 10^6$
白细胞（过氧化物酶染色阳性，ml）	$< 1.0 \times 10^6$	$< 1.0 \times 10^6$
MAR试验（附着珠上的活动精子）	<50%	<10%
免疫珠试验（附着珠上的活动精子）	<50%	<50%
精浆锌（μmol/射精）	≥2.4	≥2.4
精浆果糖（μmol/射精）	≥13	
精浆中性葡糖苷酶（mU/射精）	≥20	≥20

（2）睾丸内分泌功能的检查及染色体检查：当反复多次精液分析确定为少、弱精子症或畸形精子比例过高时，需行睾丸内分泌功能检查。抽血清检查 FSH、LH、PRL、睾酮和雌二醇。对于前两项偏低的患者，可考虑促性腺激素治疗。外周血染色体的检查可除外因染色体异常而致

生精障碍。如有条件，可以做 Y 染色体缺失的分析。

（3）无精子症者应到男科或泌尿外科进行检查以及进行睾丸活检。如有成熟精子，可按精子来源不同，采取附睾内抽取精子进行卵质内单精子显微注射（percutaneous epididymal sperm aspiration-intracytoplasmic sperm injection, PESA-ICSI）或睾丸内抽取精子进行卵质内单精子注射（testicular sperm extraction- intracytoplasmic sperm injection, TESA-ICSI）。

2. 女方检查

（1）评估排卵的检查：应详细询问月经史，包括月经周期、长短以及是否规律。规则的月经周期表明患者有排卵。对于月经规律但 1 年仍未受孕的患者，应检查黄体期孕酮水平（月经第 21～28 天）以明确是否排卵。在月经中期 LH 峰之前，孕激素的分泌量极少。卵泡期血清孕激素水平一般低于 1 ng/ml，达 LH 峰时轻度升高，排卵发生后急剧升高。通常血清孕激素水平超过 3 ng/ml 提示排卵发生。月经延长且不规律者，月经周期中孕酮的检查时间应适当延后。如 35 天的月经周期，可在第 28 天后检查孕酮，随后每周复查直至月经来潮。排卵检测试纸或 LH 试纸是用来检测月经中期尿 LH 峰的。LH 从垂体被释放入血，半衰期非常短，通过尿液从体内清除，因此，在月经周期中该试验仅在 1 天出现阳性，有时连续 2 天。所以为了检测 LH 峰，应在预测峰前 2～3 天每天进行检测，直至阳性为止。

月经不规律者应检测血中促性腺激素水平（FSH 和 LH），以明确月经异常的原因。

（2）卵巢储备功能的评估和检测：内分泌激素测定是预测卵巢储备功能的重要指标。一般在月经周期第 2～3 天采血测定血清内分泌激素。血清基础 FSH 水平是评估卵巢储备的常用指标。由于不同实验室的标准悬殊，FSH 升高的标准也有所不同。在月经周期第 2～3 天，血清基础雌二醇水平才是评估卵巢储备的另一项指标。血清基础雌二醇水平升高提示卵巢储备功能下降。而抑制素 B 能否用于卵巢储备功能的检测还不明确，因此不推荐使用。随着超声技术的发展，有学者认为双侧窦卵泡的多少能代表卵巢功能。如窦卵泡数＜6 个，控制下促排卵反应不良率明显增高。故有学者认为窦卵泡数在 IVF-ET 刺激周期中具有更好的预测率。

（3）甲状腺疾病的检查：在不孕女性中，甲状腺疾病的发生率与正常人群相似，因此，无须对所有的不孕女性进行甲状腺疾病的筛查，只对有症状的人进行检查即可。

（4）子宫内膜活检：子宫内膜活检用于评估黄体功能，但有专家认为并非必要。没有证据表明黄体功能异常经过药物治疗后可以提高妊娠率。

（5）输卵管通畅的评估和检查：检查输卵管是否通畅应在精液检查和排卵评估之后进行。对于没有妇科疾病的女性，应采用输卵管造影或超声下输卵管通液的方法检查。与腹腔镜相比，这类检查的创伤更小，并且对轻微的粘连阻塞有一定的治疗作用。对于伴有妇科疾病的患者（如盆腔感染性疾病、有既往宫外妊娠史及子宫内膜异位症等）应选用腹腔镜和亚甲蓝通液，在检查输卵管通畅与否的同时评估和治疗盆腔病变。

（6）子宫异常的检查：作为最初情况的评估，除非有手术指征，一般不使用宫腔镜。因为还不清楚手术治疗子宫病变是否能提高妊娠率。宫腔镜的手术指征包括：超声发现宫腔异常回声者，如黏膜下子宫肌瘤与内膜息肉。如怀疑内膜粘连、内膜结核和生殖道异常等情况，可行手术探查。

（7）性交后试验：一些中心将性交后试验作为常规检查，但检查结果对妊娠率没有影响，因此不推荐使用。

（8）重要器官功能的检查：为了保证使用药物的安全性及女性妊娠

后的健康，在进行 IVF-ET 治疗前应进行常规检查，包括乙型肝炎病毒学检查、丙型肝炎抗体、艾滋病抗体、梅毒血清学、肝功能、肾功能、血型、TORCH、红细胞沉降率、血常规、尿常规、凝血功能、心电图、X 线胸片和宫颈刮片等。

（9）介绍 IVF-ET 的大致经过、费用、并发症和可能的危险性等，并签署相关知情同意书及多胎妊娠减胎术同意书。

（10）交验结婚证、身份证和计划生育服务证明，病例中保留复印件。

三、体外受精-胚胎移植技术的流程

治疗过程包括术前常规检查、药物诱发排卵、B 超监测卵泡发育、超声引导下经阴道取卵、精液采集与处理、体外受精、胚胎培养、胚胎移植和移植后药物支持黄体等。

1. 术前常规检查　严格掌握 IVF-ET 的适应证，夫妻双方完善相关检查，排除禁忌证，明确其助孕治疗的指征。

2. 药物诱发排卵　在这一过程中，需要适时进行血液性激素测定和 B 超监测，以了解卵泡的生长及发育情况，并个体化地调整用药剂量，以期获得高质量的目标卵子。目前一般使用的方案有长方案、短针长方案、改良超长方案、拮抗剂方案、黄体期促排方案、口服避孕药方案、微刺激方案及自然周期方案等。根据患者的情况个体化选择促排方案诱发排卵，以尽可能经过一个促排周期就募集到合适数目的卵子。

3. 超声引导下经阴道取卵　当超声监测及验血结果回报考虑卵泡发育成熟时注射人绒毛膜促性腺激素（hCG），hCG 扳机后 36 h 左右行超声引导下经阴道取卵。在阴道超声的引导下将穿刺针经阴道穹窿刺入目标卵泡，通过负压设备抽吸卵泡液并及时送实验室。在显微镜下观察有无卵子，必要时可冲洗卵泡，直至所有的目标卵泡穿刺完毕。将取出的卵子经过实验室处理后放培养箱内培养，以等待受精。

4. 胚胎培养和胚胎培养　在卵子取出后的 4~6 h 进行体外受精，具体受精方案根据不孕夫妇的不孕年限、既往孕产史及男方精液情况决定。如果男方精液达到标准，则将经过处理的精子标本与卵子一同培养，待精子靠自身的运动进入卵细胞中受精。如果男方精液较差，为了相对地提高受精率，可考虑行卵质内单精子注射方案受精。亦有文献提出透明带明显异常的卵母细胞自然受精能力下降，采用 ICSI 方式受精能明显改善受精结局。一般受精后经过 12~18 h 配子的遗传物质结合可形成受精卵，进一步在培养箱中培养，受精卵就会形成两细胞、四细胞及八细胞的胚胎。囊胚培养增加了胚胎在体外的培养时间，也可在一定程度上筛查出发育潜能较好的胚胎，为后续囊胚移植或者胚胎冷冻保存做准备。整个受精及胚胎培养发育过程由实验室人员按时进行记录，并将其作为评判胚胎级别的参考依据。

5. 胚胎移植　我国卫生行政部门出台明确的法规限制了移植胚胎的数量。一般情况下，若患者本次促排周期适合移植，可选择 1~2 枚优质胚胎在取卵后第 3 天装入移植管中，在超声引导下经宫颈管送入宫腔，进行胚胎移植。也可以根据胚胎发育及患者情况选择在取卵后第 5 天移植囊胚。若患者因为孕酮升高、内膜因素或者卵巢过度刺激风险等原因取消新鲜周期胚胎移植，亦可选择经过自然周期或者人工周期准备后的冻融胚胎移植。在解冻移植周期中，对于那些临床预后可能较差的患者，比如反复移植失败、胚胎质量较差、胚胎透明带异常以及患者高龄（＞38 岁），辅助孵出可能改善种植率。

6. 黄体支持　胚胎移植术后给予黄体酮类、hCG、雌激素及促性腺激素释放激素激动剂（GnRH-a）等药物个体化的方案支持黄体功能。

（腊晓琳）

第四节　常见促排卵方案

辅助生殖技术过程促排卵包括两个方面的重要内容，即诱发排卵（ovulation induction, OI）和控制性超促排卵（controlled ovarian stimulation, COS）。诱发排卵是针对无排卵的不孕患者，应用药物或手术方法模仿生理月经周期，指导同房试孕或配合 IUI 助孕，以获得单卵泡排卵及自然妊娠。而超促排卵则是应用外源性促性腺激素，在卵泡募集过程中维持 FSH 浓度高于卵泡阈值，以克服卵巢内的卵泡选择机制，使 IVF 患者获得多个卵子。超促排卵是 IVF-ET 成功的关键。以下介绍临床常见的诱导排卵和超促排卵方案。

一、诱发排卵方案

（一）氯米芬（CC）

CC 用药方便，高效、安全、无须密切监测、费用低，为诱发排卵的最常用药物之一。CC 与雌激素受体的结合功能与天然雌激素类似，因此能作为一种竞争性雌激素受体拮抗剂，通过占据下丘脑和垂体的雌激素受体阻止内源性雌激素的负反馈，导致下丘脑分泌促性腺激素释放激素（GnRH）至下丘脑 - 垂体门脉循环，促使垂体释放促性腺激素，增加卵巢内卵泡的募集和促进排卵。CC 还可直接作用于卵巢，增强颗粒细胞对垂体 Gn 的敏感性和芳香化酶的活性。

CC 作为最早出现的口服促排卵药物，是多数无排卵 PCOS 患者促排卵治疗的首选。对于原因不明的不孕、I 期或 II 期子宫内膜异位症等，

CC 有益于患者获得临床妊娠。此外，对于闭经（孕酮撤退出血阳性）、月经过少及卵泡发育不良的黄体功能不足患者也可试行 CC 治疗。对低促性腺激素性性腺功能减退患者（WHO Ⅰ型闭经）使用 CC 治疗无效。卵巢囊肿、可疑恶性肿瘤和肝病患者不宜使用 CC。使用方法参见第六章。

（二）芳香化酶抑制剂

芳香化酶是一种细胞色素 P450 依赖酶，在雌激素合成的最后一步中促使雄激素转化为雌激素。来曲唑（LE）是具有高度特异性的非甾体类第三代芳香化酶抑制剂，能竞争性抑制芳香化酶体系，阻止雄激素向雌激素的转化，从而减少内源性雌激素对下丘脑 - 垂体的负反馈，促进促性腺激素的释放。此外，卵巢内雄激素短暂蓄积，可促进卵泡 FSH 受体的表达，增强颗粒细胞对 FSH 的敏感性。由于 LE 避免了 CC 的抗雌激素效应，因而在改善子宫内膜厚度及宫颈黏液性状方面更具有优势。

LE 主要用于无排卵不孕及 PCOS 患者的促排卵治疗。自月经第 2～6 日开始使用，推荐起始剂量为 2.5 mg/d，连用 5 d。如卵巢无反应，第二周期逐渐增加剂量（递增剂量 2.5 mg/d），最大剂量为 7.5 mg/d。如单用 LE 诱发排卵失败，LE 可合并 Gn，以增加卵巢对 Gn 的敏感性，降低 Gn 用量。Meta 分析和随机对照试验研究结果显示，采用 LE 诱发排卵时，患者的排卵率、单卵泡发育率及活产率均优于 CC，多胎妊娠率低于 CC，出生缺陷无统计学差异，因此，LE 可能取代 CC 成为 PCOS 一线促排卵药物。

（三）促性腺激素（Gn）

Gn 类药物分为两大类：天然 Gn 和基因重组 Gn。天然 Gn 包括从绝经女性尿中提取的 Gn，如人绝经促性腺激素（HMG）、尿源性人卵泡刺激素（uFSH）以及从孕妇尿中提取的人绒毛膜促性腺激素（uhCG）。基因重组 Gn 包括重组 FSH（rFSH）、重组促黄体生成素（rLH）和重组 HCG（rhCG），主要应用于排卵障碍患者。大部分排卵障碍的不孕患者属于 WHO Ⅱ 型无排卵。这些患者绝大多数为 PCOS。而 WHO Ⅰ 型无排卵，即低促性腺激素、低性腺功能（hypogonadotropic hypogonadism, HH）无排卵，是由于下丘脑或垂体功能减退，不能产生足够的 FSH 和 LH，雌激素水平低下，从而没有正常的卵泡发育和排卵，在临床上并不常见。在促排卵过程中，对这两种患者的治疗不同。

1. PCOS 患者的诱发排卵方案　对于 PCOS 患者而言，促性腺激素的有效治疗剂量范围很窄，即诱发卵泡开始生长和引起过度刺激的剂量之间差别很小。因此，应用于 PCOS 患者中促排卵方案的两个要求是：FSH 缓慢上升至超过 FSH 阈值，同时避免引起卵巢强烈的过度反应。推荐采用低剂量缓慢递增方案，通常是从 FSH 75 IU 起始，隔日或每日肌内注射。如应用 7～14 d 卵巢无反应，逐渐增加小剂量（37.5 IU/d）。加量的间隔时间不少于 7 d，最大应用剂量为 225 IU/d，直至出现优势卵泡。按照患者的特点，如既往用 75 IU 就有多个优势卵泡或 OHSS 发生，则起始剂量也可以更低。采用 FSH 诱发排卵治疗时不建议超过 6 个排卵周期。而递减方案是使用较大剂量的促性腺激素启动，当卵巢出现反应后逐渐减少用量。此方案的目的是模仿自然周期的生理现象，即当 FSH 上升，优势卵泡出现之后，优势卵泡对 FSH 的依赖性逐渐降低。与递增方案相比，递减方案需要更加密切的卵泡监测。多中心随机对照试验研究证实，与递减方案相比，递增方案能更加有效地诱发单卵泡发育。此外，虽然缓慢递增方案使用促性腺激素的时间较长，但是 OHSS 的发生率降低。对于高龄及卵巢反应迟缓的患者可给予 rLH 或 HMG。当卵泡直径达 18～20 mm，每个卵泡雌二醇水平为 200～300 pg/ml

时，给予 hCG 5000 ~ 10 000 IU 注射，以模拟内源性 LH 峰，触发排卵。

2. 低促性腺激素、低性腺激素的诱发排卵　对促性腺功能明显低下的患者，仅用尿源性 FSH 或 rhFSH 即可诱发多个卵泡发育，但卵巢内分泌异常，雌激素水平低，卵子的受精率下降。而 rhLH 可增强 rhFSH 诱发的卵泡分泌雌激素和雄烯二酮的作用，并增加卵巢对 FSH 的反应性，促进注射 hCG 后卵泡黄素化的能力。因此建议同时给予 FSH 与 LH 诱导排卵。鉴于 HMG 经济、有效，患者的耐受性好，推荐 HMG 作为下丘脑 - 垂体中枢排卵障碍的首选用药。HMG 缓慢递增方案是低促性腺激素、性腺功能低下患者最常用的方法，但起始剂量（一般为 2 或 3 安瓿 HMG）和增加的剂量均要高于 PCOS 患者的低剂量递增方案。由于这些患者长期存在的低促性腺激素、性腺功能低下状态，其体内 FSH/LH 比值和雌激素水平均很低，因此在诱发排卵之前，需采用雌、孕激素序贯疗法预处理 1 ~ 2 个周期，使子宫内膜和宫颈腺体做好准备，以提高对促性腺激素的反应性。

应用 Gn 可有效地改善排卵障碍，但需要充分评估患者的风险以及获益后选择适宜的促排方案和剂量。需注意应用 Gn 可能导致多胎妊娠和 OHSS。如诱发排卵时 >3 枚优势卵泡（卵泡直径 ≥ 14 mm），则建议取消周期治疗。

二、控制性超促排卵方案

控制性超促排卵是目前 IVF-ET 过程中的重要步骤，以获得数量适中的优质卵母细胞，提高 IVF-ET 的临床妊娠率。在相同的控制性超促排卵方案中，卵巢对 Gn 的反应性存在个体差异。对高反应者而言，主要目标是控制 OHSS 的发生率，降低周期取消率；而对反应不良者，则是如何增加获卵数，改善不良妊娠结局。合适的促排卵方案选择及正确应用是 IVF-ET 成功的关键。

（一）GnRH-a 长方案

GnRH-a 长方案作为经典的"金标准"方案，被广泛应用于临床。其优点是可有效地抑制早发 LH 峰，降低周期取消率，促进卵泡的同步发育，获卵数目多，临床妊娠率稳定，但同时也增加了 Gn 用药及发生 OHSS 的风险，治疗时间长。激动剂的激发作用还可能产生黄体囊肿。一般在使用激动剂 1 周后需复查是否有囊肿。如果囊肿大小在 2 cm 左右，可进行穿刺引流并送病理检查。

1. 使用方法　从黄体期中期开始使用 GnRH-a，降调的时间为 14～21 天。月经规律者可根据月经周期确定黄体中期。如周期为 28 天者，从第 21 天开始降调。如不能确定是否为黄体期，可抽血查孕酮。由于孕酮水平为脉冲分泌，孕酮上升至 2 ng/ml 以上即可。如低于 3 ng/ml，看超声有无黄体；如孕酮低于 2 ng ml，确认无排卵，下一周期可使用口服避孕药。对于月经不规律或无排卵者，从月经第 3 天开始妈富隆 1 片 / 日，连续使用 21 天，第 17～19 天开始降调，口服避孕药与降调联合使用 4～6 天。

降调标准为 LH＜5 IU/L，雌二醇 20～30 ng，子宫内膜＜5 mm，无功能性囊肿。达到降调标准后开始用外源性 Gn 促排卵，并维持 GnRH-a 的使用直至 hCG 注射日。GnRH-a 短效制剂可使用全量、半量或 1/3 量。在垂体达到降调节后 GnRH-a 的剂量可以减半，但目前没有证据支持垂体降调节后减量可提高妊娠率。GnRH-a 长效缓释制剂的优点是一次注射即能达到降调节效果，避免短效制剂的多次注射；缺点是垂体可能过度抑制，从而增加 Gn 的使用剂量和促排天数。为了降低长效制剂对垂体的抑制程度，近年来在长方案中，国内有中心尝试将长效 GnRH-a 的剂量减为半量、1/3 量、1/4 量，甚至 1/10 量。

2. 促排卵

（1）启动时机：垂体达到降调节标准，卵泡清晰，直径 4～6 mm，大小均匀。如过度抑制，则表现为卵泡直径小，雌二醇水平和 LH 水平极低，可继续降调等待。当窦卵泡径线相差过大时，外源性 Gn 的启动可能加大卵泡间的区别，可能出现卵泡发育不同步。如仅 1～2 个卵泡偏大，有足够的小卵泡，可继续降调，等窦卵泡消失、停止生长后再启动或穿刺大卵泡后启动。如卵泡普遍较大，可加用长效激动剂 14～28 天再启动。

（2）启动剂量：合适的启动剂量是获得合适卵母细胞并且预防 OHSS 的关键。启动剂量需根据患者的年龄、基础窦卵泡（AFC）、基础 FSH 和体表面积综合决定。一般对 ≥35 岁或卵巢低反应人群者采用 225～300 IU/d 启动，对 30～35 岁正常反应人群者可用 150～225 IU/d 剂量启动，对 <30 岁者或卵巢高反应人群可用 112.5～150.0 IU/d 启动。正常人群启动制剂以 rFSH 为主。如卵泡长得不均匀、长势慢或不生长，或雌激素相对低，需加大剂量，加用含 LH 制剂或 rLH。对于低反应人群的启动制剂以含 LH 制剂为主。

（3）监测：使用 Gn 5 天后监测卵泡和血雌二醇水平。一般情况下使用 Gn 5 天后直径 10～12 mm 的卵泡为理想卵泡。理想卵泡在直径 14 mm 以后即成为优势卵泡，生长速率为 1.2～2 mm/d。雌二醇是反映卵巢反应的重要标准，在优势卵泡雌二醇应呈几何倍数增长。每个成熟卵泡雌二醇水平达 200 pg/ml 以上。如雌二醇平台期超过 3 天常预示辅助生殖技术结局不良。若监测发现雌激素下降，需谨慎。如雌二醇 > 6000 pg/ml，需预防 OHSS 的发生。在卵泡生长晚期需监测孕酮。孕酮升高可影响子宫内膜容受性，使新鲜周期妊娠率下降。如孕酮 > 1.5～2 ng/ml，可考虑取消新鲜周期移植，行全胚冷冻。孕酮升高不影响复苏周期的妊娠结局。

（4）扳机：一般情况下，当主导卵泡直径达到 18 ~ 20 mm，每个成熟卵泡雌二醇水平达 200 ~ 300 pg/ml 时，注射 rhCG 0.25 μg 或 hCG 5000 ~ 10 000 IU 扳机，36 ~ 38 h 后取卵。如前次 IVF 卵泡多，获卵少，卵母细胞成熟差，受精卵裂差，可给予 hCG 10 000 IU 扳机，推迟采卵时间至 38 ~ 40 h。如卵泡过多，建议全胚冷冻以预防 OHSS。

（二）GnRH 拮抗剂方案

该方案是在卵泡中晚期采用 GnRH 拮抗剂以抑制提前出现的内源性 LH 峰。与传统长方案相比，拮抗剂方案疗程简化，用药少，时间短，无"flare-up"效应，不会产生囊肿，并且同时保留了垂体反应性，更加符合生理过程。由于其募集的卵泡少，雌二醇水平低，并且可辅以激动剂扳机，因而可有效地降低 OHSS 的发生。目前国外 50% 以上的中心采用拮抗剂方案，在国际范围内拮抗剂方案有取代传统长方案的趋势。随着 2014 年拮抗剂在国内的全面上市，国内越来越多的中心尝试使用拮抗剂方案。

使用方法为在月经周期第 2 ~ 3 天，通过 B 超监测窦卵泡较均匀一致，卵泡直径 4 ~ 6 mm，开始给予 Gn 启动。对于高反应人群，给予 Gn 112.5 ~ 150 IU/d 启动，通过超声监测卵泡生长速度，以调节 Gn 用量。对于高反应人群建议采用递增方案，每次增量 37.5 ~ 75.0 IU，但需谨慎把握加量的时机，否则卵泡会过多。对正常反应和低反应者建议恒量方案。正常反应人群者可用 150 ~ 225 IU/d 剂量启动。卵巢低反应人群者采用 225 ~ 300 IU/d 启动。对于高龄、卵巢低反应患者，可考虑给予 rLH 或含 LH 试剂 75 ~ 150 IU/d。

根据 GnRH 拮抗剂的给药时机，有以下两种方案：①固定方案。在 Gn 启动的第 5 或第 6 天开始加用 GnRH 拮抗剂 0.25 mg，每日一次，直至 hCG 扳机日。②灵活方案：拮抗剂给药根据主导卵泡的大小以及

雌激素、LH 水平来决定。一般采用卵泡直径约 14 mm、血清雌二醇 >
300 pg/ml、LH > 10 IU/L 作为添加拮抗剂的标准。

拮抗剂方案监测、扳机时机与普通长方案基本相同。扳机药物为
hCG 5000 ~ 10 000 IU 或 rhCG 0.25 μg，36 ~ 38 h 后取卵。如果出现多
个卵泡发育，存在 OHSS 高风险时，可以联合使用 GnRH-a 0.1 ~ 0.2 mg+
小剂量 hCG(1000 ~ 1500 IU) 双扳机，以预防卵巢过度刺激。

（三）GnRH-a 短方案及超短方案

GnRH-a 短方案是利用 GnRH-a 的激发作用增加早卵泡期募集。
通常在月经第 2 天开始使用短效激动剂直至注射 hCG 日，第 3 天开
始用 Gn 促排卵。由于 GnRH-a 的激发作用持续几天，在短方案中 Gn
促排卵的第 4 ~ 5 天监测时 LH 水平仍可能高于基础值。判断是否出
现早发 LH 峰时应慎重，需结合孕酮水平进行分析。与长方案相比，
GnRH-a 短方案 Gn 的用量小，时间短，但其临床妊娠率低于长方案，
目前多应用于卵巢反应不良的患者。

GnRH-a 超短方案也是利用 GnRH-a 的激发作用增加早卵泡期募集，
应用于卵巢储备差的患者，通常月经第 2 天开始使用短效激动剂，第 3
天开始用 Gn 促排卵，使用 Gn 的第 4 天停用短效激动剂。

（四）GnRH-a 超长方案及改良长效长方案

GnRH-a 超长方案主要适用于中重度子宫内膜异位症、子宫腺肌病
和子宫腺肌瘤。视患者的病情决定长效 GnRH-a 用量（1 ~ 3 支）。于月
经第 1 ~ 3 天注射长效 GnRH-a 1 支，28 天后注射第 2 次全量或半量。
若为全量则 28 天，若半量则 14 天。之后根据 FSH、LH 和雌二醇水平
以及卵泡直径和数量启动 Gn 促排卵。

改良长效长方案为于月经第 1 ~ 3 天注射长效 GnRH-a 1 支，

28～40 天后达到降调标准后，启动 Gn 治疗。该方案主要适用于子宫内膜异位症患者或反复着床失败患者，但卵巢储备较少者慎用。国内也有中心在黄体中期使用长效 GnRH-a 半量，14 天后再肌内注射长效 GnRH-a 半量，然后再等待 14 天后启动 Gn 促排卵。

GnRH-a 长效长方案可能对 LH 抑制较深，需要补充 LH 或使用 HMG 启动。其监测与普通长方案相同。但对于 Gn 时间过长者，后期需监测 LH 水平，必要时加用拮抗剂。

（五）黄体期促排方案

黄体期促排方案是利用孕酮抑制内源性 LH 分泌，预防早发 LH 峰的原理进行促排卵。可在自然周期或促排卵周期排卵后自然孕酮上升后进行，也可直接用孕酮药物与促排卵药物同时进行，造成人工黄体期。

1. 自然黄体期促排　自然周期排卵后 4～5 天（查血孕酮＞3 ng/ml 以确认黄体期）或辅助生殖技术取卵后 2～3 天，卵巢仍然见多个小卵泡，直径＜8 mm，大小均匀，可给予黄体期促排。由于促排卵周期黄体期一般持续 9～10 天，自然排卵黄体期持续 14 天，GnRH-a 扳机黄体期为 5.2 天，因此，若促排卵周期黄体期超过 8 天，自然排卵黄体期超过 10 天，GnRH-a 扳机周期黄体期超过 5 天，均考虑加用地屈孕酮 20 mg，每日 1 次，以免月经提前来潮。

2. 人工黄体期促排　在月经周期第 2～3 天，通过 B 超监测窦卵泡均匀一致，卵泡直径为 4～6 mm，启动 Gn 促排，同时给予地屈孕酮 20 mg 每日 1 次，直至 hCG 日。可在启动时的同时给予 LE 2.5 mg，每日 1 次，或 CC 50 mg，每日 1 次，共 5 天，以增加颗粒细胞对 FSH 的敏感性。

由于黄体期内源性 Gn（尤其 LH）受到抑制，雌二醇水平偏低，因此 Gn 的用量较大，促排卵时间较长。建议使用 HMG 启动，监测方法和扳机其他方案相同。

黄体期促排卵后胚胎与子宫内膜发育不同步，需冷冻全部胚胎，复苏周期移植。

（六）自然周期及微刺激方案

自然周期方案是根据既往月经的规律，在预测的排卵日前 3~4 天行 B 超监测排卵。对采用微刺激方案的患者于月经第 3 天通过 B 超检查卵泡的大小和数目，测定血清 FSH、LH 和雌二醇水平。如第 2~3 天时窦卵泡均匀一致，卵泡直径在 4~6 mm，雌二醇＜70 pg/ml，则给予口服 CC 50 mg 直至 hCG 日，第 5 天开始隔日肌内注射 HMG 150 IU。如卵泡直径≥18 mm，单成熟卵泡雌二醇水平 200~300 pg/ml，给予 rhCG 0.25 μg 或 hCG 5000~10 000 IU 扳机，36 h 后取卵。由于 CC 对子宫内膜可能存在的负面影响，微刺激方案不建议新鲜周期移植。对卵巢低反应者，如常规 COS 方案失败，可尝试使用自然周期、微刺激或黄体期促排方案。

（徐 蓓 靳 镭）

第五节 黄体支持与孕激素治疗

一、月经黄体与妊娠黄体的生理特点

黄体是排卵后卵泡形成的富有血管的暂时性内分泌腺体，是甾体激素的主要来源。正常黄体期孕酮分泌使子宫内膜由增生期向分泌期转化。非妊娠周期的黄体寿命是 12～14 天。如果没有 LH 信号，黄体不能正常形成，子宫内膜容受性受到影响。在正常黄体期孕酮是胚胎着床和成功受孕的必要条件。着床后胚泡分泌 hCG 以维持妊娠黄体，直至胎盘生成类固醇激素，至孕 6～10 周开始形成胎盘功能，开始取代黄体，分泌孕激素。

二、黄体功能不足及其诊断标准

1949 年 Jones 首先提出黄体功能不足的概念，指月经生理周期异常，分泌期子宫内膜发育不良，与黄体发育不良或过早退化，导致孕激素分泌不足有关，也可能与子宫内膜对孕激素的敏感性有关。

目前尚无统一准确的对黄体功能不足的临床诊断标准，认为在排卵后第 5、7、9 天统一测定孕酮水平，其平均值＜ 15 ng/ml 为黄体功能不足。

在自然月经周期，育龄期女性黄体功能不足的发病率为 3%～10%。在超促排卵周期，由于多个黄体同时发育，合成并分泌超生理量的雌、孕激素，负反馈抑制下丘脑 - 垂体轴，抑制了 LH 分泌，从而引起黄体功能不足，其发生率几乎可达 100%。

三、黄体支持与孕激素补充的适应证

1. 应用超促排卵方案进行 IVE-ET 助孕治疗，移植后发生内源性黄体功能不足。
2. 自然周期复苏移植，部分女性存在自身黄体功能不足的可能。
3. 促排卵周期后复苏移植，存在潜在的内源性黄体功能不足。
4. 人工周期复苏移植，使用外源性雌、孕激素完全替代黄体功能。

5. 既往有复发性流产病史。

6. 先兆流产。

四、黄体支持与孕激素补充的禁忌证

1. 存在或怀疑发生动静脉血栓，有静脉炎和脑卒中等既往病史的患者应慎用。

2. 乳腺恶性肿瘤或生殖器激素依赖性肿瘤并有明确孕激素治疗禁忌证的患者。

3. 对黄体酮过敏者。

五、辅助生殖技术中黄体支持的常用药物及方法

(一)目前应用于辅助生殖技术的黄体支持药物

1. 孕激素　为黄体支持的必需药物，以天然孕酮的研究及应用最为广泛。常用的给药途径有肌内注射、经阴道及口服给药，不同的给药途径在体内吸收和代谢过程是不同的。

（1）肌内注射黄体酮：油剂型黄体酮通常剂量为 20～100 mg/d。有疗效确切和价格低廉的优点，是人类辅助生殖技术黄体支持传统的用药。但是，也有以下缺点：不良反应多，可导致过敏反应，每日注射不方便，注射部位有疼痛和刺激，易形成局部硬结，偶有发生局部无菌性脓肿和损伤坐骨神经等，通常形成的局部硬结和无菌性脓肿的吸收恢复需要较长时间。

（2）阴道黄体酮：采用阴道给予黄体酮的形式具有子宫首过效应，故阴道黄体酮对子宫内膜的优化更佳。剂型主要有黄体酮缓释凝胶和微粒化黄体酮胶囊，推荐剂量为：黄体酮缓释凝胶 90 mg/d，每日 1 次；微

粒化黄体酮胶囊 300～800 mg/d，分 3～4 次给予。与肌内注射黄体酮比较，具有疗效相同、使用方便、无痛苦及不良反应少的优点，近年来已成为辅助生育技术后黄体支持的首选治疗方式。阴道给予黄体酮较肌内注射黄体酮在黄体期阴道出血的发生率高，但不影响 IVF-ET 的妊娠结局，补充雌激素可减少阴道出血的发生率，但不改变妊娠结局。

（3）口服黄体酮：剂型包括微粒化黄体酮胶囊和地屈孕酮。①微粒化黄体酮胶囊：由于其生物利用度低，需要较大剂量，代谢产物引起嗜睡和头晕等不良反应较大，在 IVF-ET 中不推荐作为常规的黄体支持药物。②地屈孕酮：有效剂量为 20～40 mg/d，多与阴道黄体酮联合应用进行辅助生殖技术后的黄体支持，更方便，而且耐受性更好。

2. 雌激素　在辅助生育技术中黄体支持是否添加雌激素尚存在一定争议。2015 年的国内专家共识里不推荐 IVF-ET 新鲜周期、自然周期复苏及自然妊娠患者应用雌激素行黄体支持治疗，除非有明确的指征。

3. hCG　rhCG 250 mg 相当于 uhCG 的 6750 IU。hCG 可以延长黄体寿命，促进黄体产生雌、孕激素，但会增加发生 OHSS 的风险。有 Meta 分析显示，在辅助生育技术黄体支持中，hCG 在临床妊娠率、继续妊娠率、出生率和流产率上与黄体酮无差异，不仅没有优越性，反而明显增加 OHSS 的发生，而且会干扰妊娠试验结果，需至少停药 5～7 天后进行妊娠试验。因此，hCG 不再推荐作为辅助生育技术促排卵周期中黄体支持的常规用药。hCG 可用于 GnRH-a 扳机方案或特殊患者改良黄体支持方案的补充添加。

4. GnRH-a　GnRH-a 用于黄体支持不增加 OHSS 的发生风险，可作用于下丘脑 - 垂体分泌 LH，进而促进雌、孕激素的合成，更接近自然周期。但采用长效长方案降调节等垂体功能抑制的患者不适用。

（二）辅助生殖技术黄体支持的用药时间

1. 黄体支持起始的窗口期　不晚于移植日。

2. 黄体支持起始时间　从取卵日开始至取卵后第 3 天都是黄体支持开始的理想时间。

3. 黄体支持持续时间　验孕日 hCG 阳性，继续黄体支持至 ET 后 4～6 周行早孕 B 超检查，确定宫内妊娠后可以逐步减量至妊娠 10～12 周停止黄体支持。

（三）黄体支持疗效评估

1. 所有的黄体支持方案认为给予的药物剂量已足够。

2. 不是所有的黄体支持都会表现为血清孕酮升高。

3. 临床推荐检测血清和 hCG 水平以判断妊娠绒毛活性。

4. 采用超声监测胚胎发育情况。

5. 无须检测血清孕酮水平及其变化。

六、 孕激素治疗在先兆流产及复发性流产中的应用

先兆流产是指在妊娠 20 周前出现少量阴道流血和（或）下腹疼痛，宫口未开，胎膜未破，妊娠物尚未排出，子宫大小与停经周数相符者。若阴道出血量多，腹痛加剧，可发展为难免流产。复发性流产是指连续 ≥2 次的自然流产。临床确诊妊娠后，20%～25% 的孕妇会发生先兆流产，流产率为 10%～20%，会有 1% 或更高的女性发生复发性流产。

鉴于流产物的遗传学检查显示，50% 流产的原因是胚胎染色体异常，因此，传统上对于先兆流产患者，在向孕妇充分解释流产的相关病因并交代相关风险的基础上，建议其注意休息，避免情绪紧张，同

时予以心理治疗直至症状消失。国际上对于先兆流产时是否需要补充孕激素是有争议的，目前没有充分证据支持补充孕激素可以减少先兆流产患者最终发生流产的概率。先兆流产是否需要补充孕激素应综合考虑患者的年龄、体检和实验室检查结果，孕激素的用法是经验性的。对于黄体功能不足者，可给予黄体酮 10～20 mg，每日或者隔日肌内注射一次。经治疗 2 周，若阴道流血停止，B 超检查提示胚胎存活，可继续妊娠。若临床症状加重，B 超提示胚胎发育不良，hCG 持续不升或者下降，考虑流产不可避免，应终止妊娠。

对于不明原因的复发性流产患者是否应给予黄体支持及孕激素补充是有争议的。一项关于复发性流产的随机对照、半随机对照 meta 分析显示，对不明原因的复发性流产患者给予黄体支持及孕激素补充是有益处的，但是没有证据支持在早中孕期常规予以孕激素补充可以减少流产的发生。目前一般经验用药为排卵后 3 天开始使用至孕 10 周。亦可以选择阴道内用黄体酮 200 mg 每日 3 次，或者阴道内用黄体酮凝胶 90 mg 每日 1 次，也可以选择口服微粒化黄体酮 100 mg，每日 2 次或 3 次。

Meta 分析显示，在孕期进行黄体支持是安全的，不增加妊娠高血压、产后出血、早产、新生儿先天性畸形和低出生体重的发生率。hCG、促子宫肌肉松弛的药物以及补充维生素等在先兆流产及复发性流产中的治疗效果报道不一，需要更多的证据支持。

（李豫峰）

第六节　超声在辅助生殖技术中的应用

一、概述

妇科超声检查途径一般为经腹部和经阴道检查，极少数经直肠检查。

1. 经腹部超声检查　检查前适量饮水。待膀胱充盈后，急诊患者可经导尿管注入生理盐水 400～500 ml。受检者常规取平卧位，双腿可稍弯曲。应用彩色多普勒超声诊断仪，配有经腹凸阵探头（频率范围为 3～5 MHz）。将探头置于下腹部，按顺序做纵向、横向和斜向的扫查。扫查过程中根据感兴趣的区域移动探头，改变扫查的方向与角度，进行多切面和多角度的扫查，以获得最佳图像。

2. 经阴道超声检查　检查前排空膀胱，患者取膀胱截石位。应用彩色多普勒超声仪，配有经阴道超声探头（频率范围为 3～10 MHz）。将探头置阴道穹窿，按顺序扫查——子宫长轴、子宫横轴、双侧输卵管及系膜结构、双侧卵巢。

3. 经直肠超声检查　检查前患者需排空大小便。常规取左侧卧位，左腿伸直，右腿屈曲。也可采用膀胱截石位。将探头套好一次性避孕套后进行扫查。扫查方法与经阴道扫查相似。

二、子宫和附件的超声表现

（一）子宫的测量

1. 子宫体纵径为 5.0～7.0 cm，前后径为 3.0～4.0 cm，横径为

4.0～6.0 cm，子宫颈长2.5～3.0 cm。正常子宫大小与生育史等因素有关。

2. 子宫内膜分为功能层和基底层。功能层为近表面的2/3内膜。随着卵巢激素发生周期性变化，于增殖期呈低回声，于排卵期呈"三线征"，于分泌期呈中高回声。基底层为靠近子宫肌层的1/3内膜，无周期性变化。子宫内膜厚度于增殖期为0.4～0.7 mm。在分泌期内膜厚度增加，可达0.7～1.4 mm。

3. 育龄期健康女性的卵巢大小约为4 cm×3 cm×1 cm，呈扁椭圆形，内部可见多个大小不等的卵泡。卵巢及卵泡的大小随月经周期有一定变化。

4. 正常子宫肌层可显示点条状血流信号，血流分布均匀。子宫内膜在排卵期和分泌期可显示点状或线状血流信号。子宫动脉的阻力指数(resistant index, RI)随月经期的变化而变化，增殖期RI高于分泌期RI。

（二）子宫发育异常

1. 先天性无子宫　在膀胱充盈状态下做纵向和横向扫查，均未显示子宫声像或仅见条索状或团状低回声。常合并先天性无阴道，但双侧卵巢可正常显示。

2. 始基子宫　在充盈的膀胱后方探及条索状或团状低回声，子宫体和子宫颈结构显示不清，无宫腔线和内膜回声。多数不能探及阴道回声，双侧卵巢可显示正常。

3. 幼稚子宫　子宫的各径线均小于正常，宫体前后径＜2 cm，子宫颈相对较长，子宫体与子宫颈的长径之比为1:1或2:3。可显示宫腔线和内膜回声，双侧卵巢显示正常。

4. 弓状子宫　子宫外形正常或底部稍凹陷，横径稍宽，在三维超声下内膜呈Y形。两侧内膜顶端连线中点距汇合处＜1 cm，角度

＞90°。

5. 纵隔子宫　双侧副中肾管汇合后中隔吸收的过程受阻，形成不同程度的纵隔。子宫外形正常或底部稍凹陷，横径稍宽、三维超声显示子宫冠状切面内膜呈 V 形或 Y 形。三维超声不仅可以显示纵隔的深度及角度，还能鉴别完全性纵隔子宫与不完全性纵隔子宫。

（1）不完全性纵隔子宫：子宫外形正常或底部稍凹陷，横径稍宽，三维超声下内膜呈 Y 形，两侧内膜顶端连线中点距汇合处 ＞1 cm，角度 ＜90°（图 6-1A）。

（2）完全性纵隔子宫：子宫外形正常或底部稍凹陷，横径稍宽。三维超声下可见两个独立的子宫腔，延续至子宫颈（图 6-1B）。

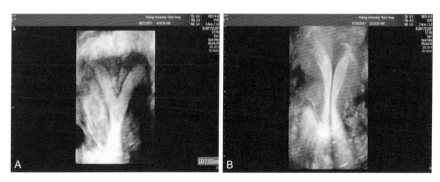

图 6-1　纵隔子宫。A. 不完全性纵隔子宫；B. 完全性纵隔子宫

6. 单角子宫　仅一侧副中肾管发育，另一侧未发育。单角子宫的二维超声表现一般不明显，宫底横切面显示子宫横径较小，仅见一侧子宫角。三维超声示子宫腔呈柱状、棒状或香蕉状（图 6-2）。

7. 残角子宫　指一侧副中肾管发育正常，另一侧发育不全，可分为三型（图 6-3）：

（1）无内膜型残角子宫：在发育侧单角子宫旁可见一中低回声包块或条索样结构，回声与子宫肌层相似。

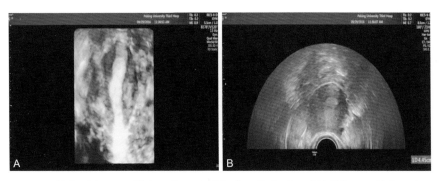

图 6-2　单角子宫。A. 单角子宫，三维超声示子宫腔呈"柱状"；B. 单角子宫，横切面仅见一侧子宫角

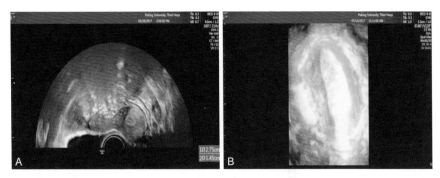

图 6-3　残角子宫。A. 横切面，单角子宫（左侧）与残角子宫（右侧）；B. 三维超声，单角子宫宫腔呈"柱状"

（2）有内膜，与单角子宫宫腔相通：在子宫一侧见与子宫相连的低回声包块，内可见内膜回声，与单角子宫宫腔相通。

（3）有内膜，不与单角子宫相通：在子宫一侧见与子宫相连的低回声包块，内可见内膜回声，不与单角子宫宫腔相通（图 6-3）。

8. 双子宫　系两侧副中肾管未完全融合所致，可见两个分离的子宫体和子宫颈，左右各有单一的输卵管和卵巢，两个子宫大小相近，常可探及两个阴道回声。

9. 双角子宫　系双侧副中肾管未完全融合，子宫外形异常，呈 Y 形，内膜形态也呈 Y 形，子宫底浆膜层凹陷。凹陷最低点达到双侧内膜顶端连线。为单宫颈、单阴道。

（三）子宫肌层病变

1. 子宫肌瘤

（1）肌壁间肌瘤：肌瘤在子宫肌壁内，周围有肌层包绕，肌瘤与肌壁间界限清楚。此类肌瘤发生率最多，占 60% ~ 70%（图 6-4A、B）。

（2）浆膜下肌瘤：肌瘤向子宫浆膜面突出，子宫形态失常，或肌瘤完全突出子宫体，与子宫体仅以一蒂相连，占 20% ~ 30%（图 6-4C）。

（3）黏膜下肌瘤：肌瘤向子宫黏膜面生长或子宫腔内见低回声和中等回声。宫腔线可因肌瘤的压迫变形和移位，部分可带蒂。蒂较长的黏膜下肌瘤可脱落至子宫颈管或阴道内。本型占 10% ~ 15%（图 6-4D）。

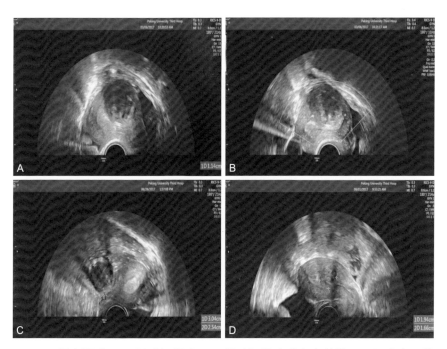

图 6-4 子宫肌瘤。A. 肌壁间肌瘤；B. 肌壁间肌瘤彩色多普勒显示周边半环状血流信号；C. 浆膜下肌瘤；D. 黏膜下肌瘤

子宫肌瘤多数为低回声，部分为中等回声或中等稍强回声。肌瘤内部可呈漩涡状回声，后方可有回声衰减。部分肌瘤内部可发生变性，如囊性变或钙化等。彩色多普勒成像示于子宫肌瘤周边可见环状或半环状血流信号，并呈分支状进入瘤体内部。浆膜下肌瘤可显示与肌层相通的血管。在黏膜下肌瘤蒂部也可显示来自附着处肌层的血管。

2. 子宫腺肌病 超声表现为子宫呈均匀性增大，以前后径增大多见，前后壁肌层多呈不对称性增厚，后壁肌层增厚较前壁增厚更多见。受累肌层回声明显不均，可见紊乱的点状或条索状回声，有时也可见散在的、形态不规则的小无回声区，宫腔线移位。当合并腺肌瘤时，可见肌层内局灶性中低回声区，边界不清，周边无包膜包绕，内部见点状或条状血流信号。可伴发单侧或双侧卵巢巧克力囊肿。

（四）子宫内膜病变

1. 子宫内膜息肉 子宫内膜息肉多呈中等强度回声，少数为不均匀低回声，形态规则，内膜不对称，息肉与内膜间界限清楚。CDFI可见血管自蒂部深入息肉内（图6-5）。

2. 子宫内膜增生症 超声可见内膜均匀性增厚，宫腔线居中或偏移，内偶尔可见散在小点状无回声，内膜外形规则，基底层与肌层界限清晰（图6-6）。

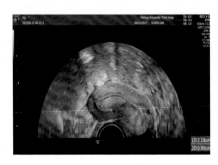

图6-5 子宫内膜息肉

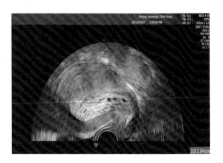

图6-6 子宫内膜增生

3．子宫内膜癌　早期子宫内膜癌可无明显声像图改变。随肿瘤的增大，子宫内膜不均匀增厚，厚度≥1.5 cm，宫腔线不清。多数表现为弥漫性或局限性不规则中等回声，少数为低回声。当肿瘤浸润肌层时，增厚的内膜与肌层间界限不清，肌层可局部相对变薄。随着肿瘤侵犯肌层加深，肌层回声紊乱，子宫腔和子宫体界限不清。子宫腔可出现积液或积脓，呈无回声或均质低回声。CDFI显示病灶周边及内部有较多点状或迂曲血流信号，呈低阻型动脉频谱。

（五）卵巢肿瘤

1．概述　卵巢疾病主要包括卵巢瘤样病变和卵巢肿瘤。

卵巢瘤样病变又称卵巢非赘生性囊肿，包括滤泡囊肿、黄体囊肿、多囊卵巢综合征和卵巢子宫内膜异位症。

卵巢肿瘤的种类很多，根据其来源可分为上皮来源肿瘤、性索间质肿瘤、生殖细胞肿瘤和转移性肿瘤。良性肿瘤主要包括卵巢浆液性囊腺瘤、卵巢黏液性囊腺瘤、卵巢成熟性畸胎瘤和卵泡膜细胞瘤。恶性肿瘤主要包括卵巢浆液性囊腺癌、卵巢黏液性囊腺癌、卵巢子宫内膜样癌、卵巢未成熟畸胎瘤、卵巢无性细胞瘤和卵巢转移癌。

依据卵巢肿瘤的声像图形态特点，可将其分为以下三类：

（1）卵巢囊性肿物：①单房囊肿：为圆形或椭圆形无回声，壁光滑，薄厚均匀。②多房囊肿：无回声内可见线状、条带状中等回声。

（2）卵巢囊实性肿物：①囊性包块内有实性成分，单房：无回声区内或壁上见中等回声，壁可薄厚不均。②囊性包块内有实性成分，多房：无回声区内线状、条带状中等回声，壁上可见中等回声，可见血流信号。

（3）卵巢实性肿物：肿物内大部分为中等、中高或低回声，或呈混合回声，形态不规则，回声不均质，可见血流信号。

2．卵巢瘤样病变

（1）滤泡囊肿：一侧卵巢内可见无回声，边界清，形态规则，内透声好，无任何症状和体征，多数在 4~6 周内自行消失。

（2）黄体囊肿：多于月经周期的黄体期出现。呈圆形无回声，壁较厚，直径在 2.5 cm 以上。多数囊内可见网状分隔，或团状、片状中等回声。壁上可见环状血流信号，频谱呈低阻型。囊肿多在 4~6 周消失。

（3）多囊卵巢综合征：双侧卵巢均匀增大，包膜增厚，卵泡数目增多，一个切面 ≥ 12 个，大多沿卵巢周边分布。卵巢髓质回声增强。卵巢体积可在正常范围内，或仅一侧卵巢体积增大，但卵泡数目增多（图 6-7）。

（4）卵巢子宫内膜异位囊肿：在一侧或双侧卵巢内可见一个或多个均质低回声，囊壁较厚。该侧卵巢与周围组织关系密切，界限不清。CDFI 在囊肿壁上可探及少许血流信号（图 6-8）。

3．卵巢良性肿瘤

（1）卵巢浆液性囊腺瘤：多为单侧发生，呈圆形或类圆形无回声，大小不等，表面光滑，单房或多房，可见分隔，囊内透声好。在卵巢浆液性乳头状囊腺瘤囊内见单个或多个形态尚规则的乳头状突起，CDFI 可见血流信号。

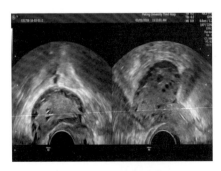

图 6-7　卵巢多囊样改变

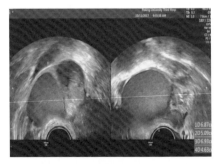

图 6-8　卵巢子宫内膜异位囊肿

（2）卵巢黏液性囊腺瘤：多为单侧发生，呈圆形、类圆形低回声或无回声区，内可见分隔，体积较大甚至巨大，内部可见散在的点状回声，偶可见囊壁内乳头状突起，形态规则，回声均匀，内可见星点状血流信号。

（3）成熟性卵巢畸胎瘤：成熟性卵巢畸胎瘤是最常见的卵巢肿瘤之一，肿瘤中等大小，圆形或椭圆形，内部回声与组织成分有关，可呈低回声、等回声、高回声或强回声，内含油脂和毛发，有时可见牙齿和骨片。根据不同的回声特点，可呈现为面团征、壁立结节征、脂液分层征和瀑布征等。

（4）卵巢纤维瘤：卵巢纤维瘤多为单侧，可见卵巢内实性肿物，常伴腹水或胸腔积液。肿瘤多为圆形或椭圆形，边界清晰，呈低回声，可呈分叶状，质硬，表面光滑。

4. 常见的卵巢恶性肿瘤

（1）卵巢浆液性囊腺癌：卵巢浆液性囊腺癌多为双侧，一般体积较大，常囊性与实性混合存在，呈结节状或分叶状，囊腔内见多个乳头状突起。有时腔内充满乳头。囊液透声差。

（2）卵巢黏液性囊腺癌：卵巢黏液性囊腺癌可双侧发生，肿物通常体积巨大，外形不规则，可见薄厚不均的分隔。常表现为混合回声，内部可见低回声、无回声，可见多个乳头状突起，有时腔内充满中等回声。CDFI 于分隔、乳头及肿瘤内可见较丰富的血流信号，频谱呈低阻型，常合并腹水。

（3）未成熟性畸胎瘤：未成熟性畸胎瘤好发于年轻患者，常见症状为腹部包块和腹痛等。声像图表现与其他卵巢无特征性差异。肿瘤结构杂乱，以囊实性表现为主。部分病例可显示团状强回声伴声影。

（4）卵巢子宫内膜样癌：卵巢子宫内膜样癌声像图表现为单侧或双侧附件区混合回声包块，内含形态不规则的中等回声，或可见多个自囊壁向腔内的乳头状突起。

（5）卵巢无性细胞瘤：卵巢无性细胞瘤是来源于生殖细胞的肿瘤，恶性程度较高，多为单侧性，瘤体呈中等大小，常为实性。

（6）卵巢癌转移：由既往患有淋巴瘤、消化道、乳腺和肺等部位的肿瘤转移至卵巢所致，多为双侧发生，中等大小。声像图特征为双侧卵巢增大，外形可不规则，是以实性成分为主或囊实混合性包块。CDFI 显示肿瘤内血流丰富。常伴腹水。

三、盆腔其他常见疾病

1. 输卵管炎性疾病　输卵管急性炎症发作时可出现下腹部疼痛伴发热，可伴有膀胱刺激症状。

慢性盆腔炎可出现输卵管增粗和输卵管积水等。声像图表现为附件区迂曲、管状无回声或低回声区，内见不全分隔。积液呈脓性时于无回声区内见细密光点，或呈均质低回声。

2. 异位妊娠　异位妊娠临床上可出现停经、阴道不规则出血、腹痛（有或无）和附件区包块等。尿 hCG 呈阳性及血 hCG 升高。声像图表现为子宫腔内未见明显孕囊（宫内妊娠合并异位妊娠时子宫腔内可见正常或停止发育的孕囊），子宫内膜增厚。于一侧附件区可探及中等回声包块，CDFI 可见血流信号。部分包块内可见妊娠囊，内可见卵黄囊及胎芽。有时仅表现为附件不规则包块，内部回声不均，周边可见不规则积血。积血较多时可将卵巢包绕其中。直肠子宫陷凹和子宫周围可出现积液，内可见细密光点或呈均质低回声（图 6-9）。

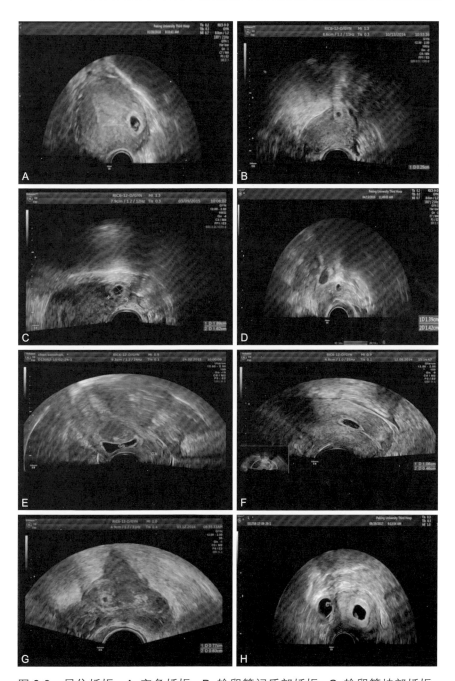

图 6-9 异位妊娠。A. 宫角妊娠；B. 输卵管间质部妊娠；C. 输卵管峡部妊娠；D. 输卵管壶腹部妊娠；E. 切口妊娠；F. 宫颈妊娠；G. 卵巢妊娠；H. 宫内合并输卵管峡部妊娠

四、正常早孕期的超声表现

早孕时可采取经阴道或经腹部检查。早孕期行超声检查非常重要，主要是确认宫内妊娠，发现异位妊娠和难免流产。对宫内妊娠需明确胎囊数目和测量胎囊大小。胎囊内有无胎芽，明确胎芽数目，并判断绒毛膜囊和羊膜囊的个数以及胎芽的长度和胎心搏动。

了解有无子宫肌瘤和附件区肿物，记录位置和大小；了解直肠子宫陷凹有无积液，记录积液量，还应同时检查腹腔其他部位有无积液。鉴别宫内妊娠和异位妊娠时需要结合血 hCG 值变化以及临床症状和体征。

五、子宫输卵管超声造影

子宫输卵管超声造影是将造影剂经子宫腔注入输卵管，以显示宫腔及输卵管的形态和位置，评估输卵管通畅性的一种方法。

（一）仪器的选择

选择合适的仪器及三维腔内探头，配备相匹配的软件。

（二）输卵管超声造影检查前的准备

1. 月经干净后 3~7 天内，检查前 3 天禁止性生活。

2. 取阴道分泌物检查，清洁度 1~2 度，无滴虫感染、无细菌性阴道炎和阴道白念珠菌感染。

3. 签署知情同意书。

4. 无全身性、心血管或肺部等疾病。

5. 造影前插入 12 G 双腔管至子宫腔，注入 1~2 ml 生理盐水。准备生理盐水和造影剂，注入 5 ml 生理盐水并充分震荡，配置成微泡混悬液。造影前再次震荡后抽取 2.5 ~ 5 ml 微泡混合液并与 20 ml 生理盐水混合。

（三）操作方法

1. 常规外阴消毒。

2. 常规 2D 超声扫查，观察子宫、双侧卵巢及盆腔情况，留图。

3. 根据子宫腔情况控制球囊大小。

4. 推注混合液，观察混合液反流量，预估输卵管通畅程度。

5. 用三维超声预扫查后按"Contrsat"按钮，启动造影模式。

（1）启动四维模式，选择四维输卵管造影条件。

（2）把重建框调到最大。

（3）当屏幕出现四格图像时，显示器右下角计算机显示条开始计时，经子宫腔置管推入造影剂（图 6-10）。在推注造影剂过程中录像并保存图像。输卵管通畅时在双侧输卵管全段可见造影剂强回声。输卵管堵塞时，双侧或单侧输卵管不显影。

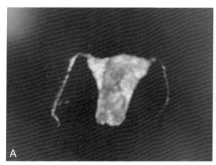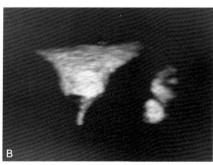

图 6-10 子宫输卵管超声造影。A. 双侧输卵管通而不畅；B. 右侧输卵管梗阻，左侧输卵管积水

（四）造影后的注意事项

术后观察半小时，如无不适则可离院。嘱患者造影后2周内不同房。术后服用抗生素。

（王丽颖　赵　捷）

第七节　辅助生殖技术并发症的诊断及处理

一、卵巢过度刺激综合征

卵巢过度刺激综合征（OHSS）是辅助生殖技术中促排卵后常见的严重医源性并发症。发生率为5%～10%，重度OHSS发生率为0.5%～3%。其病理生理为促排卵后卵巢生成的血管活性因子导致全身血管通透性增加，第三组织间隙水肿，有效血液循环量减少，血液浓缩。

1. 临床表现　体重迅速增加，少尿或无尿，卵巢囊性增大、腹胀、腹痛、恶心和呕吐。严重者可引起胸腔积液、腹水、血液浓缩、血栓形成、肝和肾衰竭，甚至危及生命。

2. 临床分类和诊断标准　临床常用Golan分类（表6-3）和Navot分类（表6-4）。①轻度OHSS包括超生理量的雌二醇和孕酮，伴随轻度卵巢增大（＜5 cm）和腹胀。②中度：有明显下腹胀痛。有恶心、呕吐和口渴，偶伴腹泻；体重增加≥3 kg，腹围增大；雌二醇≥11 000 pmol/L(3000 pg/ml)，卵巢明显增大，卵巢直径为5～10 cm，腹水

表6-3 Golan分类法

级别	轻度	中度	重度
1	腹胀不适		
2	1级症状加恶心、呕吐及（或）腹泻卵巢增大，直径5～12 cm		
3		轻度症状加超声发现腹水	
4			中度症状加临床腹水征及（或）胸腔积液或呼吸困难
5			所有上述症状加血容量减少、血液浓缩、血黏度增加、凝血异常、肾灌注减少及肾功能减退

表6-4 Navot重度与极重度分类

重度	极重度
不同程度的卵巢增大	不同程度的卵巢增大
大量腹水和（或）胸腔积液	张力性腹水和（或）胸腔积液
血细胞比容>45%或较基础值增加30%以上	血细胞比容>55%
白细胞计数>15×10³/μl	白细胞计数>25×10³/μl
少尿	少尿
肌酐1.0~1.5 mg/dl	肌酐>1.6 mg/dl
肌酐清除率>50 ml/min	肌酐清除率<50 ml/min
肝功能异常	肾功能异常
全身水肿	血管栓塞，成人型呼吸窘迫综合征

＜1.5 L。③重度：腹水明显增加，腹胀加剧，有口渴、尿少、恶心、呕吐、腹胀满甚至无法进食、疲乏、虚弱、出冷汗甚至虚脱；因大量腹水而膈肌升高或胸腔积液导致呼吸困难，不能平卧；卵巢直径 ≥ 10 cm；体重增加 ≥ 4.5 kg。有胸腔积液和大量腹水，可有血液浓缩、高凝状态、电解质失衡、肝和肾功能受损等。Navot 在重度的最初分类上，加了一个有生命危险的极高危阶段，即表现为大量胸腔积液和腹水导致的心肺功能障碍、严重血液浓缩、多器官功能衰竭和（或）血栓形成。

3. 高危因素　①PCOS 患者或卵巢多囊样改变。②年轻（＜35 岁）及低体重者。③高雌二醇水平（hCG 日雌二醇 ＞ 3000 pg/ml）。④取卵日卵泡数目过多。⑤用 hCG 支持黄体和（或）妊娠。⑥多胎妊娠 OHSS 病情重且时间长。

4. 预防　①首先对高危人群进行促排卵时应提高警惕，注意 Gn 的用量。另外，对高危人群可选择改良长方案（相对短效长方案来说 hCG 日雌二醇水平稍低）或拮抗剂方案（用 GnRH-a 扳机）。②在拟 hCG 日雌二醇水平高和卵泡数多，若是拮抗剂方案，可用 GnRH-a 扳机。由于 OHSS 与 HCG 有关，因而不用 HCG 取消促排卵周期，或取不成熟卵体外成熟（invitro maturation, IVM）。这两种方法的临床应用有限。使用 HCG 取消周期会增加患者的经济及心理负担。不成熟卵 IVM 技术存在一定难度，活产率低，目前尚未被广泛应用于临床。③全胚胎冷冻。对 OHSS 高危患者在新鲜周期不移植，将胚胎全部冷冻。此法虽然不能阻止早期 OHSS 的发生，但可避免病情加重或延长，避免晚期 OHSS 的发生。另外，对中度 OHSS 患者移植一个第 5 天或第 6 天的囊胚，将其余胚胎冷冻。这样一方面可以有更多的时间判断患者是否发生中度 OHSS，另一方面可以避免多胎而使 OHSS 加重。④取卵时尽可能吸取所有卵泡，包括中小卵泡，可减少卵泡在 LH 峰后继续生长及分泌的雌二醇增加的可能，从而减少 OHSS 发生。⑤药物预防：多巴胺受

体激动剂 (dopamine agonist, DA) 如卡麦角林。

5. 治疗 OHSS 的发病机制仍不明确，是一种医源性自限性疾病（当然也有极少数由于 FSH 受体突变导致的自发性 OHSS）。治疗原则为对症支持以及防止严重并发症的发生。轻度患者一般无须治疗。中重度患者一般要入院观察治疗。①一般治疗：记录 24 h 出入水量，每日测体重和腹围，及时查血常规、血细胞比容、电解质和凝血功能；通过超声检测了解腹水和胸腔积液。若肺部症状明显，可能要查血气分析。②纠正血容量：输注晶胶体溶液，增加血浆渗透压，减少血浆渗出。一般为低分子右旋糖酐和羟乙基淀粉等代血浆制品和白蛋白。输注白蛋白还可纠正低蛋白血症。③预防血栓：根据血容比、纤维蛋白原及 D-D 二聚体决定是否抗凝治疗。④穿刺放腹水或胸腔积液，以针对腹水量大出现的压迫症状和（或）出现少尿，或是胸腔积液多不能平卧和（或）引起的肺压迫。穿刺引流腹水时原则上尽量放净腹水，引流速度 ≤ 800 ml/h，引流总量不设上限；或者留置引流管，根据患者的症状调节引流量，置管时间最长不超过 4 周，注意预防感染。引流胸腔积液时应严格遵胸科原则，每次引流量 ≤ 800 ml。⑤如伴肝功能不良，可行护肝治疗。⑥其他处理：使用前列腺素拮抗剂和糖皮质激素等，但妊娠患者慎用或禁用。⑦一般增大的卵巢可自行恢复，但是要注意卵巢囊肿破裂、出血和扭转的发生。若发生，则必要时手术，术时应尽量保留卵巢。

二、采卵后出血和盆腔感染

1. 采卵后出血 目前采卵均是通过超声引导下经阴道后穹窿穿刺术，常见的出血分为：

（1）阴道壁出血：一般为阴道壁穿刺针眼的出血，充分暴露后通过压迫、血管钳钳夹或缝合止血。

（2）膀胱出血：采卵时偶尔由于不能避开而经过膀胱造成膀胱出血。大多数穿刺针穿过膀胱不会出血。采卵后如立即发生肉眼血尿，即可诊断膀胱出血。一旦诊断明确，应由泌尿外科医师协助处理。一般少量出血通过多饮水、保持小便通畅和插导尿管等可自行止血，严重出血可行膀胱灌注冲洗或膀胱镜电凝止血。迟发性膀胱出血较隐蔽，多由于采卵当时的出血点小，膀胱迅速收缩止血，后来由于憋尿造成膀胱扩张，导致出血点再出血，可形成较大血凝块阻塞尿道，造成排尿困难。

预防方法为取卵手术前排空膀胱，使进针路径尽量不经膀胱，必须经过膀胱壁时争取 1~2 次内完成。术后多饮水以保持小便通畅，必要时插导尿管或进行膀胱灌注冲洗。

（3）腹腔内出血：穿刺时损伤盆腔血管的情况罕见。一般手术时遵守操作规程，操作仔细，即可避开风险。卵巢穿刺针针眼出血是常见的腹腔内出血。一旦怀疑有腹腔内出血，需要动态监测生命体征、腹腔积液量和血红蛋白水平的变化。尽量不做妇科检查和反复盆腔的体检等刺激，绝大多数可自行止血。必要时手术治疗。

2. 采卵后盆腔感染　采卵后如发生盆腔感染或脓肿，可表现为发热和腹痛为主，血常规中性粒细胞升高和红细胞沉降率加快等感染表现。既往为盆腔脓肿、卵巢巧克力囊肿手术后、反复穿刺及多次盆腔粘连手术后等为高危人群。对这类患者建议采卵后使用大量抗生素预防感染，尽量在新鲜周期不移植，以免发生妊娠后免疫力低下和用药受限而发生盆腔感染或脓肿。一旦发生盆腔感染，应使用大剂量抗生素、引流或手术。

（艾继辉）

第八节　生殖医学相关遗传学知识

一、生殖医学相关的染色体病

染色体是遗传物质基因的载体。真核细胞的基因大部分存在于细胞核内的染色体上。基因通过细胞分裂随着染色体的传递而传递。同一物种中的染色体数目、形态及结构是恒定的。染色体如果发生了异常，包括数目和结构的畸变，都会造成许多基因的增加或缺失，导致染色体病的发生。

染色体病是染色体数目及结构异常或畸变所致。患者均有较严重或明显的临床症状，又称染色体畸变综合征。染色体病一般具有以下临床特征：先天性多发畸形、智力发育障碍和生长发育迟缓。具有染色体异常的胚胎大部分为流产或死产。性染色体异常的患者，还有内、外生殖器异常或畸形，如性腺发育不良等。针对生殖相关的染色体病有常染色体病和性染色体病。常染色体病的发病与性别无关，性染色体病则分别为男性或女性发病。

（一）常染色体病

常染色体病是由常染色体数目或结构异常引起的疾病。常染色体病约占染色体病的2/3，包括三体综合征、单体综合征、部分三体综合征、部分单体综合征和嵌合体等。下面列举几种临床上较常见的常染色体病。

1. 唐氏综合征（Down's syndrome, DS）又称21三体综合征。1866

年英国医生 Langdon Down 首先对此病作了临床描述，故命名为唐氏综合征。1959 年法国细胞遗传学家 Lejeune 等首先证实本病的病因是多了一个 G 组染色体（后来确定为第 21 号），故本病又称为 21 三体综合征。21 三体综合征是发现最早的由于染色体异常而导致的疾病，也是最常见的染色体病。在新生儿本病的发病率约为 1/1000 的概率，与母亲的生育年龄密切相关。随母亲生育年龄的增高，本病的发病率也增加。高龄女性生育患儿的概率明显增加。

21 三体综合征的主要临床表现为生长发育迟缓及不同程度的智力低下。患者的智商为 25~50，呈现特殊面容：眼距过宽、眼裂狭小、外眼角上倾、鼻梁低平、外耳小、耳郭常低位或畸形、流涎及伸舌样痴呆。患者还可伴有肌张力低下、四肢短小、手短宽而肥、第五手指因中间指骨发育不良而只有一条指横褶纹及肤纹异常，40% 的患者有先天性心脏病，白血病的发病风险是正常人的 15~20 倍。男性患者常有隐睾，无生育能力。女性患者通常无月经，偶有生育能力，并有可能将此病遗传给下一代。

在唐氏综合征的胎儿中，有 3/4 自发流产，并且大部分发生在妊娠 3 个月内，仅约 1/4 的胎儿能活到出生。随着医疗水平的不断提高，现在的先天愚型患者的生存期增加。许多人可以活到成年。

根据患者的核型组成不同，可将唐氏综合征分为三种遗传学类型。

（1）三体型：具有三条独立存在的 21 号染色体，约占全部患者的 95%。核型为 47, XX(XY)，+ 21。此型的发生绝大部分与父母核型无关。原因是生殖细胞在形成过程中减数分裂时 21 号染色体发生不分离。其与正常的配子结合后，即产生 21 三体型的患儿。染色体不分离发生在母方的病例约占 85%，另 15% 见于父方，且主要（85%）为第一次减数分裂不分离。此型的发生率随母亲的生育年龄增高而增加。生过此型患儿的父母再生同类患儿的危险率为 1%~2%。

（2）易位型：此型占全部患者的3% ~4%。易位型患者具有典型的先天愚型临床表现。但其增加的一条21号染色体并不独立存在，而是与D组或G组的一条染色体发生罗伯逊易位。染色体的总数为46，其中一条是易位染色体，故称为假二倍体。最常见的是D/G易位，如14/21易位，核型为46, XX(XY)，－14，＋der(14; 21)(q10; q10)。其次为G/G易位，如21/21易位，核型为46, XX(XY)，－21，＋der(21; 21)(q10; q10)。患者的易位染色体如果是由亲代传递而来的，则其双亲之一通常是表型正常的染色体平衡易位携带者，其核型常为45, XX(XY)，der(21; 21)(q10; q10)。

（3）嵌合型：此型较少见，占1% ~2%。嵌合型产生的原因主要是由于受精卵在胚胎发育早期的卵裂过程中第21号染色体发生不分离。如果第一次卵裂时发生不分离，就会产生47, XX(XY)，＋21和45, XX(XY)，–21两个细胞系，而后一种细胞很难存活。因此，导致嵌合体的不分离多半发生在以后的某次有丝分裂，形成45/46/47细胞系的嵌合体。所有嵌合体内都有正常的细胞系。不分离发生得越晚，正常细胞系所占比例就越多，则患者的症状就越轻。因本型患者的体细胞中含有正常细胞系，故临床表现多数不如经典型21三体型严重。

2. 18三体综合征　1960年Edwards等首先报告本病。1961年Patau证实了该病的病因是多了一条18号染色体，因此定名为18三体综合征。新生儿的发病率约为1/8000。男女性别比为1∶4。18三体综合征的患儿在宫内生长迟缓，羊水过多，95%的胎儿出现流产。出生时体重低，发育如早产儿，出生后1/3的新生儿在1个月内死亡，90%以上的婴儿在1岁内死亡，极个别患者活到儿童期。

18三体综合征的主要临床特征为多发畸形，生长、运动和智力发育迟缓。患儿表型为眼裂狭小、眼球小、耳低位伴畸形、枕骨突出、小颌、唇裂或腭裂及胸骨小。95%的患者伴有先天性心脏病，是造成婴儿死亡的主要原因。患儿的手呈特殊握拳姿势：第二和第五指压在第三和第四指之上，呈"摇椅样畸形足"。其发生与母亲年龄增大有关。

本症患者有80%的核型为47,XX(XY)，＋18，症状典型。部分为18q三体型，多由母亲卵母细胞减数分裂时发生了18号染色体不分离所致，其发生与母亲年龄增大有关；10%为嵌合型，即46,XX(XY)/47,XX(XY)，＋18，症状较轻。其余为各种易位，主要是18号染色体与D组染色体易位。

3. 13三体综合征　患者的核型为47,XX(XY)，＋13，在新生儿中发病率约为1/25 000，女性明显多于男性。患者的畸形比上述两种综合征严重。99%的胚胎流产。出生后有45%的患儿在1个月内死亡，90%的患儿在6个月内死亡，不到5%的患儿活到3岁。

主要临床特征是中枢神经系统严重发育缺陷，无嗅脑，前脑皮质形成缺如，有发育迟缓、严重智力低下、小头、小眼球或无眼球和小颌，多数有唇裂或伴腭裂、耳低位畸形，常有耳聋，80%有先天性心脏病，1/3有多囊肾，常有多指及皮肤纹异常等。本病的发病与母亲年龄增大有关。

4. 5p⁻综合征　本病于1963年由Lejeune等首先报道。因患儿具特有的猫叫样哭声，故又称猫叫综合征。1964年证实本病为5号染色体短臂部分缺失所致，故也称为5p⁻综合征。

5p⁻综合征的发病率在新生儿中为1/50 000，约占智能低下患儿的1%～1.5%。本病的最主要临床特征是患儿在婴幼儿期的哭声似猫叫。其他症状有生长和智力发育迟缓、小头、满月脸、眼距较宽、外眼角下斜、斜视、内眦赘皮、耳低位、小颌、并指、髋关节脱臼、肤纹异常以及50%的患儿有先天性心脏病等。多数患儿可活至儿童期，少数活至成年，均伴有严重智力低下。

绝大部分核型为46,XX(XY)，5p，也有部分是嵌合型。患者5号染色体短臂缺失的片段大小不一。经多个 DNA 探针检测，证实本病是由 5p15 缺失引起。80％的病例为染色体片段的单纯缺失（包括中间缺失），10％为不平衡易位引起的，环状染色体或嵌合体则比较少见。多数病例是由父母生殖细胞中新发生的染色体结构畸变所引起。10％~15％的病例是平衡易位携带者产生的异常配子所引起。

5. 其他常染色体异常　多见染色体易位，如 13、14 号染色体易位，核型为 45, XX/XY，der(13; 21)(q10; q10)。罗伯逊易位携带者的临床表现正常。该易位是人群中出现最多的易位，可造成女方反复流产和分娩唐氏综合征患儿。

14、21 号染色体易位的核型为 45, XX/XY，der(14; 21)(q10; q10)。

最常见的染色体倒位是 9 号染色体倒位，核型为 46, XX/XY，inv(9)。染色体倒位携带者的表现正常。经常在产前检查、反复发生自发性流产和死产中偶然发现倒位。

（二）性染色体病

性染色体病指性染色体 X 或 Y 发生数目或结构异常所引起的疾病。性染色体虽然只有一对，但性染色体病约占染色体病的 1/3。与女性生殖相关的性染色体病有特纳综合征（Turner syndrome）和 X 三体综合征。与男性生殖相关的性染色体病有 Klinefelter 综合征和 X 三体综合征。

1. 特纳综合征　患者的核型为 45, X，又称为性腺发育不全。新生女婴的发病率约为 1/5000，但在自发流产胎儿中可高达 15％~20％。本病在胎儿中占 1.4％，但在宫内不易存活，其中 3/4 以上流产。

特纳综合征的主要临床特征是出生体重低，在新生儿期脚背有淋巴样肿。成年患者的身材显著矮小，低于 140 cm。后发际低，50％的个体出现颈蹼、盾状胸与肘外翻。第二性征发育差，表现为成年外阴幼稚、阴毛稀少、乳房不发育、子宫发育不良、卵巢无卵泡及原发闭经。

一般说来，嵌合型的临床表现较轻，轻者有可能有生育力，而有Y染色体的嵌合型可表现出男性化的特征。身材矮小和其他特纳综合征的体征主要是由X短臂单体决定的，但卵巢发育不全和不育则更多地与长臂单体性有关。

2. X三体综合征　1959年由Jacob首先报道。本病的发病率在新生女婴中为1/1000。X三体综合征的女性可无明显异常，约70%的病例在青春期第二性征发育正常，并可生育。另外30%的患者可存在卵巢功能低下、原发或继发闭经、过早绝经及乳房发育不良；1/3的患者可伴有先天畸形，如先天性心脏病和髋脱位；部分患者可有精神缺陷；约2/3的患者存在智力低下。X染色体越多，则智力发育越迟缓，畸形亦越多见。患者的核型多为47, XXX。体细胞中有两个X染色质。少数核型为46, XX/47, XXX。极少数为48, XXXX和49, XXXXX。额外的X染色体几乎来自母方减数分裂的不分离，并且主要在减数分裂I时发生。

3. Klinefelter综合征　1942年Klinefelter等首先报道了该综合征，也称先天性睾丸发育不全。1959年证实患者的核型为47, XXY，即较正常男性多出一条X染色体，又称47, XXY综合征。本病的发病率在男性新生儿中占1/1000～2/1000，在身高180 cm以上的男性中占1/260，在不育的男性中占1/10。

Klinefelter综合征以睾丸发育障碍和不育为主要特征。第二性征发育不良，阴茎发育不良、睾丸小或隐睾，精曲小管萎缩并呈玻璃样变性，不能产生精子，因而不育。患者呈去势体征，有女性化倾向，大部分人无胡须，无喉结，体毛稀少，阴毛呈女性分布、稀少或无毛，皮下脂肪丰富，皮肤细嫩，约25%的个体发育出女性型乳房。此外，还可能有头围小、指距宽、耳畸形、骨骼异常及先天性心脏病等畸形。部分患者有轻中度智力障碍。

患者的主要核型为经典型 47, XXY, 占 80%, 嵌合型占 15%, 包括 46, XY/47, XXY；45, X/46, XY/47, XXY；46, XX/47, XXY 等。其余的还可见变异型 48, XXXY；48, XXYY；49, XXXXY 等。一般来说，核型中 X 染色体数量越多，表现的症状就越严重。例如，49, XXXXY 的个体除了上述症状更明显外，还有智力极度低下，并具有小头、颈蹼、腭裂、桡尺骨联合、肘外翻、膝外翻和脊柱畸形等异常。而嵌合型的症状相对较轻且不典型。本征额外的 X 染色体产生于减数分裂时染色体的不分离。不分离发生在父方和母方的概率均等。

对本综合征患者，可在青春期使用雄激素替代治疗，以维持男性表型，改善患者的心理状态。但如果疗效不佳，应停止使用雄激素。如男性乳房发育，可手术切除。

4. XYY 综合征　本综合征于 1961 年由 Sandburg 等首次报告。本病在男性中的发生率为 1/900。在精神病患者或刑事收容所中占 1/100，核型为 47, XYY, 额外的 Y 染色体肯定来自父方精子形成过程中第二次减数分裂时发生 Y 染色体不分离。XYY 综合征男性的表型一般正常。患者身材高大，常超过 180 cm, 偶尔可见尿道下裂、隐睾、睾丸发育不全并有生精障碍和生育力下降。但大多数男性可以生育，个别患者生育 XYY 的后代。

在 47, XYY 的核型中额外的 Y 染色体来源于父亲 Y 染色体减数分裂不分离，但也有来自 47, XYY 父亲的生殖细胞发生的次级不分离。此外，少数个体还有 48, XXYY；49, XYYYY；48, XYYY；46, XY/47, XYY；45, X/49, XYYYY 等特殊核型。一般来说，核型中 Y 染色体越多，这些类型的患者出现智力发育障碍和各种畸形就越严重。

此外，与生殖相关的性染色体异常还有脆性 X 综合征，以及 Y 染色体易位、倒位及多态性等。

与生殖相关的染色体异常可以造成不孕或不育、流产及生育异常后代的可能，因此，孕前遗传咨询、植入前遗传学诊断、产前筛查和产前诊断至关重要。

二、生殖医学相关的单基因遗传病

单基因遗传病共分为常染色体显性遗传病、常染色体隐性遗传病、X 连锁显性遗传病、X 连锁隐性遗传病和 Y 连锁遗传病等几种类型。

1. 常染色体显性遗传病　常染色体显性遗传病的遗传特点为：遗传与性别无关，男女发病机会均等；患者的双亲之一是患者，多为杂合子。双亲无病时，子女一般不会发病；患者的同胞中约有 1/2 患病；患者的子女中约有 1/2 患病；可见到连续传递的遗传现象。常见疾病举例：

（1）慢性进行性舞蹈病：慢性进行性舞蹈病是一种以舞蹈样运动为特征的迟发性神经系统疾病。多成年后发病（35~40 岁），症状进行性加重。主要临床表现为舞蹈样运动、情绪不稳定和智力减退。本病无有效的治疗方法。慢性进行性舞蹈病为典型的常染色体显性遗传病，但由于该病表现为明显的延迟显性，发病年龄有很大的差异，因此在遗传咨询时应加以注意。

（2）常染色体显性遗传多囊肾：多囊肾是较常见的先天性遗传性疾病，分为常染色体显性遗传多囊肾和常染色体隐性遗传多囊肾两种遗传方式。临床上以常染色体显性遗传多囊肾多见。多数患者于 30 岁以上发病，故又称成人型多囊肾。常染色体显性遗传多囊肾的主要临床表现为腰痛、血尿、腹部肿块和腹胀腹痛等。70% 以上的患者伴有高血压，可合并其他脏器多囊性病变，如多囊肝和多囊脾等。多囊肾最终发展为慢性肾衰竭和尿毒症。

（3）马方综合征：马方综合征是一种主要累及眼、骨骼和心血管系统的全身结缔组织疾病，属于常染色体显性遗传病。主要临床表现为身材高大，四肢细长，指、趾细长如蜘蛛脚样。多数患者伴有心血管系统疾病，如主动脉瘤、二尖瓣脱垂和动脉导管未闭等。其中主动脉瘤破裂是最严重的并发症，80%的患者死于心血管并发症如主动脉夹层动脉瘤破裂和充血性心力衰竭。部分患者可出现晶状体脱位、高度近视和视网膜脱离等症状。

（4）多指（趾）及短指（趾）症：多指（趾）及短指（趾）症为较常见的手（足）畸形，为常染色体显性遗传病，但某些类型为 X 连锁遗传。

2. 常染色体隐性遗传病　常染色体隐性遗传病的遗传特点为：遗传与性别无关，男女发病机会均等；患者双亲表型正常，但为致病基因携带者；患者同胞中约有 1/4 患病；系谱中看不到连续传递现象，多为散发或隔代遗传。常见疾病有白化病、苯丙酮尿症及先天性聋哑。

3. X 连锁显性遗传病　X 连锁显性遗传病的遗传特点为：女性患者多于男性患者；患者双亲中必有一方为患者；在女性患者的子女中，各有 1/2 为患者；在男性患者后代中，女儿都患病，儿子都正常；可以看到连续传递的现象。常见疾病为抗维生素 D 佝偻病。

4. X 连锁隐性遗传病　X 连锁隐性遗传病的遗传特点为：男性患者多于女性患者；双亲无病时，儿子可能发病，女儿不发病；如儿子发病，则母亲一定是致病基因的携带者；男性患者的兄弟、外祖父、舅父、姨表兄弟、外甥及外孙等也有可能是患者；可看到交叉遗传现象。常见疾病为进行性肥大性肌营养不良（Duchenne muscular dystrophy, DMD）、血友病及红绿色盲等。

5. Y 连锁遗传病　Y 连锁遗传病的遗传规律比较简单，具有 Y 连锁基因的均为男性。这些基因将随 Y 染色体进行传递，父传子、子传孙，因此称为全男性遗传。常见疾病为外耳道多毛症。

三、生殖医学相关的多基因遗传病

多基因遗传是由多个基因的累加效应引起的遗传性状，一般与环境因素共同作用，所导致的疾病称为多基因遗传病。多基因性状相关的每个基因对表现型的影响微小，称为微效基因。多对微效基因的作用可以累加，进而形成明显的表型效应。多基因病除受遗传基础的控制外，比单基因病更易受环境因素的影响，因此，又被称为复杂性状或复杂性疾病。

多基因遗传病的发病呈家族倾向，但不符合孟德尔遗传规律。见于大多数先天性畸形如无脑儿以及大多数先天性心脏病，许多常见的成人疾病如 1 型糖尿病、癌症、原发性高血压、冠状动脉硬化性心脏病（简称冠心病）和精神分裂症等亦属于多基因遗传病。多基因遗传的性状是数量性状。数量性状遗传涉及两对以上的基因，具有微小效应、均等效应和累积效应。其性状在一个群体中的变异分布是连续的，呈正态分布，峰值为平均值。

1. 易患性　在多基因遗传病中，由多基因遗传基础决定发生某种多基因遗传病风险的高低称为易感性；而由遗传基础和环境因素共同作用决定某个个体患病可能性的大小，称为易患性。易患性低，患病可能性小；易患性高，患病的可能性大。

2. 发病阈值　当个体的易患性高达一定水平，即达到一定限度时即将发病，这个限度称为阈值。阈值代表在一定的环境条件下发病所必需的、最低的易感基因的数量。

3. 遗传度　在多基因遗传病中，遗传基础所起作用的大小称遗传度，一般用百分率（％）计算。如果某种遗传病完全由遗传因素决定，遗传度就是 100%。实际上这种情况并不存在。遗传度高的疾病，其遗传度可高达 70%～80%，表明遗传因素对发病起重要作用，环境因素的作用较小；遗传度低的疾病，遗传度可低至 30%~40%，表明环境因素在决定发病上起重要作用，遗传因素的作用不明显。应该提醒注意，遗传度估计值是由特定环境中特定人群的患病率估算出来的，不宜外推到其他人群和其他环境。遗传度是一个群体统计学概念，对个体无意义。如果某种疾病的遗传度为 50%，不能认为该病患者的发病基础由遗传因素和环境因素各占一半，而应该理解为这种疾病的总变异中，一半与遗传变异有关，另一半与环境变异有关。遗传度的估算不适合于有遗传异质性和主基因效应的疾病。

多基因遗传病的遗传特点为：多基因病具有家族聚集倾向，但没有明显的孟德尔遗传方式。多基因遗传病的发病风险与遗传度密切相关。亲缘关系的远近与发病有关系。

4. 家庭中患病成员越多，则再发风险率越高。患者的病情越严重，则再发风险率也越高。如双亲为近亲婚配，则子女的再发风险率高。

多基因遗传病中有一类为慢性疾病，如冠心病、原发性高血压、哮喘、糖尿病和精神分裂症等。还有一类为先天性畸形，如神经管畸形、先天性心脏病、先天性唇、裂、先天性脑积水、先天性马蹄内翻足、先天性幽门狭窄和先天性髋关节脱位等。

四、生殖医学相关的遗传咨询

遗传咨询是指医生通过询问、检查和收集家族史来解答遗传病患者或其亲属提出的有关该病的病因、遗传方式、诊断、治疗及预后等问题，并估计再发风险率，提出建议，以供患者或其亲属参考。遗传咨询可分为婚前咨询、产前咨询和一般遗传咨询。遗传咨询是提高人口素质及预防遗传病发生的重要手段之一。

遗传咨询的目的是对遗传病以及其他疾病进行诊断、治疗和预防，同时防止遗传病患儿的出生。在遗传咨询过程中，主要涉及以下问题：①婚前男女，其中一方或其亲属为遗传病患者，询问能否结婚及对后代的影响。②已生育一个遗传病患儿，再次妊娠的再发风险。③疑为遗传病，要求确诊。④习惯性流产和不孕的原因。⑤致畸因素接触史对妊娠的影响。

（一）遗传咨询的步骤

1. 采集信息 咨询人员要全面了解咨询对象的情况，详细询问咨询对象的家族遗传病史、医疗史、生育史（流产史、死胎史和早产史）、婚姻史（婚龄及配偶健康状况）、环境因素和特殊化学物接触及特殊反应情况、年龄、居住地区和民族。收集先证者的家系发病情况，绘制出家系谱。

2. 遗传病诊断及遗传方式的确定 遗传咨询人员根据确切的家系分析及医学资料、各种检查化验结果，诊断咨询对象是患哪种遗传病或与哪种遗传病有关。对单基因遗传病还需要确定是何种遗传方式。

3. 遗传病再发风险的估计 染色体病和多基因遗传病以其群体发病率为经验风险，而单基因遗传病则是根据遗传方式进行家系分析，进一步进行发病风险估计并预测其子代患病风险。

4. 提供产前诊断方法的有关信息 进行遗传咨询时应根据子代可能的再现风险度，建议采取适当的产前诊断方法，充分考虑诊断方法对孕妇和胎儿的风险等。临床应用的主要采集标本的方法有绒毛膜穿刺、羊膜腔穿刺及脐静脉穿刺等。产前诊断方法有超声诊断、生化免疫、细胞遗传诊断和分子遗传诊断等。

5. 提供建议 咨询人员应向咨询对象提供结婚、生育或其他建议。

（二）遗传咨询的对象

1. 夫妇双方或家系成员患有某些遗传病或先天畸形者。

2. 曾生育过遗传病患儿、不明原因智力低下或先天畸形儿的夫妇。

3. 不明原因的反复流产或有死胎、死产等情况的夫妇。

4. 婚后多年不育的夫妇。

5. 35 岁以上的高龄孕妇。

6. 长期接触不良环境因素的育龄青年男女。

7. 孕期接触不良环境因素以及患有某些慢性病的孕妇。

8. 常规检查或常见遗传病筛查发现异常者。

9. 其他需要咨询的情况。

（三）遗传咨询遵循的伦理原则

遗传咨询工作要遵循一定的医学伦理学原则，即保密原则、自愿原则和自主决定原则。

1. 保密原则　遗传咨询应在保密的环境中进行，充分尊重患者的个人隐私权。咨询内容应严格保密，咨询医师不得向他人、单位、组织及其他机构泄露，甚至对咨询者的家属亦应保密。必要时，咨询医师可以与前来咨询的夫妇分别谈话。

2. 自愿原则　遗传咨询是自愿的、非指令性的。对于某些遗传学检查，咨询医师应详细介绍检查的必要性，给予充分的知情同意，在患者自愿的基础上进行。

3. 自主决定原则　经过咨询和检查证实了某种遗传病或计算出后代的再发风险后，咨询医师应向患者详细介绍疾病的原因、后果和预后，但不能代替患者做出决定，如是继续妊娠还是人工流产等。

（王树玉）

第九节　胚胎植入前遗传学诊断与遗传学筛查相关应用及风险

胚胎植入前遗传学诊断 (preimplantation genetic diagnosis，PGD) 是在 IVF-ET 过程中，对患有遗传病患者的配子、卵裂期胚胎或囊胚进行细胞活检和遗传学诊断，以选择诊断正常的胚胎移植，从而获得健康的婴儿。而胚胎植入前遗传学筛查 (preimplantation genetic screening, PGS) 主要是对胚胎进行非整倍体筛查，选择正常的胚胎进行移植，以提高妊娠率，改善临床预后。PGD 与 PGS 既有联系也有区别，可将两者统一称为胚胎植入前遗传学检查 (preimplantation genetic testing, PGT)。PGD 与 PGS 的区别详见表 6-5。

一、PGD/PGS 的过程

PGD/PGS 流程是在 IVF-ET 基础上，对形成的胚胎进行细胞活检及遗传学分析，以选择正常的胚胎移植。因此，PGD/PGS 流程中关键的步骤是细胞的活检及遗传学分析。

（一）细胞活检（cell biopsy）

根据不同胚胎的发育时机，细胞活检可以分为极体（polar body,

表6-5　PGD与PGS的区别

	PGD	PGS
目的	选择遗传学正常的胚胎移植	获得临床妊娠
适应证	染色体病	高龄
	单基因病	反复种植失败和反复流产
	X连锁遗传病	男方因素
不孕	继发	原发
活检	一般D3，近年来极体及TE	一般D3，近年来极体及TE
活检细胞数	1～2个，3～5个（TE活检）	1个，3～5个（TE活检）
诊断方法	FISH，PCR 近年来高通量方法	FISH尽可能多的探针 近年来高通量方法
无诊断结果胚胎	不移植	可以移植
产前诊断	要求	同自然妊娠

注：TE(trophectoderm)，滋养外胚层细胞；FISH(fluorescence in situ hybridization)，荧光原位杂交技术
修改自：Harper JC, Sengupta SB. Preimplantation genetic diagnosis: state of the art 2011. Hum Genet, 2012, 131(2):175-186

PB）活检、卵裂球活检及滋养外胚层细胞（trophectoderm, TE）活检。这三种不同的细胞活检文献都有报道，但各有优缺点及适用范围。近年来，由于胚胎冷冻保持技术及囊胚培养技术的完善及囊胚活检的优点，TE活检越来越受到青睐，已经成为主要的胚胎活检取材方法。三者的优缺点见表6-6。

（二）胚胎遗传学诊断

欧洲人类生殖与胚胎学会（ESHRE）和植入前遗传学诊断国际学会（Preimplantation Genetil Diagnosis International Society, PGDIS）分别制定和发布了PGD指南，以指导和规范PGD的操作流程和诊断标准，减少误诊和漏诊。目前较为合理的PGD方案选择为：对单基因遗传性

表6-6　胚胎植入前遗传学诊断活检方法的选择及特点比较

	D0/D1极体	D3卵裂球	D5/D6滋养层细胞
指针	·平衡易位（母方） ·单基因疾病（母方） ·减数分裂错误的PGS（母方）	·性别鉴定 ·平衡易位 ·单基因疾病 ·PGS ·HLA分型	·性别鉴定 ·平衡易位 ·单基因疾病 ·PGS ·HLA分型 ·单胚胎移植 ·极体或卵裂球检测失败后重新活检
活检时机	·取卵后 ·ICSI后2～6 h活检第一极体 ·ICSI后8～16 h活检第二极体 ·ICSI后8～12 h两极体同步活检	·D3（受精或ICSI后66～72 h） 当胚胎发育至4细胞时候 或者D3的晚些时候 ·D4（很少实行）	·D5 ·D6活检用于发育慢的胚胎 ·D7（很少应用，预后未知）
技术	·激光法 ·机械法（活检针） * 不推荐用Tyrode酸法	·激光法 ·化学法（Tyrode酸） ·机械法	·激光法打开透明带并活检细胞 ·机械法

（续表）

表6-6 胚胎植入前遗传学诊断活检方法的选择及特点比较

	D0/D1极体	D3卵裂球	D5/D6滋养层细胞
优点	· 对随后的胚胎发育没有影响或影响较小 · 有充足的时间供遗传学检测 · 母源性尤其是常染色体显性或减数分裂相关疾病 · 有可能区分正常和平衡染色体 · 避免法律和伦理问题	· D3卵裂球活检较极体活检数目少 · 适用于任何指征 · 有充足的时间用于遗传学检测，可供新鲜胚胎移植	· 可供活检和检测的样本数目多 · 单个胚胎可供检测的细胞数目多，提高了检测的准确性 · 胚胎的染色体嵌合比例下降
缺点	· 检测样本数量多 · 需要连续活检第一和第二极体 · 只能用于减数分裂错误的筛查，不可以用于有丝分裂 · 仅可用于检测母方遗传来的突变 · 极体小，可能造成损伤	· 可能因嵌合产生误诊，可能导致假阴性或假阳性	· 除非遗传学检测在24 h内出结果，否则就需要冷冻胚胎 · 需要进行D6移植 · 不是所有的胚胎都能在D5进行活检，故需进行D6活检和冷冻

修改自：Xu K, Montag M. New perspectives on embryo biopsy: not how, but when and why? Semin Reprod Med, 2012, 30(4):259-266.

疾病主要是应用以聚合酶链式反应（polymerase chain reaction, PCR）及其相关技术来完成，而对染色体不平衡和性连锁疾病的性别鉴定多采取FISH 及其相关技术。

1. PCR　PCR 技术是体外酶促合成特异性 DNA 片段的一种方法。由于 PGD 取材的局限性，在对微量 DNA 检测模板的检测策略中，PCR 成为扩增和分析微量 DNA 检测模板的关键技术。1990 年 Handyside 等成功地利用 PCR 技术完成了世界上首例 PGD，开创了 PGD 的先河。随后，研究者对多种遗传性疾病进行了 PGD 的探索。目前 PCR 技术已广泛应用于单基因遗传疾病、伴性遗传性疾病的性别鉴定、染色体异常和非整倍体筛查等方面。

目前 PGD 中广泛应用的 PCR 技术主要有巢式 PCR（nested PCR）、多重 PCR（multiplex PCR）、荧光 PCR（fluorescent PCR, F-PCR）和定量 PCR（quantitative PCR, Q-PCR）等。另外，在诊断单基因疾病及染色体疾病过程中，对于 PGD 来说，只取 1 个或 2 个细胞对 DNA 模板量是微量的。为了获取满足诊断需求的 DNA 模板量，主要靠全基因组扩增技术（whole genome amplification, WGA）。WGA 是一组对全部基因组序列进行非选择性扩增的技术，目的是在没有序列倾向性的前提下大幅度增加 DNA 的总量。目前较常用的方法有三种：简并寡核苷酸引物 -PCR（degenerate oligonucleotide primed-PCR, DOP-PCR）技术、引物延伸预扩增（primer extension preamplification, PEP）技术和多重置换扩增（multiple displacement amplification, MDA）技术。现已普遍认为用 MDA 进行全基因组扩增是当前效率最高的全基因组扩增方法。现在 WGA 技术已广泛用于 PGD 中单细胞基因组的扩增。

虽然 PCR 技术能将少量 DNA 模板进行指数级的扩增，使 DNA 模板量满足检测要求，有灵敏性高、特异性强、耗时短及操作简单的特点，为 PGD 各项检测技术的发展奠定了基石。但在 PGD 中，单细胞

PCR 还存在特有的等位基因脱扣（allele drop-out, ADO）现象，导致假阳性或假阴性。

2. 荧光原位杂交技术（FISH） 目前 FISH 是 PGD 中最主要和最常用的方法。其基本原理是利用碱基互补性，将标记上荧光素的探针与待测样本的 DNA 进行杂交，通过荧光显微镜收集荧光信号，从而对待测核酸进行定性、定量及定位的方法。FISH 的优点在于：①污染的可能性小，操作简便、快速，探针稳定性好。②在同一标本上可同时用几个不同探针进行检测。③可以应用于染色体分裂象和未经培养的间期细胞如羊水细胞。在 PGD 方面，FISH 可以进行胚胎植入前的性别诊断，同时在研究胚胎嵌合现象、染色体数目及结构异常方面具有 PCR 所没有的优势。因此，FISH 具有快速、安全、直观、简便、高灵敏度及高特异性等优点，目前已广泛地应用于 PGD 中各种染色体异常的筛查。但目前 FISH 技术也存在一些不足或难点，如信号存在假象易造成误诊，以及检测的染色体数目有限。

3. 比较基因组杂交技术（comparative genomic hybridization, CGH） 传统的 CGH 是建立在共杂交的基础上，将两种不同颜色荧光标记的 DNA 即待测 DNA 和正常对照 DNA 等量混合。若待测样本染色体的某一片段存在缺失，则正常对照 DNA 优先与中期染色体杂交；若待测样本染色体的某一片段存在重复，则待测 DNA 优先与中期染色体杂交；若待测的染色体是平衡的，即不存在缺失和重复，待测 DNA 和正常对照 DNA 等量与中期染色体杂交。将杂交形成的图像再经计算机软件处理，对两种颜色的荧光进行定量分析，以确定待测染色体的核型。CGH 技术对检测缺失的灵敏度高于重复的灵敏度，对缺失的分辨率在 2 Mb 左右，而对重复的分辨率在 10 ~ 12 Mb。微阵列比较基因组杂交芯片（array-CGH）是以基因芯片代替中期染色体，具有高通量、高自动化程度及高分辨率等优点。相对于传统的 CGH 技术，array-CGH 技术在分辨率上有所提高。array-CGH 技术能对小到 1 Mb 的微缺失和微扩增进行检测，已被用于 PGD 中非整倍体的筛查。虽然 CGH 已经在胚胎植入前非整倍体筛查中得到了应用，但也应充分认识其局限性。①经典的 CGH 的杂交靶是中期染色体，对检测缺失的灵敏度高于扩增的灵敏度，对缺失的分辨率在 2 Mb 左右，而对扩增的分辨率在 10 ~ 12 Mb，因此对于低水平的 DNA 扩增和小片段的丢失会漏检。②它不能检测出染色体平衡易位与插入，也不能检测出点突变和小的结构重排。③它不能区分二倍体、三倍体和四倍体。因此，CGH 技术也需要不断改进，以提高敏感性和分辨率。

4. 单核苷酸多态性及单核苷酸多态性微阵列（SNP microarray） 单核苷酸多态性是指不同物种和个体基因组 DNA 序列同一位置上的单个核苷酸存在差异，在人类中有 300 万个以上的 SNPs。SNP 微阵列技术是近些年发展起来的最新 PGD 检测方法。其原理依然为核酸杂交原理，即放射性同位素或荧光物标记（红色和绿色两种）的 DNA 或 cDNA 杂交，样本 DNA 在包含成千上万个基因的 DNA 微阵列进行杂交和延伸反应，随后将玻片上未互补结合反应的片段洗去，再对尼龙膜或硅晶片进行激光共聚焦扫描，测定微阵列上各点的杂交荧光强度。通过一定的数据处理分析软件，可以将两种不同的荧光信号强度转化成不同基因的丰度，最后推算出待测样品中各种基因的信息。

与传统 FISH 和 CGH 相比，SNP 微陈列技术可以同时并且更准确地对 23 对染色体数目或结构异常进行诊断，分辨率高达 1.5 kb，能发现微小片段的非平衡染色体易位、重复和缺失。SNP 微陈列分析可以追溯种植胚胎或者异常胚胎额外染色体来源。同时，SNP 微陈列可以检测 UPD 和基因拷贝数变异（copy number variation, CNV）。UPD 是指同源染色体均来自同一个亲本，某些特定染色体定位的 UPD 可以引起智力障碍和发育迟缓，甚至可以导致胚胎死亡。传统的 FISH 和 CGH 技术都无法诊断 UPD。虽然 SNP 微阵列有明显的上述优势，但仍然存在缺点。与 FISH 及 CGH 检测方法一样，SNP 微陈列无法区分完全正常胚胎及染色体平衡易位携带胚胎，并且诊断仍存在 2%～4% 的误诊率，检测时需要昂贵的扫描仪及试剂和耗材，无疑增加了患者的经济负担。

5. 第二代测序（next generation sequencing, NGS）技术　1977 年，英国学者 Fred Sanger 等发明的双脱氧核苷酸末端终止法和 Gilbert 等发明的化学降解法，标志着第一代 DNA 测序技术的诞生，为生物医药领域开启了一个新时代。随着 21 世纪后基因组时代的到来，Roche 公司的 454 测序平台、Illumina 公司的 Solexa 测序平台和 ABI 公司的 Solid 测序平台成为 NGS 的代表，为临床应用提供了很好的技术支持。NGS 技术主要基于焦磷酸测序的原理，实现了边合成边测序，具有速度快、准确度高、成本低、覆盖度深和数据产出大的特点。NGS 高通量的实现，是通过每个样本的测序文库加载特定 DNA 标签（barcode），从而使 NGS 技术拥有批量处理大量样本的能力。从数据分析的原理上讲，NGS 将测序获得的 reads（DNA 序列）直接与人类基因组计划（human genome project, HGP）获得的标准序列（reference）进行比对。NGS 的特征是对全基因组进行全面的读取，其明显的优势就在于它是一个"开放系统"，并且可以多次进行，即深度测序，因此它有很强的对异常的发现能力和寻找新信息的能力。

基于 NGS 技术的优点和单细胞 DNA 扩增技术的发展，NGS 技术已经在 PGD 中得到临床应用。到目前为止，已经有一系列研究证实 NGS 在胚胎植入前非整倍体改变和染色体非平衡易位（罗伯逊易位和相互易位）中的作用。但 NGS-PGD 也存在很大挑战，例如，还不具备对新发的染色体平衡易位（无遗传物质缺失）和三个碱基为单位的重复异常（如脆性 X 综合征）的诊断能力，也不能区分胚胎三倍体和单亲二倍体等。同时，因为其也依赖于 WGA 技术，而产出的数据量又大，所以 WGA 的偏倚，如等位基因脱扣和优势链扩增等，也必然增加数据分析的难度和诊断的误差。此外，NGS 在 PGD 中的分辨率也与染色体异常的类型有关，因此需要更多的研究进一步明确。

二、PGD/PGS 的相关应用

（一）染色体异常

　　染色体病是先天性染色体数目异常或结构畸变引起的疾病。染色体是遗传物质的载体，人类的每条染色体上约有上千个基因。23 对染色体中的任何一条如果发生数目异常或微小的结构改变，都将导致遗传物质的改变。尤其在不孕或有不良孕产史夫妇中染色体异常的发病率要比普通人群高 2~3 倍。目前发现人类染色体异常的类型有 1 万多种，已确定或已描述的综合征有 100 多种。染色体异常会导致流产、畸胎和出生缺陷等，因此，早期预防如 PGD 的应用显得尤为重要。常用单细胞诊断技术的各项指标比较见表 6-7。

表6-7　常用单细胞诊断技术的各项指标比较

技术＼指标	单基因病	染色体结构异常（罗氏/相互易位）	全染色体筛查（CCS）	线粒体DNA	新发突变	目前价格
荧光多重PCR	+					+
FISH		+				+
SNP-array	+	+	+			+++
Array-CGH		+	+			++
q-PCR	+[*]	+[*]	+			+
NGS	+	+	+	+	+	+[**]

[*]：在 CCS 混合物中添加特定的探针

[**]：仅当其应用于高通量分析时，可以通过标本收集和胚胎冷冻来实现

修改自：Sermon K. Novel technologies emerging for preimplantation genetic diagnosis and preimplantation genetic testing for aneuploidy. Expert Rev Mol Diagn, 2017, 17(1):71-82.

1. 非整倍体 染色体数目的增加或减少称为非整倍体。这些染色体的非整倍体可导致胚胎死亡、流产或者遗传病患儿的出生。一般认为在女性年龄因素是影响卵子及胚胎非整倍体的重要因素。随着年龄的增加，卵子及胚胎非整倍体率逐渐上升，特别是≥35岁。研究显示，如果女方年龄≥40岁，则超过50%的卵子为非整倍体。控制性超排卵也对胚胎的非整倍体形成造成影响。研究显示，胚胎非整倍体率与超排卵的药物剂量有关。现在很多学者开始关注胚胎体外培养环境以及胚胎活检对非整倍体的影响。

2. 染色体易位、倒位、缺失和重复 染色体易位（染色体重排）可以导致胚胎中某一染色体片段的拷贝数增加或者减少。这将导致一条染色体上正常基因拷贝数的增加和减少。倒位一般因一条染色体有两处断裂同时断裂片段180°倒转而形成。缺失指染色体片段的丢失，导致染色体的不平衡。这些缺失导致至少5%的先天性心脏病。重复是指染色体片段的额外增加，导致染色体有额外的异常物质。这些染色体结构或数量的异常都会导致胚胎的"染色体非平衡状态"，从而导致胚胎死亡、流产或生出染色体病患儿。PGD是防止此类患儿的出生最有效的手段。

（二）单基因疾病

单基因病是指由一对等位基因控制的疾病或病理性状。由于基因是位于染色体上，而染色体有常染色体和性染色体之分，基因也有显性基因与隐性基因之别，故位于不同染色体上的致病基因，其遗传方式是不同的。因此，单基因病中又可分出常染色体显性遗传病、常染色体隐性遗传病、X伴性显性遗传病、X伴性隐性遗传病及Y伴性遗传病等几类。目前人类单基因疾病有近7000种。

1996年PGD技术开始应用于单细胞单基因疾病的诊断，目前通过

PGD 技术进行的单基因疾病诊断已达 40 余种。

目前已知的常染色体隐性遗传病有近 2000 种，在中国最常见可用于 PGD 诊断的为地中海贫血。地中海贫血多发于南方沿海地带。在欧美国家最常见的为纤维囊性疾病。目前还可以用 PGD 方法进行诊断的常染色体隐性遗传病有先天性高胰岛素血症、常染色体隐性遗传多囊肾病、非综合征性耳聋、Morquio 综合征、皮肤脆弱外胚层的发育不良综合征、脑白质海绵状变性综合征和 Sanjad-Sakati 综合征等。

目前常染色体显性遗传病有 4000 余种，对于显性遗传的疾病更有必要进行产前诊断，因为有致病基因的夫妇可能生育患儿的概率要＞50%。此类疾病的发病率都比较低，但是后果比较严重。目前可对多种常染色体显性遗传病进行 PGD 诊断，从而从根本上预防该病的发生，如强直性肌营养不良 1 型、脊髓小脑性共济失调、进行性神经性腓骨肌萎缩症（Charcot-Marie-tooth disease, CMT）、早发性原发性扭转肌张力障碍、遗传性血管性水肿、先天性中性粒细胞减少症及短指症 B 型等。

总体而言，对单基因疾病的治疗方法是极其有限的，产前诊断是之前有效的预防措施，但很多夫妇对携带该致病基因的胎儿做出终止妊娠的决定是困难的。采用 PGD 则避免了反复流产给母亲带来的精神及身体上的创伤，成为预防该类疾病的首选方式。

（三）X 连锁遗传病

X 连锁遗传病是指致病基因位于 X 染色体上。该致病基因将随 X 染色体而传递。如杂合时并不发病，则称为 X 连锁隐性遗传病（如甲型血友病和假肥大性肌营养不良）；如杂合时即发病，则称为 X 连锁显性遗传病（如遗传性肾炎和抗维生素 D 佝偻病）。目前已知的这类异常有 400 多种。对于 X 性连锁遗传病，可利用 PCR 或 FISH 技术得到相当可靠的结果。由于 X 性连锁遗传都是来源于母方，因此，仅检查第一极体与第二极体即可，可不在进行植入前胚胎的检测。目前可利用 PGD 检测的 X 连锁遗传病有杜氏肌营养不良、腓骨肌萎缩症、脆性 X 综合征、超 IgM 综合征、血友病和 X 连锁脑积水等。PGD 对于 X 连锁遗传病是最有效的预防手段，尤其是对患者夫妇决定放弃 50% 男胚胎的情况，对胚胎的性别检测是十分有效的。

（四）人类白细胞抗原（HLA）配型

HLA 在不同种属或同种不同系别的个体间进行组织移植时会出现排斥反应，其本质是细胞表面的同种异型抗原诱导的一种免疫应答。这种代表个体特异性的同种异型抗原称移植抗原或组织相容性抗原。其基因定位于 6 号染色体短臂上。除了同卵双生子外，几乎无 HLA 相同者的遗传背景。目前 HLA 配型主要用于解决骨髓移植供体来源困难时的 HLA 配型，为患有某些类型疾病的患者寻找配型完全的可移植骨髓的弟弟或妹妹。例如，范科尼贫血是一种罕见的常染色体隐性遗传性血液系统疾病，属于先天性再生障碍性贫血。这类患者除了有典型再生障碍性贫血表现外，还伴有多发性的先天畸形（如皮肤棕色色素沉着、骨骼畸形和性发育不全等），同时还伴有精子减少等其他特征。在范可尼贫血患者中，因缺少 DNA 螺旋的一个关键基因 BRIP1，因此，许多与其相互作用的基因便不能发挥功能，从而引发一系列伴随疾病或症状。该疾病最佳的治疗方式是骨髓移植，但骨髓移植最大的障碍是难以寻找配型完全的供者，利用 PGD 检测出 HLA 配型后移植需要的胚胎即可解决这一困难，可以使该夫妇在获得健康婴儿的前提下，仍可为患儿提供可移植骨髓，为家庭带来幸福。同样，HLA 配型也可以应用于珠蛋白生成障碍性贫血、高 IgM 综合征、威-奥综合征和某些性连锁疾病等。

（五）反复不明原因流产或反复 IVF 种植失败

现在对胚胎评价的标准依然为形态学，尚无其他更好的评价标准。有实验数据显示，即使是评分为优的 II 级胚胎，也有 50% 伴有染色体异常。另有实验显示 15%～90% 植入前的胚胎核型为嵌合体。尚不明确其具体机制，可能是因为女方的高龄。随着女方年龄的增加，尤其是 35 岁之后，女方卵子非整倍体的发生率急剧升高，在 IVF 周期中使用大量促排卵药物及体外培养过程可能都会引起胚胎嵌合体的出现。因此，PGS 是预防不良孕产的一种有效的预防手段。

三、PGD/PGS 的风险

从一定意义上讲，PGD 是一种更早期的产前诊断，即对胚胎植入子宫前的诊断。因此，与传统的产前诊断相比，PGD 克服了早期或中期妊娠再行产前诊断结果阳性时使孕妇面临非意愿性流产所带来的生理和心理上的创伤。经过 20 多年的发展，PGD 技术日渐成熟。临床上 PGD 诞生的新生儿逐年增多，有效地避免了可能患有严重遗传疾病胎儿的出生，为致病基因携带者的家庭带来了希望，同时显著降低了染色体易位携带者夫妇的流产率，改善了高龄女性生殖中的不良预后，因此 PGD 在人类生殖中的积极意义得到了公认。但由于生命的复杂性和诸多不可预知性，以及 PGD 技术本身的缺陷，PGD 仍然存在一定的风险及局限性。

1. 胚胎活检的侵入性　PGD 首先需要获得胚胎的遗传物质以供检测。PGD 中可活检的遗传物质有：第一和第二极体，以及卵裂球和滋养外胚层细胞。各种检测材料有各自的优缺点。目前多数 PGD 中心选择对卵裂期胚胎进行卵裂球的活检。虽然卵裂球活检相对成熟，但都无法避免活检带来的影响。因此，卵裂球活检的安全性一直备受关注。文献报道，与 ICSI 相比，PGD 并不会额外增加单胎的风险，但围生期多胎妊娠的死亡率较高，值得进一步关注。另外，PGD 子代流行病学调查研究的年龄一般是在出生后 2～5 年。因此，PGD 是否对成年子代有影响还缺乏资料。

2. PGD 的诊断误差　受样本来源所限，所获得检测的遗传物质极其微量，因此 PGD 存在诊断误差。目前常用的方法有 PCR 方法和 FISH 方法。单细胞 PCR 通常将细胞直接裂解后进行巢式 PCR 扩增。扩增的产量很少，存在扩增失败和污染等风险，也无法进行重复检验。由于仅有单套模板，单细胞 PCR 还存在等位基因脱扣现象，发生率占 5%～15%，因此会造成一定的误诊率。

而对于 FISH 技术，受限于 FISH 探针及技术本身的局限性，目前最多只能检测 10～12 条染色体，因此无法同时诊断全部 23 对染色体。同时，FISH 的诊断还受限于单细胞的固定技术、探针质量、杂交环节以及诊断的主观性等。这些都会直接影响到 FISH 的诊断结果。从全世界数据看，目前 FISH 的误诊率为 6%～10%。近年来发展的全基因组染色体分析的技术如 SNP 微阵列技术能够快速、准确地进行 PGD 诊断，但仍然存在 2%～5% 的误诊率。

3. PGD 对子代的影响　由于 PGD 的取材都来自细胞活检一个或数个细胞，这些操作过程不可避免地使人类早期胚胎受到外界机械、物理和化学因素的影响。表观遗传学研究表明，印迹基因的甲基化等表现遗传修饰主要发生于配子发育和种植前阶段，而此期正是体外操作阶段。从理论上讲，PGD 可能会干扰基因组印迹的建立与维持，从而造成表观遗传学疾病。

目前多项关于进行辅助生殖技术对后代影响的调查结果显示，辅助生殖技术子代发生不良健康的风险增加，包括出生缺陷、低出生体重和先天畸形发生率等。尽管没有证据表明对配子或胚胎进行机械操作如 ICSI 或 PGD 会增加子代不良健康的风险，但由于这些技术的临床应用时间尚短，子代的健康状况缺乏大样本、长时期、多中心的对照研究得出的确切结论。而且，配子和胚胎显微操作的高度非生理性和创伤性对胚胎带来细胞甚至分子水平的损伤都是有可能的。这种损伤所带来的影响我们不得而知。

总之，PGD 有其临床应用的价值和巨大潜力，但是也存在一定的风险。随着辅助生殖技术及分子诊断技术的不断发展，PGD 对提高人口素质以及改善 IVF-ET 临床结局有重要意义，但这种创伤性检查方法的安全性仍有待进一步的研究。但不可置疑的是，在国际社会的共同努力和关注下，PGD 将为人类提供更多更可靠的选择后代的机会。

（李　刚　孙莹璞）

主要参考文献

[1] 陈建明. 实用不孕不育诊断与治疗. 广州: 广东科技出版社, 2013.

[2] 范爱萍, 薛凤霞.《2010年美国CDC关于盆腔炎性疾病的诊治规范》解读. 国际妇产科学杂志, 2011(6):528-529.

[3] 范爱萍, 薛凤霞. 妇产科重症感染与抗生素的选择. 中国实用妇科与产科杂志, 2012(7): 498-500.

[4] 黄佳语, 高颖. AMH与卵巢储备功能及体外胚胎发育潜能的关系. 生殖医学杂志, 2017, 26(1): 82-86.

[5] 李萍, 沙艳伟. 不孕症诊疗手册. 北京: 中国出版集团, 2015.

[6] 陆国辉, 徐湘民. 临床遗传咨询. 北京: 北京大学医学出版社, 2007.

[7] 乔杰, 马彩虹, 刘嘉茵, 等. 辅助生殖促排卵药物治疗专家共识. 生殖与避孕, 2015, 35: 211-223.

[8] 宋兵, 方俊, 贺小进. 经阴道穿刺取卵术后输卵管卵巢脓肿1例. 实用妇科杂志, 2015(5): 398-398.

[9] 孙赟, 刘平, 叶虹等. 黄体支持与孕激素补充共识. 生殖与避孕, 2015, 35: 322-326.

[10] 王丽娜, 苏雪松等. 子宫内膜内及子宫内膜下血流对胚胎解冻移植周期妊娠结局的影响. 中国微创外科杂志, 2012(3): 245-249.

[11] 王培林.遗传学.北京:人民卫生出版社,2000.

[12] 卫生部关于修订人类辅助生殖技术与人类精子库相关技术规范、基本标准和伦理原则的通知.卫科教发〔2003〕176号.

[13] 卫生部文件(卫科教发[2003]176号)《卫生部关于修订人类辅助生殖技术与人类精子库相关技术规范、基本标准和伦理原则的通知》.

[14] 吴刚,伦玉兰.中国优生科学.北京:科学技术文献出版社,2000.

[15] 武学清,孔蕊,田莉,等.卵巢低反应专家共识.生殖与避孕,2015,35(2):71-79.

[16] 夏家辉,邬玲仟.遗传咨询与产前诊断.中华妇产科杂志,2003,(8):29-32.

[17] 杨艳红,王晓红.阴道超声引导下穿刺取卵并发症.生殖医学杂志,2008(3):233-235.

[18] 张靖霄,王淑敏,段丽红.不孕不育症诊断与治疗.北京:人民军医出版社,2014.

[19] 张丽珠.临床生殖内分泌与不育症.北京:科学出版社,2006.

[20] 赵静,张宁媛,徐志鹏,等.体外受精-胚胎移植周期透明带透亮致密患者的受精与临床结局.生殖与避孕,2013,33(11):743-747.

[21] 中华医学会.临床诊疗指南——辅助生殖技术与精子库分册.北京:人民卫生出版社,2009.

[22] 庄广伦.现代辅助生育技术.北京:人民卫生出版社,2005.

[23] Amer SA, Smith J, Mahran A, Double-blind randomized controlled trial of letrozole versus clomiphene citrate in subfertile women with polycystic ovarian syndrome. Hum Reprod, 2017, 32: 1631-1638.

[24] Annemieke Kasius, Janine G. Smit, Endometrial thickness and pregnancy rates after IVF: a systematic review and meta-analysis. Human Reproduction Update, 2014, 20: 530-541.

[25] Bar-Hava I, Mizrachi Y, Karfunkel-Doron, Intranasal gonadotropin-releasing hormone agonist (GnRHa) for luteal-phase support following GnRHa triggering, a novel approach to avoid ovarianhyperstimulation syndrome in high responders. Fertil Steril, 2016, 106(2): 330-333.

[26] Bu Z, Chen ZJ, Huang G,et al. Live birth sex ratio after in vitro fertilization and embryo transfer in China-an analysis of 121247 babies from 18 centers.PLoS One, 2014, 9 (11): e113522.

[27] Chen SL, Wu FR, Combined analysis of endometrial thickness and pattern in predicting outcome of in vitro fertilization and embryo transfer: a retrospective cohort study. Reprode Biol and Endocrinol, 2010, 8: 30.

[28] Connell MT, Szatkowski JM, Terry N. Timing luteal support in assisted reproductive technology: a systematic review. Fertil Steril, 2015, 103(4): 939-946.

[29] D'Angelo A, Amso N. Embryo freezing for preventing ovarian hyperstimulation syndrome. Cochrane Database of Syst Revi, 2007, 18(3):CD002806.

[30] de Ziegler D, Pirtea P, Andersen CY, Role of gonadotropin-releasing hormone agonists, human chorionic gonadotropin (hCG), progesterone, and estrogen in luteal phase support after hCG triggering, and when in pregnancy hormonal support can be stopped. Fertil Steril, 2018, 109(5): 749-755.

[31] Edwards RG, Fishel SB, Cohen J, Factors influencing the success of in vitro fertilization for alleviating human infertility. J In Vitro Fert Embryo Transf, 1984, 1(1): 3-23.

[32] Edwards RG, Gardner RL. Sexing of living rabbit blastocysts. Nature, 1967, 214(5088): 576-577.

[33] El-Shawarby S, Margara R, Trew G, A review of complications following transvaginal oocyte retrieval for in-vitro fertilization. Hum Fertil(Camb), 2004.

[34] ESHRE Guideline: management of women with premature ovarian insufficiency. Hum Reprod, 2016, 31(5): 926-937

[35] Eskew AM, Bedrick BS, Hardi A, Letrozole compared with clomiphene citrate for unexplained infertility: a systematic review and meta-analysis. Obstet Gynecol, 2019, 133: 437-444.

[36] Fatemi HM, Popovic-Todorovic B, Papanikolaou E, An update of luteal phase support in stimulated IVF cycles. Hum Reprod Update, 2007, 13(6): 581-590.

[37] Ferraretti AP, Gianaroli L, Magli C, Elective cryopreservation of all embryos of all pronucleate embryos in woman at risk of ovarian hyperstimulation syndrome efficiency and safety. Hum Reprod, 1999, 1325-1340.

[38] Fiorentino F, Biricik A Bono S, Development and vafidation of anext-generation sequencing-based protocol for 24 chromosome aneuploidy screening of embryos. Fertil Steril, 2014, 101(5): 1375-1382.

[39] Fleming R, Seifer DB, Frattarelli JL, Assessing ovarian response: antral follicle count versus anti-Müllerian hormone. Reproduct BioMed Online, 2015, 11.

[40] Franik S, Smects D, van de Zande G, Klinefelter syndrome and fertility-impact of X-chromosomal inheritance on spermatogenesis. Andrologia, 2018, 50(5): e13004.

[41] Grossman LC, Safier LZ, Kline MD, Utility of Ovarian Reserve Screening with Anti-Müllerian Hormone for Reproductive Age Women Deferring Pregnancy. J Womens Health (Larchmt), 2017, 26(4): 345-351.

[42] Handyside AH, Lesko JG, Tarín JJ, Birth of a normal girl after in vitro fertilization and preimplantation diagnostic testing for cystic fibrosis. N Engl J Med, 1992, 327 (13): 905-909.

[43] Harper JC, Sengupta SB. Preimplantation genetic diagnosis: state of the art 2011. Hum Genet, 2012, 131 (2): 175-186.

[44] Hugues J, Theron-Gerard L, Coussieu C, Assessment of theca cell function prior to controlled ovarian stimulation: the predictive value of serum basal/stimulated steroid levels. Hum Reprod, 2010, 25: 228-234.

[45] Humaidan P, Kol S, Papanikolaou GCopenhagen GnRH Agonist Triggering Workshop Group. GnRH agonist for triggering of final oocyte maturation: time for a change of practice? Hum Reprod Update, 2011, 17(4): 510-524.

[46] Ichiro Miwa, Hiroshi Tamura, Pathophysiologic features of "thin" endometrium. Fertil Steril, 2009, 91, 4(4).

[47] Kelada E, Ghani R. Bilateral ovarian abscesses following transvaginal oocyte

retrieval for IVF: a case report and review of literature. J Assist Reprod Genet, 2007, 24(4):143-145.

[48] Kolibianakis EM, Venetis CA, Kalogeropoulou L, Fixed versus flexible gonadotropin-releasing hormone antagonist administration in in vitro fertilization: a randomized controlled trial. Fertil Steril, 2011, 95: 558-562.

[49] Kuang Y, Hong Q, Chen Q,*et al*. Luteal-phase ovarian stimulation is feasible for producing competent oocytes in women undergoing in vitro fertilization/ intracytoplasmic sperm injection treatment, with optimal pregnancy outcomes in frozen-thawed embryo transfer cycles. Fertil Steril, 2014, 101: 105-111.

[50] Liss J, Chromik I, Szczygli ń ska J, Current methods for preimplantation genetic diagnosis. Ginekol Pol, 2016, 87(7): 522-526.

[51] Liu XR, Mu HQ, Shi Q,The optimal duration of progesterone supplementation in pregnant women after IVF/ICSI: a meta-analysis. Reprod Biol Endocrinol, 2012, 13(10)107.

[52] Mulders A, Laven J, Eijkemans M, Patient predictors for outcome of gonadotrophin ovulation induction in women with normogonadotrophic anovulatory infertility: a meta-analysis. Hum Reprod Update, 2003, 9: 429-449.

[53] Practice Committee of the American Society for Reproductive Medicine, Practice Committee of the Society for Assisted Reproductive Technology.Role of assisted hatching in in vitro fertilization: a guideline. Fertil Steril, 2014, 102(2):348-351.

[54] Practice Committee of the American Society for Reproductive Medicine. Testing and interpreting measures of ovarian reserve: a committee opinion. Fertil Steril, 2015, 103(3): e9-e17.

[55] Practice Committee of the American Society for Reproductive Medicine.Diagnostic evaluation of the infertile female: a committee opinion. Fertil Steril, 2015, 103(3): e45-e50.

[56] Ragni G, Chiaffarino F, Scarduelli C, The clomiphene citrate challenge test (CCCT) in women with elevated basal FSH: biological significance and predictive value. Fertil Steril, 2009, 91(1): 148-156.

[57] Randolph JF, Crawford S, Dennerstein L, The value of follicle-stimulating hormone concentration and clinical findings as markers of the late menopausal transition. J Clin Endocrinol Metab, 2006, 91(8): 3034-3040.

[58] Read A, Donnai D. New Clinical Genetics. United Kingdom: Scion Publishing Ltd, 2007.

[59] Richter KS, Kathleen R, Bugge RNC, Relationship between endometrial thickness and embryo implantation, based on 1, 294 cycles of in vitro fertilization with transfer of two blastocyst-stage embryos. Fertil Steril, 2007, 87(1): 53-59.

[60] Sermon K. Novel technologies emerging for preimplantation genetic diagnosis and preimplantation genetic testing for aneuploidy. Expert Rev Mol Diagn, 2017, 17(1): 71-82.

[61] Tal R, Seifer DB. Ovarian reserve testing: a user's guide. Am J Obstet Gynecol,

2017, 217(2):129-140.

[62] Tarlatzis BC, Fauser BCJM, Legro RS, Consensus on infertility treatment related to polycystic ovary syndrome. Fertil Steril, 2008, 89: 505-522.

[63] Tournaye H, Sukhikh GT, Kahler E, A phase Ⅲ randomized controlled trial comparing the effificacy, safety and tolerability of oral dydrogesterone versus micronized vaginal progesterone for luteal support in in vitro fertilization. Human Reproduction, 2017, 32(5):1019-1027.

[64] Vaisbuch E, Leong M, Shoham Z. Progesterone support in IVF: is evidence-based medicine translated to clinical practice? A worldwide web-based survey. Reprod Biomed Online, 2012, 25(2): 139-145.

[65] Van Rijn S, de Sonneville L, Swaab H. The nature of social cognitive deficits in children and adults with Klinefelter syndrome (47, XXY). Genes Brain Behav, 2018, 17(6): e12465.

[66] Verlinsky Y, Rechitsky S, Schoolcraft W, Preimplantation diagnosis for Fanconi anemia combined with HLA matching. JAMA, 2011, 285 (24): 3130-3133.

[67] Viuff M, Skakkebaek A, Nielsen MM, Epigenetics and genomics in Turner syndrome. Am J Med Genet C Semin Med Genet, 2019, 181(1): 68-75.

[68] Wang H, Wang L, Ma M, A PGD pregnancy achieved by embryo copy number variation sequencing with confirmation by noninvasive prenatal diagnosis. J Genet Genomics, 2014, 41(8): 453-457.

[69] Wang L, Cram DS, Shen J, Validation of copy number variation sequencing for detecting chromosome imbalances in human preimplantation embryos. Biol Reprod, 2014, 91(2): 37.

[70] Wells D. Next generation sequencing: the dawn of a new era for preimplantation genetic diagnostics. Fertil Steril, 2014, 101(5): 1250-1251.

[71] Xu J, Niu W, Peng Z, Comparative study of single-nucleotide polymorphism array and next generation sequencing based strategies on triploid identification in preimplantation genetic diagnosis and screen. Oncotarget, 2016 Nov 9. [Epub ahead of print].

[72] Yogev Y, Melamed N, Bardin R, Pregnancy outcome at extremely advanced maternal age. Am J Obstet Gynecol, 2010:558 e1-7.

[73] Zhao J, Zhang Q, Endometrial pattern, thickness and growth in predicting pregnancy outcome following 3319 IVF cycle. Reprod Biom Online, (2014) 29, 291-298.

[74] Zollner U, Zollner KP, Endometrial volume as assessed by three-dimensional ultrasound is a predictor of pregnancy outcome after in vitro fertilization and embryo transfer. Fertil Steril, 2003, 80(6): 1515-1517.

下 篇
操 作 篇

第七章　人工授精

人工授精是指采用非性交的方式将男方精子注入女性生殖道中，使妻子受孕的一种助孕方式，也就是男方通过手淫方式收集精液，将经过处理和优选的精液注入女方的生殖道中。

根据精子来源的不同，分为夫精人工授精和供精人工授精。夫精人工授精主要适用于因男性因素、排卵障碍、不明原因不孕、子宫内膜异位症（轻中度）和宫颈性不孕等情况。供精人工授精主要适用于男方无精子或有严重的不宜生育的遗传疾病，需要用其他男性捐献的精子。这一过程应有相应的严格手续，并且需要夫妻双方保证孩子出生后的合法权益。

根据注入女性生殖道部位的不同，将人工授精分为阴道内人工授精、宫颈管内人工授精和宫腔内人工授精。

需要注意的是，人工授精只是将精子注入女性的生殖道，卵子和精子的相遇、结合和形成胚胎并在子宫"安家"，仍然是在女性的体内完成的。目前临床上最常用的为宫腔内人工授精。

夫精人工授精大多采取单次授精。供精人工授精则尽量采用双次授精，即在自然周期尿 LH 阳性当日或者诱导排卵周期注射 hCG 24 h 左右进行初次授精，排卵后再次授精。多数进行宫颈管内人工授精。

一、宫腔内人工授精（夫精）

（一）操作步骤

1. 双方知情同意，了解人工授精的过程。

2. 开始操作前要核实和确定身份。

3. 患者术前解小便，以排空膀胱，便于操作。

4. 患者取截石位，外阴用无菌生理盐水擦洗。

5. 铺消毒巾，用窥阴器打开阴道，用无菌生理盐水擦洗阴道。

6. 再次与护士共同核对患者姓名与精子处理上游液上的姓名是否相符，并确认无误。

7. 应用移植内管吸出精液 0.3～0.6 ml 至 1 ml 无菌注射器中，弯曲外套管头。

8. 根据子宫的前后位置，顺着子宫颈的弯曲距子宫颈内口进入子宫腔 5 cm，将移植内管顺外套管进入子宫腔，距宫颈外口大约 6 cm，缓慢注入精子上游液，1 min 后将移植管及窥器缓慢取出。

9. 患者取仰卧体位，静躺 20～30 min 即可离去。

10. 手术医生需在手术单上记录手术过程并签字。

11. 给予黄体支持，并交代术后的保胎及随访的相关事宜。

（二）注意事项

1. 准确核实患者夫妻双方的身份。

2. 不要接触到子宫底，以免造成子宫收缩及内膜损伤。

3. 操作过程中尽量轻柔，尽量不用手术器械，以免刺激子宫收缩。

二、人工授精（供精）

（一）手术操作步骤

1. 双方知情同意，夫妇自愿提交供精人工授精申请，签署供精人工授精知情同意书以及后代婚前排查和随访知情同意书。

2. 选配合适的供精源 按照夫妇双方血型匹配的原则分配精源，需要患者夫妇通过"供精者体貌特征卡"提供的信息仔细甄别并除外女方直系以及三代以内的旁系血亲。

3. 在开始操作前手术医生与护士再次双人核对使用信息。

4. 患者术前解小便，以排空膀胱，便于操作。

5. 患者取截石位，用0.02%稀碘液消毒外阴，用窥阴器暴露子宫颈，用干棉球擦拭阴道。

6. 用TB针管吸取复苏后的精液并注入宫颈管及阴道后穹窿。

7. 术后抬高臀部，平卧1~2 h。

8. 手术医生需在手术单上记录手术过程并签字。

9. 给予黄体支持及交代术后的保胎及随访的相关事宜。

10. 根据复苏后精液情况，若需要进行宫腔内人工授精，手术步骤同夫精宫腔内人工授精。

（二）注意事项

1. 准确核实患者夫妻双方的身份。

2. 操作过程中尽量轻柔，尽量不用手术器械，以免刺激子宫收缩。

（李 蓉 宋 颖）

主要参考文献

[1]   Allahbadia GN. Intrauterine insemination: fundamentals revisited. J Obstet Gynaecol India,2017,67(6):385-392.

[2]   Moolenaar LM, Cissen M, de Bruin JP, *et al.* Costeffectiveness of assisted conception for male subfertility. Reprod Biomed Online, 2015, 30: 659-666.

[3]   Ombelet W, Van Robays J. Artificial insemination history: hurdles and milestones. Facts Views Vis Obgyn, 2015, 7 (2): 137-143.

[4]   Rahman SM, Karmakar D. Timing of intrauterine insemination: an attempt to unravel the enigma. Arch Gynecol Obstet, 2011, 284: 1023-1027.

[5]   Van Rumste MM, Custers IM, van Wely M, *et al.* IVF with planned singleembryo transfer versus IUI with ovarian stimulation in couples with unexplained subfertility: an economic analysis. Reprod Biomed Online, 2014, 28: 336-342.

[6]   Yong SH Eun KR, Sung JP. Development of a security system for assisted reproductive technology (ART). J Assist Reprod Genet, 2015, 32: 155-168.

第八章 取 卵 术

1978 年世界上第一例试管婴儿是通过腹腔镜从卵巢中获得卵子进行体外培养的。腹腔镜下取卵需要进行全身麻醉，过程复杂，创伤性大，且获卵率低，大约只能获得 1/3 的成熟卵子。1981 年报道了第一例经腹部超声引导下细针穿刺取卵，采用的是经皮经膀胱的方法获得卵子。随着超声技术的发展，阴道超声探头上市后，经阴道取卵成为可能。1985 年，Wikland 等首先应用经阴道超声引导下取卵术。目前，全世界几乎所有的 IVF 中心都已采用经阴道超声取卵。这种取卵方法易操作、准确、患者易接受，取卵率达到 90% 以上。除此以外，经阴道超声引导取卵术对患者造成的创伤小，而且可反复多次取卵，增加患者的累积妊娠率。本章重点介绍经阴道超声引导下取卵术。

一、术前准备

（一）术前 1 天

1. 患者准备　进行白带检查，用含抗生素的温生理盐水（如庆大霉素 16 万 U/500 ml）冲洗或擦洗阴道。告知患者注意休息，不要过于紧张，避免性生活。

2. 手术室准备　提前准备取卵手术所需的设备和物品，包括高分辨率的超声仪，如带有 5.0 MHz 阴道探头和穿刺针导向器的数字化超声、负压吸引仪及恒温试管架等，并进行调试，使之处于正常的工作状态。准备取卵术前消毒用的含抗生素温生理盐水棉球、聚维酮碘棉球和无菌手术包。手术间保持无菌、无尘及无毒。

3. 胚胎实验室准备　调试 CO_2 培养箱，使之处于 37 ℃、5% CO_2 和饱和湿度的环境。配制取卵日所需的工作液，包括取卵液、受精液和矿物油，根据用量分装好矿物油，并放入 CO_2 培养箱中过夜平衡。

（二）手术当日

1. 预热取卵管　术前 30 min 将准备收集卵泡液的取卵管置入恒温试管架预热。

2. 准备取卵针及调节负压泵压力　根据口径的不同，取卵针有 14 ~ 22 G 各种规格。目前普遍常用 17 G、18 G 和 19 G 的单腔或双腔取卵针。自然周期取卵时可以选择更细的 20 ~ 22 G 单腔取卵针。取卵时的负压依据液体的流速来确定，建议将流速控制在 20 ~ 25 ml/mim。由于取卵针的口径与连接管的长度不同，穿刺取卵时所需的负压也不同。对于常用的 17 G 取卵针、连接取卵管的抽吸管长度 60 cm、连接负压泵的连接管长度 240 cm，调节负压泵的取卵压力常规设置在 110 ~ 120 mmHg。若负压达过大，会导致卵母细胞周围大量颗粒细胞脱落，卵细胞透明带破裂。高流速可使卵丘组织剥落，更容易损伤卵细胞。

3. 术前麻醉镇痛　手术前 30 min 内，根据情况可给予患者局麻药镇痛，如肌内注射哌替啶 50 mg，或静脉使用异丙酚以减轻疼痛及焦虑。

二、超声引导下取卵手术的操作步骤

1. 患者排空膀胱后，取膀胱截石位。
2. 术者戴无菌手套，用无菌生理盐水将手套上的滑石粉冲洗干净。用碘伏棉球擦洗外阴 3 遍，用有含庆大霉素的生理盐水棉球擦洗阴道，注意阴道穹窿部位的消毒。套无菌脚套，铺洞巾。

3. 将取卵穿刺针引导架固定在阴道超声探头上，超声探头需套专用无菌避孕套。对单腔或双腔取卵针分别通过 2 根软管与已置入 37 ℃恒温试管架的取卵管及负压泵连接（与取卵管连接的软管称抽吸管，与负压泵连接的软管称连接管）。进针前必须先试吸取卵液，依据液体的流速查核负压是否正常。

4. 穿刺前先经阴道超声扫描盆腔、子宫和卵巢，确认双侧卵巢的位置、卵泡数目及大小，注意周围大血管的分布。经阴道后穹窿或侧穹窿（避开 3 点和 9 点）在超声引导下进针。可操纵转动超声探头，在超声影像屏幕上见卵泡排列在穿刺引导线上，选择超声影像上穿刺的目标卵泡边界清晰、直径最大的切面进针。经阴道壁穿刺进入卵泡腔中央，在进针的同时启动负压，可见穿刺卵泡迅速皱缩和消失。同时，于抽吸管内见淡黄色或略带血性的液体（即卵泡液）流入取卵管内。沿着穿刺线由近及远依次穿刺抽吸所有直径 >10 mm 的卵泡。位于同一穿刺线上的卵泡可由近至远，在一次进针内完成。对于不同穿刺线上的卵泡，退针至卵巢表面，但无须退出阴道壁，改变穿刺方向再行穿刺。穿刺一侧卵巢之后，使取卵针完全退出阴道壁，吸取培养液，冲洗取卵针及抽吸管。将抽吸管内残留的卵泡液冲洗入取卵管后行另一侧穿刺。取卵结束后退出取卵针，采用阴道探头扫描双侧卵巢的卵泡是否完全穿刺干净，是否有活动性血体形成，并观察盆腔积液情况，判断是否有内出血。

5. 取卵结束后退出阴道探头，用窥阴器暴露并仔细检查阴道穹窿穿刺点是否有活动性出血。可以使用敷料钳夹住纱布用力压迫阴道穿刺出血点 5 min，也可使用纱布填塞，2 h 后取出并仔细清点纱布数量。切勿有纱布遗漏在阴道内。

6. 取卵术后休息 30 min，术后给予口服抗生素预防感染。若术中穿刺输卵管积水、子宫内膜异位囊肿或穿刺针穿刺经过子宫肌层，可以酌情使用静脉滴注抗生素。

三、注意事项

1. 取卵管，将卵泡冲洗液在取卵前预热至 37 ℃，使传递取卵管的距离尽可能短。将取出的卵泡液和卵子迅速递给胚胎实验室，以减少传递过程中温度的波动。

2. 助手要及时核查取卵管内的液体量。在穿刺针进入卵泡壁前应及时更换取卵管，以避免取卵针在卵泡腔内抽吸卵泡液时更换取卵管。

3. 穿刺前认真辨别卵巢的边界。若卵巢位于子宫上方，助手可在患者的腹部增加压力下推卵巢，同时尽量避开子宫并寻找合适的位置点进针，以避免穿刺子宫内膜。

4. 穿刺时要分辨清卵巢周围的血管，尤其是髂内动、静脉。在超声影像上，血管的横断面图像呈圆形或椭圆形无回声，易与卵泡相混淆。转动探头，调整超声切面，血管可呈长条状无回声图像，有时可见血管搏动。必要时可行彩色多普勒检测，如见红色或蓝色血流信号充盈管腔，由此可鉴别。对于贴近卵巢的肠管，有时会被误以为是卵巢实质。但肠管管腔的内部呈混合回声，形态欠规则，有时可见增厚的肠壁回声。静止探头数秒后可观察到有肠蠕动现象，可由此鉴别。因此，取卵穿刺进针前必须多方位转动阴道探头，在明确卵巢边界及卵泡后再进针，以避免误穿血管及盆腔脏器。

5. 在取卵过程中，当取卵针在卵巢内时，勿随意晃动阴道 B 超探头，以免损伤卵巢。对于位于同一穿刺线上的卵泡，可由近及远在一次进针内完成。对于不同穿刺线上的卵泡，则退针至卵巢表面，但不退出阴道壁，改变穿刺方向后再行穿刺。同时，尽量减少穿刺阴道穹窿和卵巢的次数，从而减少创伤和出血的可能。

6. 取卵过程中穿刺针尖应保持在卵泡的中央位置，避免针尖触及卵泡壁，以免造成卵泡腔内出血及卵巢水肿。

7. 当卵泡数目多，卵巢体积大并伴有盆腔积液时，应尽量抽吸所有的卵泡，包括直径在 10 mm 以下的卵泡，最后抽吸直肠子宫陷凹中的积液，以减少术后盆腔疼痛，预防卵巢过度刺激综合征（OHSS）的发生。

8. 当卵巢内有囊肿或输卵管积水时，先穿刺抽吸卵泡液，再进行囊肿或积水穿刺，以避免卵泡液受到污染而影响卵子质量。如在取卵过程中误穿入子宫内膜异位囊肿，应及时更换穿刺针及取卵管。穿刺前需进行肿瘤标志物检查，穿刺液必须送病理检查。

9. 如优势卵泡数少于 4~5 个，或有较多未成熟卵泡时，可采用双腔取卵针冲洗卵泡，必要时可使用培养液多次冲洗卵泡腔并反复抽吸2~3 次。卵泡冲洗液的注入量依据卵泡大小而定，尤其是采用单腔取卵针时。如果注入冲洗液过多，可造成卵泡破裂。另外，双腔取卵针便于卵泡冲洗，避免单腔取卵针冲洗卵泡液时可能存在的死腔（1 ml），从而提高获卵率。但当卵泡数 >10 个时，冲洗卵泡腔并无益处。大多数卵丘复合物在负压的作用下可以随卵泡液经连接管流入取卵管内，冲洗会延长手术过程，增加患者的不适和治疗费用，并增加手术感染的风险。

10. 术中若发现盆腔内出血明显，或误穿大血管，需立即停止手术，并注意患者的血压和脉搏等生命体征，给予止血药物（如巴曲酶等）和相应处理。

11. 偶有患者术时出现迷走神经兴奋的表现，如晕厥、出汗、恶心、呕吐、脉搏减慢和血压降低等，需立即停止手术，让患者平卧，肌内注射阿托品 0.5 mg，必要时输液。

（孙　赟）

主要参考文献

[1] Georgiou EX, Melo P, Brown J, *et al.* Follicular flushing during oocyte retrieval in assisted reproductive techniques. Cochrane Database Syst Rev, 2018, 26(4): Cd004634.

[2] Lenz S, Lauritsen FG, Kjellow M, Collection of human oocytes for in vitro fertilisation by ultrasonically guided follicular puncture. Lancet, 1981. 1(8230): 1163-1164.

[3] Magnusson A, Kallen K, Thurin-Kjellberg A, *et al.* The number of oocytes retrieved during IVF: a balance between efficacy and safety. Hum Reprod, 2018, 33(1): 58-64.

[4] Steptoe PC, Edwards RG. Birth after the reimplantation of a human embryo. Lancet, 1978, 2(8085): 366.

[5] Wikland M, Enk L. Hamberger L. Transvesical and transvaginal approaches for the aspiration of follicles by use of ultrasound. Ann N Y Acad Sci, 1985. 442: 182-194.

第九章　胚胎移植术

胚胎移植的时机是新鲜或者冷冻复苏的第 3 天胚胎或者第 5 天的囊胚，也有移植第 2 天的胚胎。按照相关的要求，移植胚胎数为 2~3 个。随着技术水平的提高，一般主张移植胚胎数不要超过 2 个，以降低多妊娠率。同时，在一些特殊的情况，建议移植 1 个囊胚，如瘢痕子宫和单角子宫等。

目前移植都是在腹部 B 超引导下进行的。这样有利于提示子宫体与子宫颈的弯曲角度和子宫腔的走向，并指引移植时导管的插入及胚胎移植的深度。要用柔软型的移植内管，以减少对子宫内膜的损伤。

一、手术操作步骤

1. 双方知情同意，了解移植过程及移植的胚胎数。
2. 开始移植前要进行指纹验证以确定身份。
3. 鼓励患者饮水，充盈膀胱，以便 B 超监视。
4. 患者取截石位，对外阴用无菌生理盐水擦洗。
5. 铺消毒巾，用窥阴器打开阴道，用无菌生理盐水擦洗阴道。有阴道炎症时也可以用碘伏消毒后用生理盐水清洗。
6. 尽量去除宫颈分泌物，可用棉签、棉球或者注射器抽吸。
7. 用培养液润滑宫颈外口。
8. 将移植外管顺宫颈管的走向缓慢插入，并使其稍过宫颈内口。

9. 通知培养室胚胎学家，选择 1～2 个质量好的胚胎装入内管。

10. 移植医师、胚胎学家、护士及患者本人核对移植患者及丈夫的姓名和移植胚胎个数。

11. 医生接过装有胚胎的内管，沿外管缓慢插入，直至内管距子宫底 0.5～1.0 cm，缓慢推出胚胎。

12. 留置几秒后，缓慢取出内管，并与外管一起送回培养室。镜下观察内、外管是否有胚胎存留。若有遗留，需重新装管再次移植。

13. 手术结束后擦净阴道内的液体。

14. 患者卧床 1～6 h 或住院。

15. 给予黄体支持，并交代移植后的保胎及随访的相关事宜。

二、注意事项

1. 导管尖端避免接触血液。

2. 清除宫颈黏液，因为：

（1）如移植管将宫颈黏液带入宫内膜，可造成污染。

（2）堵塞移植管尖端，使胚胎滞留于管内。

（3）导致胚胎拉回而使胚胎位置不当，或带出胚胎需重新移植或者会丢失胚胎。

3. 内管不要接触到子宫底，以免造成子宫收缩及内膜损伤。

4. 操作过程中尽量轻柔，尽量不用手术器械，以免刺激子宫收缩。

5. 移植液最好不超过 15 μl。

（李豫峰）

主要参考文献

[1] Bortoletto P, Bakkensen J, Anchan RM. Embryo transfer: timing and techniques. Minerva Endocrinol, 2018, 43(1): 57-68.

[2] Pereira N, Petrini AC, Hancock KL. Fresh or frozen embryo transfer in in vitro fertilization: an Update. Clin Obstet Gynecol, 2019, 62(2): 293-299.

[3] Practice Committee of the American Society for Reproductive Medicine. Performing the embryo transfer: a guideline. Fertil Steril, 2017, 107(4): 882-896.

[4] Riggan KA, Allyse M. "Compassionate transfer": an alternative option for surplus embryo disposition. Hum Reprod, 2019, 62(3): 16.

[5] Wang S, Chen L, Fang J. Comparison of the pregnancy and obstetric outcomes between single cleavage-stage embryo transfer and single blastocyst transfer by time-lapse selection of embryos. Gynecol Endocrinol Apr, 2019: 11: 1-4.

[6] Zhu Q, Zhu J, Wang Y, et al. Live birth rate and neonatal outcome following cleavage-stage embryo transfer versus blastocyst transfer using the freeze-all strategy. Reprod Biomed Online, 2019, 58-70.

第十章 多胎妊娠减胎术

一、概述

自然状态下，多胎妊娠（multiple pregnancy）发生公式为 $1:80^{n-1}$（n 代表一次妊娠的胎儿数）。除双胎外，三胎及以上多胎均罕见，但随着促排卵药物的出现，特别是辅助生育技术（ART）的应用，使多胎问题越来越严峻。

多胎妊娠减胎术（multifetal pregnancy reduction, MFPR）即在多胎妊娠早期或中期减灭一个或多个胎儿，可以改善多胎妊娠的最终结局。

二、多胎妊娠的风险及预防

多胎妊娠母体的并发症较单胎妊娠增加了 7 倍，包括妊娠剧吐、妊娠糖尿病、高血压、贫血、出血、剖宫产及产后抑郁。妊娠高血压的发生与总胎儿数成正比，单胎为 6.5%，双胎为 12.7%，三胎为 20%。

研究显示，与自然双胎妊娠比较，辅助生殖技术双胎发生早产和极低出生体重儿的风险高，而三胎及以上则更为严重。多胎妊娠直接造成围生儿死亡率和新生儿脑瘫率增加，且随胎数增多而增加，在辅助生育技术中围生儿病死率单胎妊娠为 0.7% ～2.3%，三胎妊娠为 7% ～14%，四胎妊娠为 10% ～17%。Yokoyama 等统计双胎、三胎、四胎至少有一名胎儿出现脑瘫等出生障碍的风险分别为 7.4%、21.6% 和 50%。

自然妊娠中的单卵性多胎是无法预防的，而在辅助生殖技术治疗中则可以采取各种手段预防多胎的发生。首先应严格掌握促排卵治疗的适应证以及控制促排卵药物的使用，对于诱导排卵时＞2～3个优势卵泡（卵泡直径≥14 mm），应建议取消周期，并严格避孕。其次，随着辅助生殖技术水平的不断提高，我国许多生殖中心的临床妊娠率可达50%左右，着床率也超过了40%，故应严格控制IVF-ET的胚胎数。建议移植胚胎数目不超过2个（上海市卫生健康委员会已规定任何情况下移植的胚胎均不得超过2个），并鼓励选择性单胚胎移植。

三、多胎妊娠的诊断及孕期监测

多胎妊娠是指一次妊娠同时有两个或两个以上胎儿。在自然妊娠中双胎多见，三胎少见，四胎及四胎以上妊娠罕见。自然妊娠的多胎大多源于一个胚胎，即单卵多胎，而辅助生殖技术产生的多胎则多为多卵性多胎。三胎及以上的妊娠称为高序多胎妊娠（higher-order multi-fetal gestations）。目前的高序多胎主要来源于辅助生殖技术，属于医源性多胎。

B超是目前早期诊断多胎妊娠最主要的方法，于孕6周时可观察到多个独立的妊娠囊，其后1～2周在妊娠囊中可探查到胚芽及搏动的心芽，在孕11周时可显示胎头声像，在妊娠早中期（孕6～14周）超声检查发现多胎时应该进行绒毛膜性及羊膜囊性的判断，用以指导减胎术及减胎时机的决策。

1. 多胎的合子性　多胎因受精卵分裂发生时间不同，可分别形成多绒毛膜多羊膜囊多胎、单绒毛膜多羊膜囊多胎、单绒毛膜单羊膜囊多胎及连体双胎。

2. 绒毛膜性及羊膜囊性　单绒毛膜多胎围生期病率和死亡率较高，

所以正确判断绒毛膜的性质十分重要。2011年加拿大妇产科医学会（Society of Obstetricians and Gynaecologists of Canada, SOGC）指出，一旦诊断多胎妊娠，需同时判断其绒毛膜性及羊膜囊性。在早孕期妊娠囊清晰可见，所见妊娠囊数目等于绒毛膜数目。每个妊娠囊内如果仅有一个胚胎，则妊娠囊数目亦等于羊膜囊数目；如妊娠囊内有≥2个胚胎，则提示单绒毛膜多胎的存在，需进一步判断其羊膜囊性质。早期羊膜十分菲薄，不易观察，而卵黄囊的显示较羊膜囊更早，且更清楚，所以可根据卵黄囊的数目来判断羊膜囊数。

对于多胎妊娠孕期的B超监测可以发现许多与多胎妊娠相关的异常，如双胎输血综合征（twin to twin transfusion syndrome, TTTS）、选择性宫内生长受限（selective intrauterine growth restriction, sIUGR）、中线结构缺陷引起的连体双胎和宫内拥挤导致的压迫性足部畸形等。多胎妊娠的孕妇在11~13^{+6}周内通过测量胎儿颈项透明层（nuchal translucency, NT）厚度可单独计算每一个胎儿患非整倍体的风险。复杂双胎特有并发症的超声诊断，如单绒毛膜双胎为复杂性双胎，其特有的并发症如TTTS、双胎动脉反向灌注序列征（twin reversed arterial perfusion sequence, TRAP）及连体双胎等，应特别加以注意。胎儿异常，特别是多胎之一异常在中孕期的发现，对选择性减胎术具有很好的指导价值。

四、多胎妊娠减胎术

（一）知情同意

应从不伤害、有利、尊重和公正等医学伦理学原则。在对多胎妊娠进行诊治的过程中，要以保护患者利益、促进健康和增进幸福为目的，充分、详尽地告知患者多胎妊娠的风险、利弊、最佳治疗方案及其他替代方案，尊重患者及其做出的理性决定，并关心其后代。同时，整个治疗过程告知其可能面对的一系列社会经济问题，如经济负担、近期和远期并发症、妊娠结局、新生儿的出生情况以及今后的抚养和教育等问题。特别应对减胎的并发症和减胎失败造成全部胎儿流产等可能性进行详细的告知。

（二）适应证

1. 自然妊娠及采取辅助生殖技术助孕妊娠三胎及以上的多胎患者必须减胎。根据患者的情况，建议减至单胎或双胎，避免三胎或以上的妊娠分娩，对双胎妊娠应充分告知风险，建议减胎。

2. 产前诊断显示多胎妊娠中含有遗传病、染色体病或结构异常的胎儿。

3. 早期妊娠诊断为多胎妊娠需要减胎，但如夫妇一方有染色体异常或先天畸形儿分娩史以及孕妇高龄，则可保留至妊娠中期，根据产前诊断结果再选择性减胎。

4. 对高龄孕妇、瘢痕子宫、子宫发育不良或畸形（如单角子宫）、宫颈功能不全、身材矮小（如 ≤ 1.50 米）、有双 - 多胎流产史以及生育二孩等多胎妊娠，均建议减为单胎。

5. 孕妇合并其他疾病，如原发性高血压和糖尿病等，建议减为单胎。

（三）禁忌证

1. 孕妇存在各器官系统特别是泌尿生殖系统的急性感染。

2. 有先兆流产者应慎行，可等待至流产症状消失一段时间后再讨论和选择减胎的时机。

3. 当孕妇及其丈夫对是否减胎以及减除的胎儿数目意见不一时，

应暂缓减胎。

（四）减胎数目、时机与减胎方式的选择

1. 减胎数目　普遍认为，将多胎妊娠减至单胎能更好地改善妊娠结局。

2. 减胎时机　大多数研究者认为，在孕早期实施减胎术具有中晚期妊娠时不可具备的优点，如阴道 B 超的分辨率更高，操作简单、方便，耗时少，以及胚胎组织较小，容易全部吸出，残余组织少，易于吸收等，因此，认为此时行减胎术对妊娠结局的影响会更小些。但 Mouzon 等进行的国际性大型研究结果提示：妊娠 9 ~ 12 周时行减胎术的流产率约为 5.4%，而妊娠 13 ~ 18 周时行减胎术的流产率约为 8.7%，两组差异无统计学意义。因此，目前认为减胎术手术时机的选择并不是决定妊娠结局好坏的关键因素，需要根据临床操作时的具体需要及患者的具体情况来决定减胎手术的时机。对于需要行产前诊断的多胎妊娠患者，一般应在获得诊断结果后再安排减胎。

自然减胎（spontaneous pregnancy reduction）是指在多胎妊娠过程中，有一个或者多个胚胎自然减少。1988 年 Jauniaux 等将其正式定义为一种临床病理现象，并且指出超声是诊断自然减胎的重要途径。目前报道自然减胎的发生率为 5% ~ 50%。随着孕周增加，自然减胎发生率呈下降趋势，76.8% ~ 93.3%的自然减胎发生在妊娠早期。因此，在决定减胎时机时应考虑存在自然减胎现象。如对高龄患者，有自然流产史的双胎妊娠患者，是否可以考虑减胎时间不早于 8 周且可适当推迟至孕 12 周或以后，以避免仅存的单胎再发生自然减胎即事实上的流产。但对减胎经验不多的中心，中孕期减胎可能会产生比自然减胎更大的风险，应全面权衡利弊。而对于三胎或以上的多胎且拟保留双胎者，则不必过多考虑自然减胎的风险。

3. 减胎方式　目前，孕早期的减胎术多使用经阴道途径的胚胎抽吸法或胎儿心内注射 10% 氯化钾（KCl）法来完成，而中晚期的减胎术则选用经腹路径的物理方法进行，包括胎儿心内或脐带药物注射及脐带热凝等方法（具体方法后述）。

许多学者对孕早期采用不同方式的减胎术患者的预后进行了对照研究。建议在孕 8 周以前应使用单纯的机械抽吸法减胎。对于那些孕周在 11 ~ 14 周的减胎患者，如果因为胎盘位置或胎方位等原因导致穿刺心脏困难，采用 B 超引导下经腹部胎儿脑底动脉丛及其分支注射 KCl 的方式同样可行，但目前这种方法的可靠性及安全性仍有待于大量临床试验证明。

由于单绒毛膜多胎妊娠胎儿之间的血管是相通的，故不可采用注射药物的方法进行减胎，应主要通过脐带血流阻断技术来完成，其中包括脐带血管双极电凝术、射频消融术和脐带血管结扎术等。多项研究表明，这几种技术是安全、有效的选择性减胎方法，并且这类方法一般均用于孕中晚期的减胎手术。但这类方法操作均较抽吸法及 KCl 法复杂，有些还需要使用专用设备（如胎儿镜和射频消融设备等），学习周期较长，有一定的手术风险。

（五）术前准备

1. 需向患者及丈夫解释手术的方法、过程、必要性、风险以及可能的并发症，并使其签署知情同意书。

2. 进行血和尿常规、肝和肾功能、心电图、凝血功能、阴道清洁度和细菌学检查，排除急性炎症特别是泌尿生殖道急性炎症。

3. 确认减胎手术方式，拟定减灭的目标胚胎、确定保留和减灭的胚胎数，并获得夫妇双方的书面同意。

4. 必要时术前预防性使用抗生素。

（六）设备及器械

包括超声诊断仪、经阴道探头或腹部穿刺探头及配套的穿刺架、穿刺针、注射器、负压吸引装置、试管、生理盐水和 10% KCl 溶液等。有中晚期减胎条件的医院可选择性地准备单极或双极电凝发生器及相应电凝钳、射频消融仪及相应电极、激光发生器或胎儿镜及配套的穿刺器等设备。

（七）镇痛或麻醉

在孕早期，减胎术可以不用任何镇痛及麻醉，也可以于术前应用西地泮等镇痛药物。在孕中晚期减胎，如有麻醉师配合，在具备正压给氧的条件下也可采用静脉麻醉，现场用监护仪监测生命体征，术前开放静脉通路，手术过程中仔细监测心电图和血氧等。注意使用药物前后以及麻醉前后患者生命体征的变化。对于 KCl 减胎，可以仅用镇痛药物。对于射频减胎及胎儿镜下的减胎，则可采用利多卡因腹部的穿刺点局部麻醉。

（八）减除胎儿的选择

孕早期选择减灭目标妊娠囊或胚胎的主要原则是有利于操作，如：①选择靠近子宫颈和阴道的孕囊。②距离需保留的其他妊娠囊较远、较为独立的妊娠囊。③在所减孕囊的穿刺路径上不应有需要保留的胚胎的孕囊。④在保证不损伤其他妊娠囊的基础上，尽量选择原始心血管搏动较弱、胎芽小和（或）胚芽与妊娠囊发育不成比例、轮廓较模糊的胚胎。⑤对于高序列多胎妊娠，建议选择单卵双胎的胚胎，尤其单绒毛膜单羊膜囊双胎作为减胎术的对象。

在对孕中晚期多胎妊娠减胎前也应使用超声明确绒毛膜性，确定被减胎儿的数目，并确定各妊娠囊的位置、胎儿大小、胎盘附着部位以及胎儿间隔等情况。如能在孕早期就先行 B 超确定多胎的绒毛膜性，则更有利于减胎。

如果所有胎儿都正常，目的是减少胎儿数目，应选距腹壁最近或子宫底部的胎儿，避免靠近宫颈内口位置的胎儿，因为这样可以减少上行感染的发生率。而对于双绒三羊的三胎妊娠，通常会减去单绒双羊的两个而保留一个胎儿，即减去相同绒毛膜性的胎儿。

对于存在胎儿结构或染色体异常的减胎操作，应首先明确被减对象，确定哪一个是异常胎儿。定位方法包括 B 超可视的结构畸形、不同的胎儿性别、胎盘相对于子宫的准确位置以及胎位等。对多胎妊娠中有胎儿形态异常者，目标胎儿容易确定，应仔细区别异常胎儿与正常胎儿。但在缺乏明显的胎儿外形异常时，单纯依靠本次 B 超则无法区分出异常胎儿。需要根据近期超声及染色体或基因检测结果联合确定异常胎儿。侵入性产前诊断与减胎之间的时间间隔、产前诊断与减胎是否为同一人操作、准确标识送检标本以及重复取样诊断对于准确定位被减胎儿都十分重要。

（九）减胎方法的选择

减胎方法选择的主要依据是减胎时的妊娠周数及绒毛膜性。孕早期的减胎术多采用经阴道途径，孕中晚期则多采用经腹壁途径。

1. 经阴道减胎术　在阴道 B 超的引导下经阴道途径的减胎术多适用于 7~10 周的早期妊娠，也可应用于个别 11~12 周的多胎妊娠。阴道超声的分辨率高，穿刺距离短，穿刺更准确，操作简便，术后流产、感染及胎膜早破等发生率低，是最常用的一类减胎方式。

（1）核对患者姓名，术前患者排空膀胱，取膀胱截石位。用碘附消毒外阴、阴道和子宫颈，将阴道 B 超探头套上无菌乳胶套，安装穿刺支架，常规扫描盆腔，了解子宫、各妊娠囊位置及相互关系，选择并决定拟减灭的妊娠囊，再次与患者确定减除胎儿的数量。

（2）选择 16～18 G 取卵针，在阴道 B 超的引导下缓慢进针，沿穿刺线对准胚胎或胎心搏动的位置。如拟行胎心抽吸，则将针尖刺入胚体的胎心搏动点。转动针尖时如胚体随针的转动也同步转动，则证实已刺入胚体。

（3）减灭胚胎：①对于孕 7～8 周者，确定穿刺针尖位于胚胎内后，采取负压抽吸。若穿刺针管内无羊水吸出且有明显的阻力，说明已吸住胚胎。继续增加负压抽吸，可见胚胎组织突然消失，穿刺针管内有吸出物，并见白色组织样物混于其中，提示胚胎组织已被吸出，尽量不要吸出羊水。将吸出物置于显微镜下观察，可见胚胎的体节结构、肢芽和卵黄囊等结构，说明胚胎已解体，并且部分或全部被吸出。②对于孕 8～10 周者，稍大的胚胎难以在负压下吸出，则采用反复穿刺胚胎心脏并抽吸胎心的方法，直到胎心搏动停止。也可将钢丝制作的顶端为 Y 形的绞杀器自取卵针内置入并将顶端伸出，于胎心部位反复转动，直到胎心搏动停止。5～10 min 后再次观察确认无复跳，则提示减胎成功。③或者对于孕 9～12 周者，由于胚胎较大，可在针尖进入胎心搏动区时回抽无液体或少许血液，然后注射 10% KCl 0.6～2 ml。超声显示胎心搏动消失，5～10 min 后再次观察确认无复跳，提示减胎成功。

（4）术后观察：再次通过超声检查宫内妊娠囊情况，注意所减的妊娠囊是否从宫壁剥离，有无囊下及其他穿刺位置的活动性出血，观察保留孕囊中的胚胎的心芽搏动情况并最好指给患者看。详细记录手术过程和术后观察情况，尤其是所减胚胎的位置，减胎后镜下观察吸出物的情况。如行静脉麻醉，需等待患者苏醒，否则术毕即可送患者回病房。观察体温、腹痛及阴道流血情况。术后 2～3 天经阴道 B 超复查已减胚胎及保留胚胎的情况。

2．经腹减胎术

（1）药物注射法：适用于孕中晚期（≥孕 11 周）非单绒毛膜双胎。

1）术前患者排空膀胱，取平卧位。常规腹部手术野碘伏消毒、铺巾。将腹部超声探头套乳胶手套，装穿刺架置于腹部，探测子宫、各妊娠囊和胎儿位置及相互关系，选择拟穿刺的妊娠囊及胎儿，再次与患者确定减除胎儿的数量。

2）采用脐带穿刺所用的 20～22 G 穿刺针。等胎儿处于静息状态时，在腹部探头的引导下沿穿刺引导线刺入胎儿心脏或近心脏的胸腔部位，回抽无液体或有少许胎儿血后即可注入 10% KCl 1.5～7.5 ml。B 超下见胎心搏动消失、胎动停止和胎体张力消失。如观察 5～10 min 未见胎心搏动恢复，提示减胎成功。若见胎心恢复，则重复上述过程。对于胎体活动频繁影响操作的，可先向胎心方向进针至胎体表面，对准胎儿的心脏位置再次快速进针。如因胎盘位置和胎方位等原因导致穿刺心脏困难时，可行经胎儿颅内 KCl 注射，余操作同前。KCl 可通过大脑 Willis 环及大脑中动脉分支被胎儿组织迅速吸收，可在短时间内造成胎心停搏。

（2）射频消融减胎术：可用于孕 15 周以上的含单绒毛膜双胎的多胎妊娠。特别是对于单绒毛膜多胎出现其中一胎严重结构异常、严重选择性生长受限、双胎反向灌注序列征Ⅰb以上、Ⅲ期或Ⅳ期双胎输血综合征，由于单绒毛膜多胎血管吻合支的广泛存在，毒性物质可通过胎盘血管而影响正常胎儿，故不适用传统 KCl 注射法，可采用射频消融减胎术。射频消融减胎术是通过高频电流凝固闭塞脐带血流而达到减灭胎儿的方法。

1）术前患者排空膀胱，取平卧位，常规腹部手术野碘伏消毒、铺巾。用腹部超声探头探测子宫、各妊娠囊或者胎儿位置及相互关系，选择拟穿刺的妊娠囊及胎儿。

2）用1%利多卡因局部麻醉后，在腹部超声引导下避开胎盘，将电极针快速刺入待减胎儿腹壁内侧脐带插入部。用超声确定针尖的位置，推下电极针尾端，使锚状电极从鞘内针尖端弹出，开始消融，直至射频消融电极温度升至100~110℃。每次消融3 min，之后冷却1 min。在消融过程中采用多普勒超声持续监测血流情况，直至血流完全停止，拔出电极针。手术全过程在超声监视下完成，术毕需观察30~60 min。

3）术后应用抗生素预防感染，卧床休息。观察孕妇有无宫缩，以及阴道流血情况。术后24 h复查B超以了解宫内胎儿情况，观察保留胎儿的胎心率、生长发育及羊水和胎盘情况。应用彩色多普勒超声观察存活胎儿的脐动脉血流和大脑中动脉血流，评估胎儿是否存在宫内缺氧。

3. 胎儿镜下减胎术

（1）术前患者排空膀胱，取平卧位，常规腹部手术野碘伏消毒、铺巾。用腹部超声探头探测子宫、各妊娠囊和胎儿位置及相互关系，选择拟穿刺的妊娠囊及胎儿。

（2）局部麻醉满意后，在超声监测定位下，选择子宫体部无胎盘区置入3.9 mm穿刺器，置入胎儿镜，进入待减胎儿的羊膜腔内。伴有羊水过少者先向羊膜腔内灌注生理盐水，根据胎盘、胎儿位置以及拟电凝的脐带节段选择腹壁穿刺位置。应用胎儿镜及超声联合定位，置入双极电凝钳，在超声引导下钳夹拟减胎儿的脐带游离段，确认无误后开始电凝，功率5~60 W，电凝时间30 s至2 min。采用彩色多普勒超声确认脐带血流消失，胎心搏动停止，然后在首次电凝部位附近再次钳夹脐带进行电凝。若脐带内血流信号未消失，则再次电凝，并应用彩色多普勒超声监测，确保脐带血流完全阻断。伴有羊水过多者，术毕再行羊水减量。也可在胎儿镜下结扎待减胎儿的脐带达到减胎的目的。该方法虽然可以立即、完全且永久阻断脐动、静脉血流，任何粗细的脐带均可结扎，但引起胎膜早破的风险增加，对操作者的技术要求较高。

五、多胎妊娠减胎术的结局

减胎术后发生流产可能与局部无菌性炎症反应有关。残留坏死组织越多，局部炎性细胞及释放炎症因子（如前列腺素等）越多，诱发宫缩引起流产的可能性就越大。有研究显示单纯抽吸法减胎的流产率为7.7%，较心搏区 KCl 注射法（15.6%）显著降低，考虑与早期抽吸法孕周早、胚胎小，残留胚胎组织较少，局部反应轻有关。

随着减胎术操作技术的成熟，国外报道减胎术后 24 周前流产率趋于稳定，为5% ~ 10%。国内杨蕊等报道 28 周前流产率为 7.5%，早产率为25.0%，小于 32 周早期早产率为 17.0%。

关于保留胎儿数对减胎术后妊娠结局的影响，Stone 等研究在初始孕周相同者减至单胎与双胎的流产率无差异，但减至单胎后，在延长分娩孕周、降低早产率与增加新生儿出生体重上优于减至双胎组。综合多项研究发现，多胎妊娠减至单胎能取得更好的妊娠结局。

减胎术是一种有创的治疗方法，属于羊膜腔穿刺的范畴。羊膜腔穿刺本身即有造成流产、胎儿及母体损伤的风险。Stone 等 报道了减胎后的流产率与其他有创性操作的流产率相似，提示来自手术操作相关的风险。在操作本身相关的变量中，术中穿刺次数与有无穿过胎盘可能与其有关。多次穿刺会使子宫敏感性增加，诱发子宫收缩而导致胎膜早破的发生，而术中穿过胎盘会增加绒毛膜下血肿的概率，进而导致胎膜早破，所以手术过程中应尽量避免穿过胎盘或选择胎盘面积较小的部位，以避免绒毛膜血肿的发生。

多胎妊娠减胎术实施的时间越早，则流产率越低，并且操作越简单，并发症越少，局部组织损伤小，妊娠结局优于孕中晚期减胎。

六、减胎术后的处理

（一）术后处理

1. 常规监测生命体征。

2. 对于辅助生殖技术后早期妊娠减胎术后可继续使用孕激素进行黄体支持；孕中晚期多胎妊娠减胎术后给予宫缩抑制剂。注意先兆流产、早产、胎膜早破、胎盘早剥和羊水渗漏等并发症的症状和体征。

3. 可于围术期使用抗生素预防感染，注意穿刺点有无出血、渗液和红肿等。

4. 嘱患者注意休息和外阴清洁，禁止性生活。

5. 注意腹痛、阴道流血或异常分泌物、发热等。

（二）术后复查

1. 术后 24 h 进行 B 超复查，再次确认被减胎儿死亡，并了解保留胎儿及各妊娠囊的宫内情况。定期复查 B 超，了解保留胎儿生长发育及被减胎儿的吸收缩小情况，定期检查凝血功能及血常规，注意腹痛、阴道流血及阴道分泌物性状。

2. 术后胎儿监护 在孕中期后常规观察胎动和胎心率，对于孕中晚期选择性减胎患者，术后 1 周内监测有无存活胎发生急性反向失血变化，脐动脉血流频谱和羊水量；术后 3～4 周行 MRI 检查，评估存活胎儿有无低血压性脑损伤等。

3. 减胎成功后继续产科随诊，行常规围生期检查。

4. 分娩后处理 检查胎盘、脐带及死胎，确认胎盘绒毛膜的性质与手术效果，随访新生儿。

七、术后常见并发症的预防及处理

1. 出血 穿刺操作应在超声的引导下并尽量避开血管。术后近期出血可能是由于穿刺造成的血管损伤。若盆腹腔出血较多，观察血红蛋白下降明显，应立即行腹腔镜甚至经腹手术止血。如果存在阴道出血，检查是否为阴道穿刺针孔出血，可行纱布压迫止血。

2. 感染 手术通过阴道或腹部进入子宫腔，可能出现术后感染。感染可致胎膜早破及妊娠胎儿丢失。在减胎术中应注意严格无菌操作，合理应用抗生素预防感染。术前应严格消毒，保持穿刺点及外阴、阴道清洁，特别对术前有阴道流血者应推迟手术并提前应用抗生素预防感染。术后出现阴道流血者需加强管理，一旦出现发热症状，应寻找感染源。如为细菌感染，应合理应用抗生素。

3. 流产和早产 随着减胎术操作技术的成熟，于早、中、晚孕期实施减胎术后的总流产率类似，均在可接受范围。因此，术前应充分知情同意，术后积极保胎治疗。若出现先兆流产和早产迹象，应适当卧床休息及给予对症处理，尽可能提高新生儿存活率。

4. 凝血功能障碍 凝血功能异常可发生在孕中晚期减胎术后。死亡胎儿释放大量凝血活性物质，可发生胎儿血管栓塞综合征而引起血栓形成及弥散性血管内凝血，但与单胎妊娠死亡不同的是多胎之一胎儿死亡后胎盘血管闭塞，胎盘表面纤维素的沉积可阻止凝血酶的释放，使凝血障碍发生的危险性较前者明显降低，因此，许多此类病例并无弥散性血管内凝血的临床和亚临床表现，但仍需定期复查凝血功能及血常规，以早期发现和预防弥散性血管内凝血。

（冒韵东）

主要参考文献

[1]　魏瑗, 龚丽君, 熊光武, 等. 胎儿镜下脐带结扎术在复杂性多胎妊娠减胎中的应用. 中华妇产科杂志, 2013, 48(10): 750-754.

[2]　杨蕊, 李蓉, 刘平, 等. 经阴道早期妊娠减胎术安全性研究. 中国微创外科, 2011, 11(2): 159-162.

[3]　de Mouzon J, Goossens V, Bhattacharya S, *et al.* Assisted reproductive technology in Europe, 2006: results generated from European registers by ESHRE. Hum Reprod, 2010, 25(8): 1851-1862.

[4]　Dias T, Weerasinghe A, Amarathunga P, *et al.* Twin pregnancy chorionicity determination in a tertiary care setting. Ceylon Med J, 2013, 58(4): 170-172.

[5]　Ferraretti AP, Goossens V, de Mouzon J, *et al.* Assisted reproductive technology in Europe, 2008: results generated from European registers by ESHRE. Hum Reprod, 2012, 27(9): 2571-2584.

[6]　Kuhn-Beck F, Moutel G, Weingertner AS, *et al.* Fetal reduction of triplet pregnancy: one or two? Prenat Diagn, 2012, 32(2): 122-126.

[7]　Multiple pregnancy: the management of twin and triplet pregnancies in the antenatal period, 2011, London: National Collaborating Centre for Women's and Children's Health.

[8]　Skiadas CC, Missmer SA, Benson CB, *et al.* Spontaneous reduction before 12 weeks' gestation and selective reduction similarly extend time to delivery in invitro fertilization of triehorionic——triamniotic triplets. Fertil Steril, 2011, 95(2): 596-599.

[9]　Stone J, Ferrara L, Kamrath J, *et al.* Contemporary outcomes with the latest 1000 cases of multifetal pregnancy reduction(MPR). Am J Obstet Gynecol, 2008, 199(4): 406, el-4.

[10]　Sukur YE, Altun Pal L. Predictors of spontaneous reduction in m ultiple pregnancie S conceived fo1lowing as sisted reproductive technology. Eur J Obstet Gynecol Reprod Biol, 2012, 162(2): 174-177.

第十一章　睾丸与附睾穿刺取精术

　　根据致病因素的不同，无精子症可分为梗阻性无精子症（obstructive azoospermia, OA）和非梗阻性无精子症（non-obstructive azoospermia, NOA）。其中 OA 患者常具有正常的生精功能，由于输精管道的梗阻妨碍了精子的排出而导致精液中没有精子；而 NOA 患者的输精管道往往是通畅的，睾丸生精功能严重受损或完全丧失。

　　除了部分 OA 患者可通过手术重建输精管道而获得自然生育之外，NOA 患者和不能手术或手术失败的 OA 患者常常需要借助辅助生殖技术才能生育。1990 年首例报道采用显微附睾精子抽吸术（microsurgical epididymal sperm aspiration, MESA）取得附睾精子用于 IVF 并成功妊娠。1992 年全球首例 ICSI 获得成功，1993 年报道了 OA 患者附睾和睾丸精子用于 ICSI 治疗获得成功，随后又报道了 NOA 患者的睾丸精子用于 ICSI 后成功生育。手术采集睾丸或附睾精子，成为无精子症患者辅助生殖技术治疗的重要步骤。

　　近年来，取精手术方式取得了长足的进步，术式包括 MESA 和经皮附睾精子抽吸术（percutaneous epididymal sperm aspiration, PESA），采集睾丸精子的手术包括睾丸精子抽吸术（testicular sperm aspiration, TESA）、睾丸精子切取术（testicular sperm extraction, TESE）和显微睾丸精子切取术（microsurgical testicular sperm extraction, micro-TESE）等。

一、附睾取精手术

附睾取精手术的方式包括 MESA 和 PESA 两种，所取得的精子可以直接用于 ICSI，也可冷冻保存。PESA 与 MESA 各有特点，可根据本单位的实际情况选择更为合适的手术方式。

附睾取精手术主要适用于不愿或不适合输精管复通手术，复通手术失败的 OA 患者。手术禁忌证包括：急性生殖系统炎症或慢性生殖系统炎症急性发作，阴囊皮肤感染未控制者；先天性或获得性附睾缺如；严重遗传学异常的患者。

1. MESA　MESA 是在手术显微镜下探查附睾管及抽吸附睾液的技术。基本步骤包括：在精索阻滞麻醉或硬膜外麻醉下，经阴囊切口暴露附睾。在放大 10 ~ 40 倍的手术显微镜监视下，寻找扩张的附睾管，予以切开或穿刺，吸取附睾液并尽快送检。术中通常是从附睾尾部向附睾头部逐段探查，直到获得足够的活动精子。如果一侧附睾中没有找到活动精子，应探查对侧附睾。双侧均找不到活动精子时可改行睾丸取精。对于大多数 OA 患者来说，附睾液中往往存在着浓度非常高（大约 $10^6/\mu l$）的精子，只需要很小的体积就足够用于 ICSI 或冷冻保存。

MESA 的优点是在直视下进行手术，位置准确，有利于获得更多的优质精子，减少附睾液被血细胞污染的机会，并可避免对血管造成不必要的损伤，并发症较少。主要的缺点是需要显微手术设备，对操作人员的技术要求高，手术耗时长。

2. PESA　PESA 是以细针经皮肤穿刺附睾头或体部抽出附睾液以获得精子的方法。基本步骤是：在同侧精索阻滞麻醉下，术者用手固定患者的一侧附睾，以连接于无菌注射器的 7 号蝶形针经皮肤穿刺附睾头，同时回抽注射器以保持适当的负压，轻轻地前进和后退蝶形针的针头，直到有足够量的附睾液抽出。如果送检后未见精子，可重复穿刺、穿刺对侧附睾或改行睾丸取精。

PESA 的优点是操作简单，对设备要求低，创伤小。主要的缺点是获得的附睾液体积小，容易被血液污染，有一定的失败率。

二、睾丸取精手术

睾丸取精手术的适应证包括：梗阻性无精子症和非梗阻性无精子症，未能在附睾内找到可用精子；极度少精子症或隐匿精子症，精液中的精子不足以用于 ICSI；辅助生殖技术中的临时性取精困难。此外，在反复 IVF/ICSI 失败患者，如果怀疑精子 DNA 损伤相关，可以试行手术获取睾丸精子进行 ICSI。

禁忌证包括：①睾丸体积小，质地柔软，估计睾丸中找到精子的可能性很低。② Y 染色体 AZFa 或 AZFb 缺失。③急性生殖系统炎症或慢性生殖系统炎症急性发作，阴囊皮肤感染未控制。④凝血功能障碍等全身性疾病。⑤严重的遗传学异常的患者。

1. 睾丸精子切取术（testicular sperm extraction, TESE） TESE 是采用睾丸切开的方法获取曲细精管，寻找精子的方法，被认为是评价精子发生状态的金标准。基本步骤包括在硬膜外麻醉或精索阻滞麻醉下，在睾丸表面血管较少的部位切开阴囊，暴露睾丸白膜，在睾丸白膜上切开小口。这时会有睾丸组织从白膜切口中突出来。将突出切口的睾丸组织沿白膜切下送检，寻找精子用于 ICSI 或冷冻保存，也可用于睾丸组织进行病理学检查。除了开放活检外，也可使用专门的经皮活检枪穿刺睾丸获取组织，但这种方法获得的生精小管一般较少。

TESE 的优点是操作简便，对设备要求不高，可以获得较多的曲细精管组织，取精成功率高，对睾丸的损伤小。主要缺点是手术耗时较长，手术后容易出现局部疼痛和血肿等并发症。

2. 显微睾丸精子提取术（microsurgical testicular sperm extraction, micro-TESE） micro-TESE 是在手术显微镜下挑选直径较粗的曲细精管以寻找精子的方法，是近年来随着显微外科技术的发展而出现的新技术。基本步骤包括：在硬膜外麻醉或精索阻滞麻醉下，切开阴囊皮肤暴露睾丸。在手术显微镜直视下，沿睾丸长轴在睾丸表面无血管区纵行切开白膜，从不同部位的曲细精管中挑选 10 余条相对较粗的曲细精管，在解剖镜下撕碎后寻找活动精子。如果未找到足够的精子，可重新挑选 10 条小管进行检验。

精子发生活跃的曲细精管的管腔一般较粗。在显微镜下挑选较粗的小管有利于显著提高精子的检出率，尤其适用于生精功能严重受损的 NOA 患者，甚至非嵌合型克氏症患者也可能通过 micro-TESE 从睾丸中找到精子从而获得生育的机会，这是 micro-TESE 最大的优点。另一方面，在 micro-TESE 术中，仅切取少量曲细精管，可以最大程度地减少对血管和睾丸间质的损伤，有利于保护睾丸的内分泌功能。这对于睾丸内分泌功能本已受损的患者来说显得更有意义。Micro-TESE 的缺点是需要显微手术设备，对医生的显微外科技术有较高要求，手术耗时较长。

3. TESA TESA 是使用细针经皮肤穿刺睾丸获取精子的技术。基本步骤是在精索阻滞麻醉下，固定一侧睾丸并绷紧睾丸表面的阴囊皮肤，持细针经皮肤穿刺睾丸，回抽与细针相连的注射器以维持适当的负压。针尖向各个方向反复进退数次，以获得不同部位的睾丸组织。将吸取的睾丸组织送检寻找精子，用于 ICSI 或冷冻保存。在一侧未找到精子时，可行对侧睾丸穿刺。

TESA 的优点是操作简单，对设备和技术要求不高，但这种方法获得的睾丸组织通常很少，精子检出率低，睾丸损伤较重。对于 OA 或临时性取精困难等睾丸生精功能正常的患者多数可以获得满意效果，而对于 NOA 或极度少精子症患者，TESA 取精失败的风险较大。

（谷龙杰）

主要参考文献

[1] Corona G, Pizzocaro A, Lanfranco F, *et al.* Sperm recovery and ICSI outcomes in Klinefelter syndrome: a systematic review and meta-analysis.Hum Reprod Update, 2017, 23: 265-275.

[2] Coward RM, Mills JN. A step-by-step guide to office-based sperm retrieval for obstructive azoospermia. Transl Androl Urol, 2017, 6: 730-744.

[3] Dabaja AA, Schlegel PN. Microdissection testicular sperm extraction: an update. Asian J Androl, 2013, 15(1): 35-39.

[4] Devroey P, Liu J, Nagy Z, *et al.* Normal fertilization of human oocytes after testicular sperm extraction and intracytoplasmic sperminjection. Fertil Steril. 1994, 62(3): 639-641.

[5] Greco E, Scarselli F, Minasi MG, *et al.* Birth of 16 healthy children after ICSI in cases of nonmosaic Klinefelter syndrome. Hum Reprod, 2013, 28(5): 1155-1160.

[6] Palermo G, Joris H, Devroey P, *et al.* Pregnancies after intracytoplasmic injection of single spermatozoon into an oocyte. Lancet, 1992, 340(8810): 17-18.

[7] Silber SJ, Nagy ZP, Liu J, *ct al.* Conventional in-vitro fertilization versus intracytoplasmic sperm injection for patients requiring microsurgical sperm aspiration. Hum Reprod, 1994, 9(9): 1705-1709.